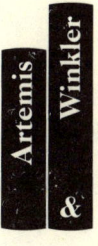

Robert Jütte

Ärzte, Heiler und Patienten

*Medizinischer Alltag in der
frühen Neuzeit*

ARTEMIS & WINKLER

Die Deutsche Bibliothek
CIP-Einheitsaufnahme

Jütte, Robert
Ärzte, Heiler und Patienten
Medizinischer Alltag in der frühen
Neuzeit / Robert Jütte.
München : Zürich ; Artemis und
Winkler, 1991
ISBN 3-7608-1932-X

© 1991 Artemis & Winkler Verlag München und Zürich,
Verlagsort München.
Satz: Utesch Satztechnik, Hamburg
Druck und Bindung: Wiener Verlag, Himberg
Printed in Germany

Inhalt

1. Einleitung

Die durchschnittliche Lebenserwartung ist in den vergangenen hundert Jahren nicht nur in Deutschland drastisch gestiegen. Doch die verlängerte Lebenszeit hat uns neue Probleme beschert. Gewiß, bestimmte Krankheiten (z. B. Typhus, Fleckfieber), die früher in vielen Fällen zum raschen Tod führten, haben heute ihren Schrecken weitgehend verloren oder spielen statistisch gesehen kaum noch eine Rolle; andere epidemisch auftretende Krankheiten, wie Pest und Cholera, sind aus Mitteleuropa längst verschwunden. Die todbringenden Infektionskrankheiten haben insgesamt stark abgenommen, dafür sind aber chronisch-degenerative Krankheiten (Herz-, Kreislauf- und Atemwegsorganerkrankungen etc.) auf dem Vormarsch. Immer mehr Menschen sterben an immer weniger Krankheiten, und die Kosten für Behandlung und Nachsorge dieser für unsere Konsumgesellschaft typischen Erkrankungen nehmen besorgniserregende Ausmaße an.

So wird der Fortschritt, den die moderne Medizin zweifellos gebracht hat, heute von vielen Menschen eher kritisch beurteilt, und es wächst die Einsicht, daß die Leistung der überwiegend naturwissenschaftlich ausgerichteten Medizin vor allem darin besteht, die Zeitspanne zwischen Erkrankung und Tod zu verlängern. Ein gesundes Leben bis ins hohe Alter zu garantieren, liegt jenseits ihrer Möglichkeiten.

Nicht nur das Krankheitspanorama hat sich im Laufe der letzten hundert Jahre entscheidend gewandelt, auch die Einstellung zu Krankheit und Gesundheit veränderte sich unter dem Einfluß eines immer dichter geknüpften sozialen Netzes, das die Verantwortung des einzelnen für sein körperliches und geistiges Wohlbefinden auf ein Minimum reduziert. Nicht so sehr die Gesundheitsvorsorge, sondern die kurative Medizin war es, auf der in den vergangenen Jahrzehnten das Hauptaugenmerk lag. Doch auch hier scheint sich aufgrund der immens gestiegenen Kosten ein Wandel abzuzeichnen. Gesucht wird nach neuen Ansatzpunkten, nach einem neuen Konzept im Gesundheitswesen und in der Krankenversorgung. Dieser Prozeß des Umdenkens läßt sich an drei Stichworten festmachen:

1. Das Unbehagen an der unpersönlichen, weitgehend apparativen Medizin hat neues Interesse an der Naturheilkunde und an volksmedizinischem Wissen geweckt.
2. Die Unzufriedenheit mit dem mechanistischen Weltbild der naturwissenschaftlichen Medizin führt zur Suche nach einer anthropologischen Fundierung der Medizin, das heißt nach einem Menschenbild, in dem auch die Leib/Seele-Problematik ihren festen Platz hat.
3. Die Kritik an dem bestehenden System der Krankenversorgung und Sozialversicherung hat der Diskussion um mögliche Kosteneinsparungen, Selbsthilfe-Strategien und Selbstorganisation im Bereich des Gesundheitswesens neue Impulse gegeben.

Aus dem Unbehagen und der Kritik an der gegenwärtigen »medikalen Kultur« erklärt sich auch der unkritische Rückgriff auf mittelalterliches Kräuterwissen oder indianische Heilmethoden. Wer ein wirklichkeitsnahes Bild von der eventuellen Tragfähigkeit oder auch Übertragbarkeit solcher therapeutischer Konzepte oder Alternativen gewinnen will, kommt an der historischen Realität nicht vorbei. Krankheit und Gesundheit sind ein soziales »Konstrukt«, das heißt, der Mensch definiert sein Verhältnis zum Körper und zum medizinischen System immer wieder neu. Die Krankheitsauffassung und das Krankheits- oder Gesundheitsverhalten müssen also vor dem Hintergrund der jeweiligen Epoche gesehen werden. Es ist nicht zuletzt die Aufgabe des Historikers, die kulturellen, sozialen und politischen Entwicklungen, die das Kranksein in einer bestimmten Gesellschaft geprägt haben, herauszuarbeiten und zu interpretieren.

Während in der aktuellen Diskussion um Reformen im Gesundheitswesen immer wieder das Schlagwort von der »patientenorientierten Medizin« auftaucht, haben Sozial- und Medizinhistoriker dem Patienten und dem medizinischen Alltag erst in jüngster Zeit Aufmerksamkeit geschenkt. Der leidende Mensch hatte niemals eine »Lobby«, für die Geschichtsschreibung war er ein ungeeignetes Objekt, da die herkömmlichen Quellen über ihn wenig Auskunft geben. Eine Ausnahme bilden die wenigen berühmten Patienten, deren Leidensgeschichte relativ häufig dokumentiert wurde. Wer sich für die Geschichte der Medizin interessiert, wird daher üblicherweise eine Geschichte des ärztlichen Standes und der medizinischen Wissenschaft finden, nicht jedoch eine Darstellung dessen, was es heißt, in einer bestimmten Gesellschaft und Kultur krank zu sein oder zu werden. Wie der Patient und seine Angehörigen in einer früheren Epoche Krankheit erlebten und bewältigten, geriet also erst gar nicht ins Blickfeld einer historisch-philologischen Medizingeschichte, die durch ihre spezielle Aufgabenstellung im Rahmen der universitären Medizinerausbildung notwendigerweise auch standespolitischen Interessen verpflichtet ist.

Um Medizingeschichte aus der Sicht des Patienten zu schreiben, reicht es nicht aus, den historischen Blick nur bis in das 19. Jahrhundert zurückzulenken. Die Geburt der modernen Medizin und die partielle Entmündigung des Patienten durch die medizinischen Experten beginnt nicht erst mit der Monopolisierung des Gesundheitsmarktes durch die akademischen Ärzte am

Beginn des industriellen Zeitalters; sie setzt bereits im ausgehenden Mittelalter ein, als sich ein von der Obrigkeit kontrolliertes Medizinalwesen allmählich herausbildet. Die Professionalisierung der Heilkunde und die staatliche Einmischung in Gesundheitsfragen nimmt in der frühen Neuzeit weiter zu, auch wenn beide Tendenzen noch nicht das Ausmaß annehmen, das unser modernes Gesundheitswesen kennzeichnet. Gerade weil diese Epoche eine Zeit des sozialen, religiösen und wissenschaftlichen Umbruchs ist, in der auch auf dem Gebiet der Gesundheitspolitik noch kräftig experimentiert wird, hat sie für den Medizinhistoriker und den an medizingeschichtlichen Entwicklungen interessierten Laien ihren besonderen Reiz und Stellenwert. Die antike Medizin ist zu Beginn der Neuzeit noch in ihrer mittelalterlich überformten Gestalt faßbar, während sich neue Ansätze (z. B. Gesundheitspolizei, naturwissenschaftliches Denken) bereits klar abzuzeichnen beginnen. Was uns heute als Ergebnis des Professionalisierungsprozesses im Bereich der Medizin streng getrennt zu sein scheint, befindet sich damals schon in Konkurrenz miteinander, steht sich aber noch nicht unversöhnlich gegenüber. So waren die Grenzen zwischen Schul- und Volksmedizin in der frühen Neuzeit noch fließend. Auf dem Gesundheitsmarkt herrschte ein erstaunlicher Pluralismus vor, wobei sich allerdings der Verdrängungswettbewerb schon deutlich ankündigte und auch am Patienten nicht spurlos vorüberging.

Nicht die Leiden eines mehr oder weniger bekannten Individuums stehen also im Mittelpunkt dieser Studie, sondern die gesellschaftlich und kulturell geprägte Einstellung zum Leiden, der Umgang mit der Krankheit und nicht zuletzt die Bewältigung von Kranksein in einem sozialen und medizinischen System, das sich von unserem heutigen in vielem unterscheidet. Um einen Zugang zu einer derartig komplexen Thematik zu gewinnen, erweist sich die Fallstudie oder Mikrostudie (wie sie vor allem von französischen und anglo-amerikanischen Historikern angewandt wird) als Methode der Wahl. Komplexe Zusammenhänge kann man am besten an begrenzten Örtlichkeiten untersuchen.

Das bedeutet aber nicht, daß der gewählte Ort (hier die Reichs-stadt Köln) unbedingt mit dem Gegenstand der Untersuchung gleichzusetzen ist. Im Mittelpunkt steht nicht wie üblich *das* Gesundheitswesen einer bestimmten Stadt, sondern das medi-kale System *in* einer Stadt.

Wer die Geschichte des Patienten in einer Zeit, die noch keine Umfragen und Medizinalstatistiken kennt, untersuchen will, braucht ein reiches und vielschichtiges Quellenmaterial. So war es mehr als nur ein Zufall, daß die Wahl auf Köln fiel. Der einzigartige Quellenbestand des dortigen Stadtarchivs ermög-licht es, das Krankheits- und Gesundheitsverhalten einer früh-neuzeitlichen Stadtgesellschaft erstmals im Detail zu untersu-chen. Zwei ganz unterschiedliche Quellen haben sich dabei als besonders aufschlußreich für eine Geschichte des Patienten erwiesen. Bei der einen handelt es sich um eine serielle Quelle, die eine statistische Auswertung erlaubt. Es ist das sogenannte »Beleidbuch« der Kölner Wundärzte und Barbiere, das mehr als 2300 Eintragungen über von Amts wegen erfolgte Krankenvisi-ten im Zeitraum von 1557 bis 1638 enthält. Auch wenn das Spektrum der von den Wundärzten behandelten Krankheiten aufgrund der damals üblichen Arbeitsteilung in der Heilkunde begrenzt ist, so lassen sich doch auf der Basis dieses ungewöhnli-chen Quellenfundes erstmals präzise Angaben über die tatsächli-che Inanspruchnahme medizinischer Leistungen in den ver-schiedenen Bevölkerungsschichten einer frühneuzeitlichen Stadt machen. Während sich in anderen städtischen Archiven höchstens einzelne Krankenjournale und Abrechnungsbücher von Ärzten oder Wundärzten erhalten haben, ist im Falle Kölns die Überlieferung – zumindest für einen bestimmten Zeitab-schnitt – so gut, daß sich die ganze Breite der wundärztlichen Tätigkeit rekonstruieren läßt.

So wichtig solche statistischen Aussagen über Krankheitsver-halten in der Vormoderne auch sind, so liegt doch der Vorwurf nahe, daß der »Triumph des gleitenden Mittelwerts« (Michel Vovelle) nur ein deformiertes Bild der historischen Wirklichkeit zeichnet. Es bedarf also eines Gegengewichts. Neuere sozial- und alltagsgeschichtliche Studien zeigen, wie man über die Geschichte von Einzelschicksalen, das heißt über sogenannte »Lebensgeschichten«, durchaus vom Besonderen zum Typischen gelangen kann. In Zusammenhang mit Köln denkt jeder Historiker sofort an die detaillierten autobiographischen Aufzeichnungen des Kölner Juristen und Ratsherrn Hermann Weinsberg (1518–1597). Dieser für eine Alltagsgeschichte des frühneuzeitlichen Bürgertums nahezu unerschöpfliche Quellenfundus, der im Original über 4000 engbeschriebene Manuskriptseiten umfaßt, wurde zwar bereits von der älteren Kulturgeschichte in seiner Bedeutung erkannt, ist jedoch von der Medizingeschichte noch nicht ausgewertet worden. So sind etwa die Stellen dieses ›Gedenkbuchs‹, die sich auf das Krankheits- und Gesundheitsverhalten beziehen, zum größten Teil bis heute nicht veröffentlicht. Hermann Weinsbergs autobiographische Aufzeichnungen sind – dieser Hinweis sei gestattet – nicht weniger typisch oder auch untypisch als beispielsweise die Lebensgeschichte des friaulischen Müllers, die Carlo Ginzburg in seinem Buch ›Der Käse und die Würmer‹ (dt. 1982) einfühlsam und meisterhaft ausgewertet hat. Gerade das Außergewöhnliche (das nicht unbedingt anekdotisch sein muß) erlaubt – mangels anderer Quellen – zumindest eine Annäherung an die historische Wirklichkeit.

Dennoch sind die anderen Kölner Patienten nicht stumm geblieben, auch wenn sie nicht so akribisch waren wie der Ratsherr Hermann Weinsberg oder vielleicht nicht selbst zur Feder greifen konnten. Eine Fülle von Archivalien (z. B. Verhörprotokolle, Testamente, Bittschriften), die bislang als Quellengattung in der Medizingeschichte nur wenig Beachtung fanden, erlaubt uns, die Mentalität und das Krankheitsverhalten dieser Menschen zu rekonstruieren. Es sind vor allem die im Kölner Stadtarchiv in großer Zahl und häufig lückenlos überlieferten Rechnungsbücher, Steuer- und Verwaltungsakten, Gerichtsbücher, Zunftakten, Kirchen- und Spitalbücher, die Bausteine zu einer

Geschichte des medizinischen Alltags in der frühen Neuzeit liefern.

Um den Wandel, der im Krankheits- und Gesundheitsverhalten seit dem späten Mittelalter eingetreten ist, besser zu verstehen, müssen wir uns zunächst ein Bild von der ganzen Breite der medizinischen Versorgung in einer frühneuzeitlichen Stadt machen (Kapitel 2). Als zeitliche Einschnitte boten sich zwei Jahreszahlen an, die für die historisch-demographische Entwicklung der Domstadt von besonderer Bedeutung sind. Gemeint sind die verlustreichen Pestjahre 1564 und 1665, die beide tiefe Spuren im kollektiven Gedächtnis der Bürger hinterlassen haben. Neben Angaben über den Stand der »Medikalisierung« im 16. und 17. Jahrhundert findet man in diesem einführenden Kapitel auch Aussagen über die Bandbreite und Qualität des medizinischen Angebots. Außerdem wird der weitere Verlauf des Medikalisierungsprozesses in groben Umrissen nachgezeichnet.

Ein Großteil der Krankheitsepisoden bekommt der Arzt, wie wir heute aufgrund empirischer Untersuchungen wissen, erst gar nicht zu Gesicht, das heißt, sie werden im Rahmen der Selbstmedikation gelöst. Im Kapitel 3 geht es daher vor allem um die individuellen Selbsthilfestrategien des Kranken, sein subjektives Leidensbewußtsein und die soziale Wahrnehmung einer gesundheitlichen Störung, aber auch um die medizinische Prävention (Diätetik), die damals sehr viel stärker als heute im menschlichen Bewußtsein und im sozialen Gedächtnis verankert war.

Die Wege und Umwege, auf denen ein krankes Individuum zum Arzt gelangt, waren, wie das Kapitel 4 zu zeigen versucht, im Unterschied zu heute noch recht verschlungen. Unterschiedlich waren auch die diagnostischen Methoden, denen Ärzte, Heiler und Patienten Vertrauen schenkten. Ebenfalls verändert haben sich Form und Inhalt des Dialogs zwischen Arzt und Patient. Auch die Klientel der professionellen Heiler hat sich in der Zwischenzeit gewandelt, auch wenn die Unterschiede in

Wirklichkeit nicht so groß sind, wie man auf den ersten Blick vermutet.

Die Medizingeschichte hat bislang kaum Interesse daran gezeigt, was die Patienten selbst über bestimmte Therapien dachten und wie diese auf die Betroffenen wirkten. Wie Patienten die Standardtherapien jener Zeit (Aderlaß, Purgieren, Klistieren), aber auch schwerwiegendere therapeutische Eingriffe (z. B. Amputationen) erlebten und welche Hoffnungen und Ängste sie mit bestimmten Heilverfahren verbanden, sind die Fragen, die im Zentrum des fünften Kapitels stehen. Häufig erwies sich allerdings der Glaube an ein Wunder stärker als das Vertrauen auf die galenisch-hippokratische Medizin. Und so wäre ein Bild vom medikalen Verhalten des Patienten in damaliger Zeit unvollständig, wenn es nicht auch den Bereich der religiös-magischen Therapie miteinbeziehen würde.

Wer weiß, wie sehr der kranke Mensch heute einer sozialen Kontrolle unterliegt, der wird auch nach der gesellschaftlichen Rolle des Kranken in der vorindustriellen Welt fragen müssen. Kapitel 6 handelt deshalb zunächst von der Krankenrolle, die sich in der verordneten oder selbstauferlegten Bettruhe am deutlichsten manifestiert. Im Anschluß daran kommen die sozialen Motive in der Reaktion auf Krankheit und Kranksein zur Sprache. Beschrieben werden die verschiedenen (Abwehr-) Mechanismen (Stigmatisierung, Isolierung und Kontrolle), mit denen eine Gesellschaft – damals nicht anders als heute – die Sonderstellung des Kranken (Stichwort: AIDS- bzw. Krebskranke) begründet.

Ein weiterer wichtiger Bereich des Krankheitsverhaltens betrifft die materielle Bewältigung von Krankheitssituationen. Wer krank wird und medizinische Hilfe in Anspruch nimmt, muß nicht nur das Geld für den Therapeuten aufbringen; er muß auch mit den gravierenden wirtschaftlichen Folgen, die eine vorübergehende oder dauernde Arbeitsunfähigkeit nach sich zieht, fertig werden. Kapitel 7 beschreibt zunächst die finanziellen Probleme, mit denen die Menschen sich damals im Krankheitsfall auseinandersetzen mußten. Gefragt wird dabei vor allem nach den Selbsthilfestrategien in einer Zeit, die noch keine Sozialversicherung, wohl aber verschiedene Formen der Familien- und Nachbarschaftshilfe kannte. Nicht zuletzt geht es auch um die psychisch-soziale Bewältigung des eigenen Leidens oder der Krankheit einer nahestehenden Person in einer Epoche, die ein ganz anderes Morbiditätspektrum oder Krankheitspanorama als die unsrige aufweist. Von dieser mentalen Einstellung zur Krankheit hängt auch, wie wir heute wissen, die Ausgestaltung des Arzt-Patienten-Verhältnisses ab. Wie sich die sozialen Beziehungen zwischen Arzt und Patient seit der frühen Neuzeit verändert haben und welche Faktoren diesen Wandel bewirkten, wird daher in diesem Kapitel ebenfalls erörtert.

Im achten und letzten Kapitel wird die Entwicklung unserer medikalen Kultur noch einmal in groben Zügen nachgezeichnet. Dabei wird erneut deutlich, daß sich die Medizin zu keiner Zeit allein aus ihren eigenen theoretischen Konzepten oder aus ihren gängigen Praktiken heraus begreifen läßt, sondern daß sie immer in die historische und soziale Wirklichkeit eingebunden ist und aus dieser Perspektive heraus interpretiert werden muß.

»Ein jeder Idiot verlangt ein Arzt zu seyn.
Ein Priester, Jude, Mönch, und was nur sonst den Schein
Vom alten Weibe hat, ein Kaufmann, Gerber, Bauer,
Ein Becker, Pferde-Schmidt, ein jeder loser Lauer,
Ja selbst der Hencker auch, die Säugamm, der Soldat,
Und wer sonsten wo ein Apothekgen hat«.

Zedlers Universal-Lexikon, Leipzig 1732

2. Der Gesundheitsmarkt einer früh- neuzeitlichen Stadt

Das Angebot an medizinischer Versorgung

Wer in einer frühneuzeitlichen Großstadt wie Köln krank wurde, konnte von einem breiten Angebot an medizinischer Hilfe Gebrauch machen. Der Gesundheitsmarkt war damals noch nicht von den approbierten Heilern (Hebammen, Wundärzten, Apothekern) oder gar von den akademisch ausgebildeten Ärzten monopolisiert, auch wenn sich bereits Tendenzen zu einer von der Obrigkeit geförderten Monopolbildung abzeichneten. Der Patient war weitgehend frei in seiner Entscheidung, medizinische Hilfe – von wem auch immer – in Anspruch zu nehmen. Auch wenn das autorisierte Heilpersonal zweifellos gewisse Privilegien besaß, so hat sich doch die Obrigkeit bis weit ins 18. Jahrhundert hinein nicht in jedem Fall dem Druck der Vertreter der »offiziellen« Medizin gebeugt. Erinnert sei nur an eine Verfügung Friedrichs des Großen aus dem Jahre 1744, in der er einem Scharfrichter die wundärztliche Praxis mit der folgenden Begründung erlaubte: »Wenn unter den Chirurgen Ignoranten seind, das Publikum darunter nicht leiden

17

kann, sondern jene sich gefallen lassen müssen, dass sich jemand lieber durch einen Scharfrichter kurieren und helfen lasse, als ihnen zu gefallen lahm und ein Krüppel bleibe.«[1]

Die Anzahl der Heilkundigen (umgerechnet auf die Bevölkerungszahl) zeigt an, wie es um die medizinische Basisversorgung einer Gemeinschaft bestellt ist. Während die Arztdichte heute zu einem der wichtigsten Gradmesser für die Medikalisierung einer Gesellschaft geworden ist, reicht dieser Parameter für die frühe Neuzeit nicht aus, denn für diese Epoche läßt sich – wenn überhaupt – nur das autorisierte Heilpersonal statistisch erfassen. Die große Zahl der auf dem Gesundheitsmarkt vertretenen Laienheiler, die damals einen beachtlichen Anteil an der medizinischen Versorgung der Stadt- und vor allem der Landbevölkerung hatten, kann aufgrund der Quellenlage nicht genau bestimmt werden.

Schauen wir uns deshalb zunächst den Teil des Gesundheitsmarktes einer frühneuzeitlichen Stadt an, zu dem sich statistische Angaben machen lassen. Eine Stadt wie Köln muß, was die Zahl der approbierten Heiler anbetrifft, den europäischen Vergleich keinesfalls scheuen. In französischen Kommunen vergleichbarer Größenordnung kamen gegen Ende des Ancien Régime im Durchschnitt 4,1 Ärzte und 5,6 Wundärzte auf 10 000 Einwohner.[2] Selbst wenn man diese Zahlen zu den Angaben des Statistischen Jahrbuchs der Bundesrepublik Deutschland in Beziehung setzt (vgl. die untenstehende Übersicht), so ist der Unterschied in einigen Bereichen zwar beträchtlich, aber doch nicht so groß, wie man vielleicht erwartet hätte. In einem Teilsektor des Gesundheitswesens ist sogar ein Rückgang zu beobachten: Heute gibt es sehr viel weniger Hebammen als im frühneuzeitlichen Köln, was mit der Verlagerung der Geburten in die Kreißsäle der Krankenhäuser zusammenhängt.

Zu dieser doch relativ großen Zahl approbierter Heiler müssen noch die diversen heilkundigen Laien, die entweder mit offizieller Duldung oder auch illegal praktizierten, hinzugezählt werden. Allerdings lassen sich nur schwer genaue Zahlenangaben

Unterschiedliche Heilerdichten einst und jetzt

	Köln 1576	BRD 1987
	pro 10 000 Einwohner	
Ärzte	2,2	25,7
Wundärzte	9,2	--
Apotheker	3,8	5,1
Hebammen	6,8 (1672)	1,1
Krankenhausbetten	51,4	110,6

QUELLEN: für Köln 1576 eigene Berechnungen nach den Zunftakten des HAStK; für BRD 1987: Statistisches Jahrbuch (1987), S. 400 f.

über diesen nicht unbedeutenden Sektor der städtischen Gesundheitsversorgung machen, da im Unterschied zu heute »Heilpraktiker« im weitesten Sinne des Wortes (mit Ausnahme der auswärtigen »Quacksalber«) ohne behördliche Lizenz arbeiteten und daher nur selten aktenkundig wurden. Quellenmäßig gesichert ist nur die Zahl der in Köln in der ersten Hälfte des 17. Jahrhunderts tätigen »Judendoktoren« (wobei der Titel keinesfalls den Schluß auf eine wie auch immer geartete akademische Ausbildung dieser jüdischen Heilkundigen zuläßt!). Bis zu drei Judenärzte aus Deutz, Mühlheim oder Rodenkirchen waren – mit spezieller Genehmigung und in der Regel befristet – gleichzeitig in Köln tätig.

Status und Qualifikation der Heilkundigen

Nach Rang und Ansehen standen die studierten Ärzte in der Heilerhierarchie damals ganz oben, das heißt aber noch lange nicht, daß sie von den medizinische Hilfe suchenden Bürgern auch stark frequentiert worden wären. Sie unterschieden sich einkommensmäßig und im Sozialprestige deutlich von den anderen approbierten Heilern (Wundärzten, Badern, Apothekern, Hebammen), die keine Universität besucht hatten. Bis zum Bakkalaureat mußte ein Kölner Medizinstudent in der Regel drei Jahre studieren. Für das Lizentiat waren noch einmal zwei Jahre

Studium nötig, wobei das Pensum (bestehend vor allem aus den Schriften der antiken Ärzte Hippokrates und Galen) verbindlich vorgeschrieben war. Abschlußprüfung bildete eine Disputation über ein medizinisches Thema. Der Prüfungskandidat mußte anschließend unter Eid erklären, daß er nicht exkommuniziert, nicht verheiratet, nicht ehrlos sei, auch niemals die Tätigkeit eines Chirurgen ausgeübt und keinen Mord auf dem Gewissen habe[3]. Außerdem wurde dem frischgebackenen Mediziner das Versprechen abgenommen, in Zukunft seine ärztliche Praxis nicht gemeinsam mit Juden, ungebildeten Männern oder Frauen zu betreiben. Falls es die ärztliche Behandlung erforderte, war ihm aber gestattet, erfahrene und erprobte Chirurgen beratend und helfend hinzuzuziehen. Wer darüber hinaus noch die Doktorwürde erlangen wollte, mußte mit erheblichen zusätzlichen Kosten rechnen; außerdem wurde von ihm verlangt, noch weitere Vorlesungen zu belegen. Eine ärztliche Tätigkeit, falls überhaupt von der Fakultät genehmigt, durfte er während dieser Zeit nur im Umkreis von sechs Meilen von der Stadt ausüben. Zusätzlich schrieb man ihm vor, ein Jahr lang zusammen mit seinem Magister die Kranken zu besuchen.

Zahlenmäßig größer war die Gruppe der nichtstudierten Wundärzte oder Handwerkschirurgen. Ihnen war jedoch – offiziell jedenfalls – verboten, »innerliche kranckheiten zur cura auffzunehmen / purgationes zu verordnen / oder selbst zu machen«. Die Kölner Medizinalordnung von 1628 schrieb unter anderem auch den Wissenserwerb auf dem Gebiet der praktischen Chirurgie bis ins Detail vor. Danach mußte ein angehender Meister mindestens vier Jahre in der Stadt als Lehrling und Geselle gearbeitet und dann noch zwei weitere Jahre auf Wanderschaft gegangen sein, um seinen Beruf selbständig ausüben zu können. Die in dieser Lehr- und Gesellenzeit erworbenen Kenntnisse beinhalteten ein gründliches Verständnis der menschlichen Anatomie, insbesondere das Wissen »um des natürlichen underschiedts der Glieder / wie und wo die gelegen und beschaffen / was in verbindung der Wunde / Schuss / Stich /

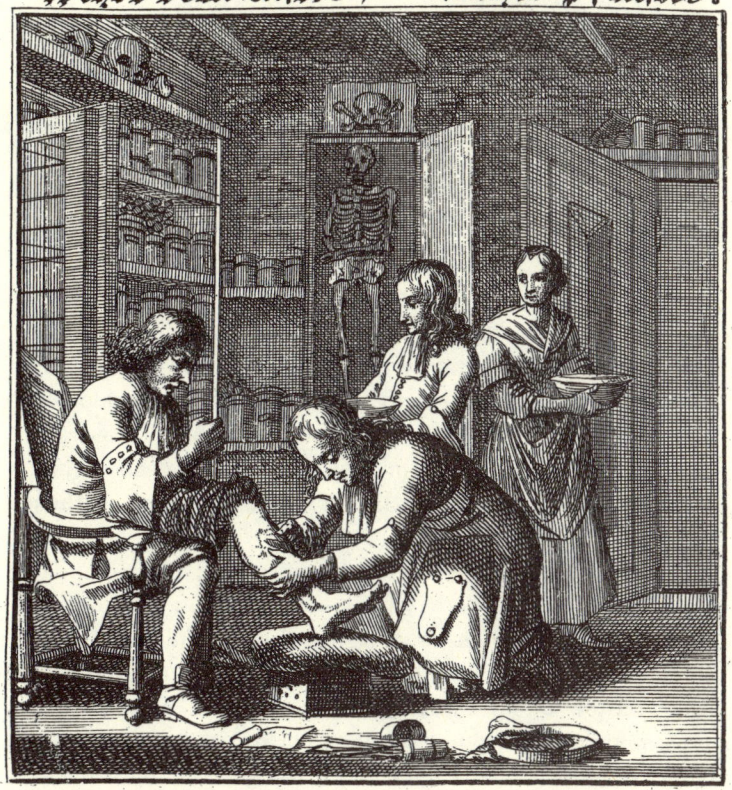

Der Wundarzt.
Wehrt dem Laster, suchet Pflaster.

Wundarzt behandelt den Fuß eines Patienten

Auf dem Fußboden sind Teile des Chirurgenbestecks zu erkennen. Im Hintergrund sieht man einen Schrank, der ein menschliches Skelett enthält. Allerdings war solches anatomisches Anschauungsmaterial damals nicht unbedingt in jeder Wundarztpraxis vorhanden, wie uns der berühmte Chirurg Fabry von Hilden berichtet. (Kupferstich von Christoph Weigel, Regensburg 1698).

Geschwels [Geschwulst] und deren zufällen / in Verrenckung und Beinbrüchen und anderen schaden / zu underschiedtlichen zeiten solle applicirt und gebraucht werden«[4].

Wie es allerdings in der Praxis um das obrigkeitlicherseits gewünschte und geforderte anatomische Wissen bestellt war, berichtet der berühmte Chirurg und Wundarzt Wilhelm Fabry von Hilden, der gegen Ende des 16. Jahrhunderts einige Jahre in Köln tätig war: »Für meiner Zeit, und ehdann ich zu Cöllen practicirt habe, hatte man daselbst keine Sceleta [Skelette] gehabt, ja es waren daselbst alte Wundarzten, die ihr lebtag keines gesehen hatten. Als mir aber Gelegenheit fürgefallen, mich anderswohin zu begeben, habe ich drey *Sceleta* daselbst verlassen.«[5] Die hochgelehrten Mediziner mochten die Unkenntnis dieser Handwerkschirurgen auf theoretischem Gebiet gelegentlich belächeln und vereinzelte Kompetenzüberschreitungen streng tadeln, die Kranken jedenfalls vertrauten ihren Wundärzten in hohem Maße, so daß man nicht umhin kann, sie als die eigentliche Stütze des frühneuzeitlichen Gesundheitswesens zu bezeichnen.[6]

Zur selben Zunft wie die Wundärzte gehörte die zahlenmäßig kleinere Gruppe der Bader, die in beschränktem Umfang ebenfalls chirurgische Dienstleistungen anboten. Auf eine entsprechende Anfrage der Barbiererzunft in Bremen gaben die Kölner Amtsmeister 1658 die Auskunft, daß es in Köln nur zwei Bader gebe, denen es freistehe, »außerhalb ihrer badtstuben so woll balbiren, aderlaßen undt verbinden alß wir, welches wir ihnen aber gar aus nicht gestehen wollen.«[7] Nicht wenige Badestuben waren allerdings eher Plätze heimlicher Prostitution als allseits anerkannte und geschätzte Dienstleistungsbetriebe im Gesundheitssektor.[8]

Nicht zunftmäßig organisiert waren in der Regel die Spezialisten unter den Chirurgen, nämlich die Stein- und Bruchschneider sowie die Okulisten oder Augenärzte. Nur selten finden sich unter den in Köln niedergelassenen Wundärzten solche, die sich auf Augenleiden, Leisten- und Hodenbrüche spezialisiert hatten. Dieses schwierige Metier, das eine sichere Hand und viel Erfahrung erforderte, überließ man – übrigens nicht nur in Köln – meist auswärtigen Chirurgen, die in unregelmäßigen Abständen in der Stadt Station machten. Insbesondere das Stein- wie auch das Bruchschneiden (Lithotomie bzw. Hernietomie) waren in der damaligen Zeit kein ungefährliches Unterfangen. Der Rat achtete deshalb auf die Qualifikation dieser Spezialisten, indem er sie durch die medizinische Fakultät examinieren ließ und ihnen, wie zum Beispiel bei Operationen an gebrechlichen Leuten, die Auflage machte, vor dem Eingriff die Bürgermeister zu informieren.[9]

Wie in jeder frühneuzeitlichen Stadt, so bildeten auch in Köln die Apotheker einen wesentlichen Teil des offiziellen Gesundheitssystems. Seit dem späten Mittelalter wurden die Apotheker allerdings immer mehr zu »Erfüllungsgehilfen« der studierten Ärzte, da man ihnen nur noch die Dispensation, d. h. die Herstellung und Abgabe von Arznei, zugestand. Im harten Konkurrenzkampf, der durch die relativ hohe Zahl der Apotheken im 16. und 17. Jahrhundert hervorgerufen wurde, hielten sich allerdings längst nicht alle Apotheker an die obrigkeitlichen Vorschriften; denn den Patienten stand es, wie es in der Medizinalordnung von 1628 so schön heißt, frei, »die verordnete Recepten und Artzneyen in den Apotecken / so ihnen am besten gefellig / oder deren sie sonsten pflegen zu gebrauchen / fertigen und bereiten zu lassen«[10]. So verwundert es nicht, daß einige Apotheker gelegentlich den Sonderwünschen ihrer Kunden entsprachen und es mit der Erfüllung der behördlichen Auflagen dabei nicht so genau nahmen.

Die Kölner Medizinalordnung von 1628 regelte ebenfalls die Zulassung zum Hebammenberuf. Die Kandidatinnen mußten nicht nur einen guten Leumund nachweisen und ein Zeugnis ihrer »Catholische(n) Religion« beibringen, sondern auch eine Prüfung in Anwesenheit des Dekans der Medizinischen Fakultät bestehen.[11] In der Tat gibt es aus dem ausgehenden 16. Jahrhundert vereinzelt Hinweise, daß es mit dem anatomischen und

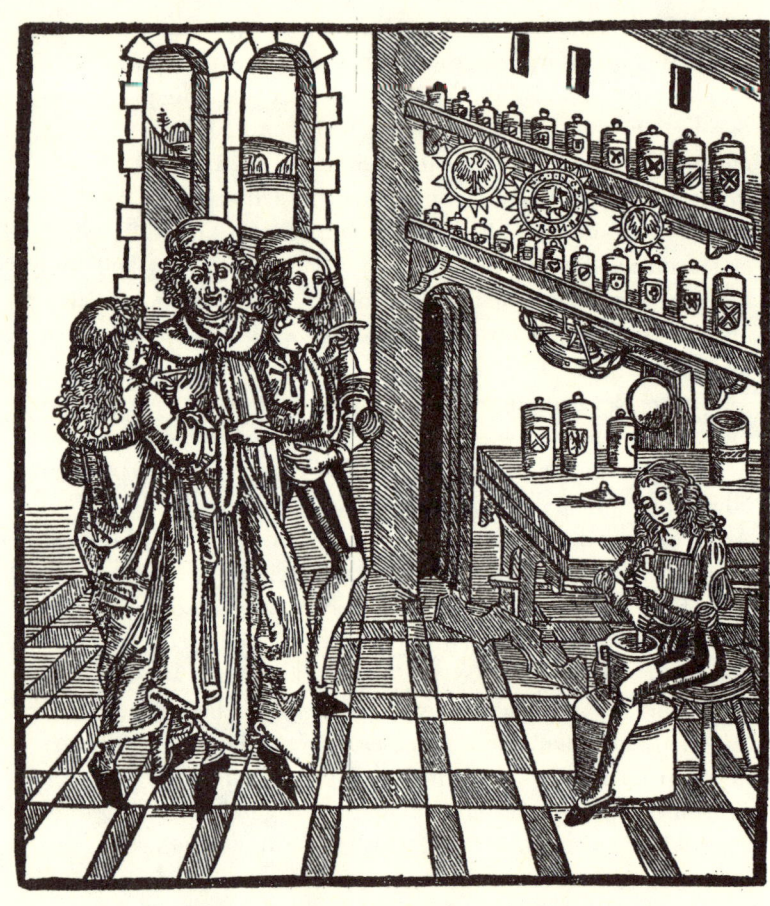

Blick in eine frühneuzeitliche Apotheke
Ein Apothekergehilfe bereitet in einem Mörser ein Medikament zu. Links im
Bild ein studierter Arzt, der seinen Begleitpersonen etwas über die in der
Apotheke vorhandenen Arzneien erzählt (Holzschnitt aus dem ›Buch der
Chirurgie‹ von H. Brunschwig, Straßburg 1497).

geburtshilflichen Wissen der Hebammen nicht zum besten stand.[12] Die Kölner Hebammen lebten wirtschaftlich gesehen in bescheidenen Verhältnissen. In der Schornsteinsteuerliste der Pfarre St. Aposteln aus dem Jahre 1582 wird eine »heffelsche« [Hebamme] namens Lysbeth erwähnt, die lediglich einen Kamin zu versteuern hatte und sich damit an der Armutsgrenze bewegte.[13] Angesichts des für den Hebammenberuf so typischen Erfahrungswissens[14] überrascht es nicht, daß die Mehrzahl der im frühen 17. Jahrhundert in Köln tätigen Hebammen verheiratet war, selbst mehrere Kinder geboren und meist das fünfzigste Lebensjahr längst überschritten hatte. Eine spezielle Ausbildung für Hebammen gab es in der frühen Neuzeit noch nicht. Das nötige Fachwissen wurde mündlich tradiert[15] oder konnte zum Teil auch aus volkssprachigen Handbüchern wie Eustachius Rösslins ›Hebammen Roßgarten‹ (1513)[16] erworben werden.

Teil des offiziellen Gesundheitswesens waren nicht zuletzt die Spitäler. Zwei der ansonsten recht zahlreichen Kölner Spitäler (»Revilien« und »Weite Tür«) beherbergten vorwiegend kranke Menschen. Allerdings waren sie dadurch noch längst keine Krankenhäuser im modernen Sinne, sondern sie widmeten sich vielmehr im wesentlichen der Pflege kranker, gebrechlicher Menschen.[17] Dennoch sind gewisse Ansätze zu einer Behandlungs- und Heilpflege nicht zu verkennen. Beide Spitäler hatten im 16. Jahrhundert Dienstverträge mit städtischen Wundärzten. Die Bettenkapazität der beiden »spitail vur krank lude« (Chronik Koehlhoff 1499) war im 16. Jahrhundert noch gering. 1561 standen in »Revilien« in der Stube für Pestilenzkranke 9 kleine Bettgestelle, in der Frauenabteilung 20 Betten und im Männertrakt noch einmal 19 Bettladen. Die Zahl der in der Küche vorhandenen Bierkrüge (39) und Holzschüsseln (43) ist ein weiteres Indiz dafür, daß um die Mitte des 16. Jahrhunderts sich selten mehr als 40 Kranke in diesem Spital aufgehalten haben dürften. Die Spitalrechnungen des frühen 17. Jahrhunderts zeigen aber, daß im Notfall bis zu hundert Personen in »Revilien« untergebracht werden konnten. Für »Weite Tür« fehlen weitgehend die Vergleichszahlen, da die Jahresrechnungen nur unvollständig erhalten sind. Ausweislich der Rechnung von 1614/15 ist von einem Krankenstand (im Jahresdurchschnitt) von 65 auszugehen. Zu den in diesen beiden Spitälern vorhandenen Betten muß man noch die Kapazität der vor der Stadt gelegenen Leprosenhäuser hinzurechnen.

Die Mehrzahl der Bürger konnte also im Krankheitsfall auf eine ausreichende, wenn auch sicherlich nicht immer optimale medizinische Versorgung durch approbierte Heiler zurückgreifen. Trotz der beeindruckenden Zahlen, die das frühneuzeitliche Köln im Bereich des offiziellen Medizinalwesens aufzuweisen hat, darf man aber nicht vergessen, daß daneben eine andere medizinische Kultur mindestens genauso wichtig war und sich keinesfalls im unbedingten Gegensatz zum obrigkeitlich geordneten Gesundheitswesen befand. Hier darf man sich durch die Polemik, die man seit dem 16. Jahrhundert in der Literatur verstärkt antrifft, nicht täuschen lassen. Die Praxis sah bis weit ins 18. Jahrhundert häufig ganz anders aus. Und selbst die Stadtväter, die augenscheinlich mit Gesetzen den Monopolisierungs- und Ausgrenzungsbestrebungen der akademischen Ärzte oder auch der zünftisch organisierten Handwerkschirurgen entgegenkamen, nahmen es mit der Durchsetzung der einschlägigen Verordnungen oft nicht sehr genau, denn auch seitens der Obrigkeit herrschte das Interesse vor, im Krankheitsfall auf *jegliche* Form medizinischer Hilfe zurückgreifen zu können. Das wußten auch die betreffenden Heiler, die von den akademischen Ärzten als »Kurpfuscher« und »Quacksalber« verschrien wurden. Einer von ihnen, Georg Fedro von Rhodach, konnte deshalb gelassen auf die böswilligen Angriffe aus der Kölner Ärzteschaft reagieren, indem er in seiner Replik darauf verwies, daß die gelehrten Ärzte allzu häufig mit ihrem Latein am Ende seien: »Ich habe noch nie auff diese stund keinen krancken irgents an einem orth zu curirn auffgenommen / der nicht von den Galenischen Doctorn / Wundartzten und andern Kuenstlern wer fuer unheilbar verlassen worden.«[18] Aus diesem Grunde kann es nicht überraschen, daß solche »Medikaster«, wie sie von ihren Gegnern genannt wurden, nicht nur großen Zulauf, sondern manchmal sogar einflußreiche Fürsprecher hatten. Selbst ein deutscher Kaiser hörte gelegentlich eher auf die Ratschläge einer heilkundigen Frau als auf die Empfehlungen seiner hochbezahlten Leibärzte.[19]

Die nicht-autorisierten Heiler bilden eine recht bunt gemischte Gruppe. Zur besseren Unterscheidung ist es sinnvoll, wie es bereits die zeitgenössische Literatur tat, von ortsansässigen und wandernden heilkundigen Laien zu sprechen. In die erste Kategorie fielen nach damaliger Anschauung »nicht allein gemeine Leuthe / alte Vettelen / Pfaffen Arzte / sondern auch die Apothecker / Theophrastiner / Doctores / so nicht irer Kunst mechtig sind / sondern in irer Practica nach blosser erfahrung / oder auch wol nach gewisen Buechern / darinnen unter jede kranckheit / gute Recept geschrieben / curiren.«[20] Nicht erwähnt ist in dieser Aufzählung der ebenfalls ortsansässige Scharfrichter, der bei bestimmten Leiden nicht nur von ärmeren Bürgern, sondern auch von Angehörigen der Oberschicht (Geistliche, Ratsherren etc.) um Hilfe angegangen wurde.[21]

Von diesen ortsansässigen Heilern mit unterschiedlichem sozialen Status und Bildungshintergrund sind die sogenannten »Quacksalber« abzugrenzen, die als Teil des Fahrenden Volkes von Jahrmarkt zu Jahrmarkt und von Ort zu Ort zogen und mit lauter Stimme und in bühnenreifen Darbietungen ihre Wundermittel an den Mann bzw. die Frau zu bringen versuchten. Wenn sich diese Heilergruppe auch bei der Bevölkerung über Jahrhunderte hinweg großer Beliebtheit erfreute[22], so hatte doch das Gros dieser herumreisenden Ärzte und Heilmittelverkäufer behördlicherseits zunehmend mit Schwierigkeiten zu rechnen. Sie mußten bestimmte Auflagen erfüllen, hohe Standgebühren bezahlen und sich gelegentlich sogar einer Prüfung unterziehen, um die begehrte Lizenz zu bekommen, die meist zeitlich eng begrenzt war. Ihre Wirkungsstätte oder »Praxis« war häufig ein einfaches Podium. An Einfällen, um die Schaulust zu befriedigen und den Kaufanreiz zu verstärken, fehlte es diesen vielseiti-

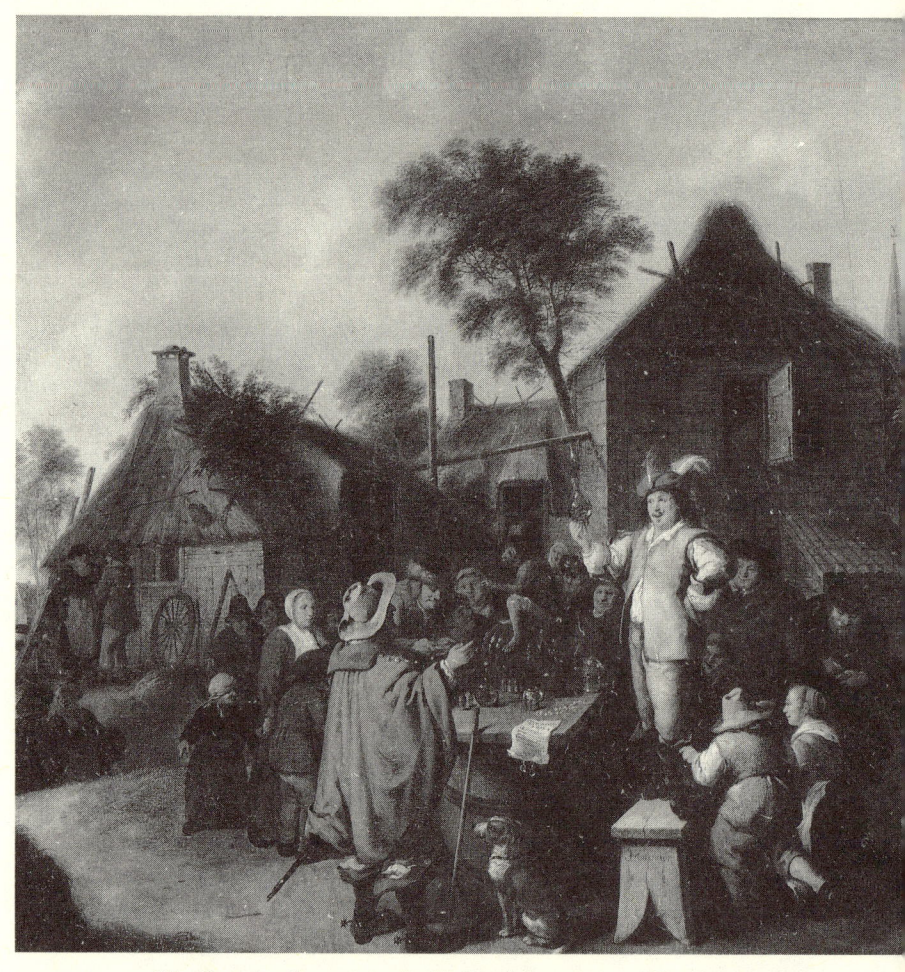

Ein Quacksalber preist die Heilwirkung seines »Wundermittels«
Auf dem Tisch sieht man ein Fläschchen dieser Arznei sowie ein urkundli-
ches Zeugnis, das die Probatheit des Mittels bescheinigt. Der Affe, der auf
seinem Käfig sitzt, dient als zusätzliche Attraktion für Zuschauer und potent-
ielle Käufer (Gemälde von Jan Miense Molenaer, um 1650).

gen und begabten Schaustellern nicht. Es gibt eine Fülle von zeitgenössischen Abbildungen, die »Quacksalber« zeigen, die durch auffälliges Äußeres, lebhafte Gestik und Mimik, gelegentlich auch durch musikalische Darbietungen den Absatz ihrer Wundermittel förderten.

Das Verhältnis der einheimischen Heiler zu diesen reisenden Quacksalbern und Kurpfuschern war, wie man sich leicht denken kann, von Konkurrenzneid und Standesdünkel geprägt. So klagten zum Beispiel die Kölner Wundärzte 1649 über einen gewissen Johann Potage, daß er »auff offentlichem theatro allerhandt salben feil gehabt, auch sich verschiedener curen so[wohl] offentlich alß in seiner herberg [Gasthof zur »Blauen Hand« am Heumarkt] continuirlich gebrauchen las«[23]. Als sie ihn deswegen zur Rede stellten, lachte er sie aus und gab ihnen zur Antwort: »er sey kein chyrurgus sonder(n) medicus«.

Nicht in Köln ansässig waren auch die Judenärzte, die regelmäßig von Deutz herüberkamen, um in der Domstadt Patienten aus allen Bevölkerungsschichten zu besuchen. Während die örtliche Universität, wie wir gesehen haben, den angehenden Ärzten das eidliche Versprechen abnahm, keine Gemeinschaft mit Judenärzten zu haben[24], kannte die Bevölkerung solche Berührungsängste offenbar nicht, ja sie nahm deren medizinischen Rat im 17. Jahrhundert in einem solchen Maße in Anspruch[25], daß negative Reaktionen seitens der Vertreter des offiziellen Medizinalwesens nicht ausbleiben konnten. Eine Stichprobe anhand der Ratsprotokolle der Jahre 1648–1667 ergab, daß in diesem Zeitraum mindestens 310 Kölner Bürger und Bürgerinnen von Judenärzten aus Deutz, Mühlheim und Rodenkirchen behandelt wurden.

Vom medizinischen Pluralismus zum
Monopol der Ärzte

In einem langwierigen Konflikt zwischen Vertretern »akademischer« und »empirischer« Medizin, in dem es nicht nur um die Klientel, sondern auch um die medizinische Macht und Kontrolle im Staat bzw. im Gemeinwesen ging, entwickelte sich seit dem späten Mittelalter erst ganz allmählich eine Heilerhierarchie, bestehend aus akademischen Ärzten (medici), Apothekern, Barbieren und Wundärzten, Badern und Hebammen. Der nächste Schritt war die Monopolisierung des Gesundheitsmarktes im 19. Jahrhundert durch die sogenannten »Experten«, die wissenschaftlich ausgebildeten und klinisch geschulten Ärzte. Dieser häufig als »Professionalisierung« bezeichnete Vorgang gründet sich auf eine Wechselwirkung mehrerer Faktoren: die zunehmende Medikalisierung der Gesellschaft, das heißt die Ausweitung des Marktes für medizinische Dienstleistungen, und die sozialpolitischen Interessen des Staates, der zugunsten der Gesundheit und Wohlfahrt der gesamten Bevölkerung interveniert.

Doch wie bereits angedeutet, wurden die entscheidenden Weichen in Richtung auf eine Professionalisierung bereits vor dem 19. Jahrhundert gestellt. Die Intervention des Staates begann mit den großen Pestepidemien des späten Mittelalters. Der »Schwarze Tod« stellte bis weit in die frühe Neuzeit hinein die größte Herausforderung für Mensch und Obrigkeit dar. Zunächst in Italien, dann auch in deutschen Städten wurde ein sanitäres Instrumentarium (von Hygiene bis zur Quarantäne) mehr oder weniger erfolgreich erprobt und für gut befunden, das auf Dauer den Charakter des Gesundheitssystems entscheidend verändern sollte. Gesundheit und Krankheit waren fortan nicht mehr weitgehend »Privatsache«, sondern wurden zu einer öffentlichen Angelegenheit. Hatte sich diese Einsicht einmal durchgesetzt, so war es nur noch ein kleiner Schritt bis zur »medizinischen Polizei« des 17. und 18. Jahrhunderts, die dann später von einem anderen Paradigma, nämlich der »Sozialmedizin«, abgelöst wurde. Ohne die ständige Angst vor dieser Geißel der Menschheit, nämlich der Pest, hätten die Vertreter des Ärztestandes es wohl schwer gehabt, sich gegenüber anderen »Konkurrenten« im Heilgewerbe durchzusetzen. Wie sehr daneben soziale, wirtschaftliche, politische und technologische Entwicklungen tiefgreifende Änderungen innerhalb der medikalen Kultur des Abendlandes induziert und bewirkt haben, ist in diesem Zusammenhang nicht näher zu erörtern.

Es wäre also grundverkehrt, die Grenzen zwischen dem weitgehend »professionalisierten« Gesundheitsdienst und dem gleichwohl organisierten, in vielen Belangen jedoch eher »halbprofessionellen« Medikalsystem der vorindustriellen Gesellschaft zu verwischen. Wichtig ist festzuhalten, daß bis weit ins 19. Jahrhundert hinein die ausgeprägte Komplexität der historisch gewachsenen Verhältnisse auf dem Gesundheitsmarkt fortbestand.[26] Es bedurfte ständig erneuerter Medizinalreformen, um exakte Grenzlinien zwischen den verschiedenen medizinischen Kompetenzbereichen nicht nur zu ziehen, sondern auch ihre Einhaltung zu garantieren. Erst allmählich entstanden sogenannte »collegia medica«, also Standesvertretungen der akademisch ausgebildeten Ärzte, die auf ein Monopol in medizinischen Fragen hinarbeiteten.[27] Lange Zeit behielten die Barbiere oder Wundärzte ihre angestammte starke Position in der Heilerhierarchie, bis sie dann im 19. Jahrhundert als Anbieter chirurgischer Dienstleistungen schrittweise vom Gesundheitsmarkt abgedrängt wurden. An ihre Stelle traten akademisch geschulte Chirurgen, die aus der von der Obrigkeit geförderten »Professionalisierung« als erste Nutzen zogen.[28] Ähnlich ging es den Hebammen, die allmählich von männlichen »Spezialisten« verdrängt wurden.[29] Anders dagegen die Apotheker.[30] Sie konnten ihren Status über die Jahrhunderte hinweg retten, wenngleich die »Professionalisierung« auch vor ihnen nicht haltmachte. Ihre Funktion wurde bereits im ausgehenden Mittelalter strikt begrenzt, nämlich auf die Herstellung und den Verkauf einer Arznei nach ärztlichem Rezept. Doch dauerte es lange, bis der Staat auf eine Einhaltung solcher Befugnisgrenzen erfolgreich hinwirken konnte.

Der Weg zum »diagnostischen Imperialismus« (Ivan Illich) war also lang und kompliziert. Im Mittelalter und in der frühen Neuzeit war deshalb die Grenze zwischen Volks- und Schulmedizin trotz heftiger Abgrenzungsbemühungen seitens des gelehrten Ärztestandes noch sehr diffus und unbestimmt. Das änderte sich grundlegend erst im Zeitalter der Aufklärung, als sich die Medizin der Ärzte von der des Volkes trennte. Angesichts der Fortschritte in den mehr und mehr empirisch ausgerichteten Naturwissenschaften (vor allem Physik und Chemie) eröffneten sich neue und erfolgreiche Wege der Therapie. Auf der anderen Seite erhielt medizinisches Laienwissen, das vorher seine Popularität fast ausschließlich der mündlichen Überlieferung zu verdanken hatte, durch den Buchdruck (Kräuterbücher, Traktate über Pest, Syphilis, Schriften über chiromantische Künste, Astrologie und Diätetik) seit dem 16. Jahrhundert eine ganz neue Wirkungsdimension. Die Kluft zwischen Volks- und Schulmedizin wurde größer und scheinbar unüberwindlich.

»Wird einer mit Krankheit griffen an
Und mag in Eil kein Doctor han,
Derselb schlag nach in diesem Buch
Und solche Stücke herausser such,
Die ihm bekannt sein und dabei
er weiß, daß kein Gefahr auch sei.
Solche brauch er, wie sich's gebührt.
So wird er nicht leichtlich verführt.
Was aber sind unbekannte Sachen,
Da wöll sich niemand hinter machen.«

Johann Konrad Ratz,
Sechs Bücher auserlesener Arznei... (1613)

3. Krankheitserleben und Selbstbehandlung

Krankheitszeichen und ihre Deutung

Als Hieronimus Weinsberg, ein Bruder des bekannten Kölner Chronisten, sich im März 1553 nicht gut fühlte, stellte er sich zunächst vor einen Spiegel und schaute in seinen Mund und Hals hinein. Zu seinem Entsetzen bemerkte er, daß er »im mont und hals binen gar swarz und angestechen ware«, und rief dann in seiner Verzweiflung: »O wie, es ist mit mir geschehen.«[1] Tatsächlich starb er wenige Tage später. Wie sein Bruder uns weiter berichtet, soll er an der »brunen im hals« (vermutlich angina diphterica) gelitten haben. Hieronimus Weinsbergs Verhalten ist auch heute noch typisch für Kranke, die sich in einem Krankheitsstadium befinden, in dem die äußeren Symptome erst langsam zutage treten.

Krankheitszeichen werden aber, wie wir heute wissen, von den leidenden Menschen durchaus unterschiedlich wahrgenommen und interpretiert. Gleichwohl gibt es bestimmte soziokulturell geprägte Wahrnehmungsmuster, die es dem Betroffenen ermöglichen, eine Erkrankung von einer vorübergehenden Unpäßlichkeit abzugrenzen. Leider steht dem Medizinhistoriker kein geeignetes Quellenmaterial zur Verfügung, um die soziale oder ethnische Differenzierung der Krankheitssymptomatik auch für frühere Jahrhunderte nachweisen zu können. Dennoch lassen sich anhand von Einzelfällen Aussagen darüber treffen, welche Krankheitszeichen damals von den Zeitgenossen vornehmlich wahrgenommen wurden. Zwar haben wir nicht wie Ethnologen und Medizinsoziologen die Möglichkeit, eine repräsentative Personengruppe über erlebte Krankheitssymptome zu befragen, doch bieten sich beispielsweise persönliche Aufzeichnungen oder Tagebücher als Ersatz an. So schildert der Kölner Ratsherr Hermann Weinsberg nicht nur die Krankheitszeichen, die er an sich selbst im Laufe seines langen Lebens wahrgenommen hat, sondern berichtet auch von Symptomen, die Verwandte, Freunde oder Bekannte zu Beginn oder im Verlauf ihrer Krankheit gespürt haben. Vergleicht man nun diese von einer Einzelperson überlieferten Krankheitszeichen mit der von Ethnologen festgestellten Rangordnung der Symptome bei einer nicht genau definierbaren Volkskrankheit[2], so fallen bestimmte Gemeinsamkeiten ins Auge.

Wichtigstes Krankheitszeichen war und ist immer noch das Fieber als Begleitsymptom zahlreicher Erkrankungen. Das mit dem Fieber einhergehende allgemeine Schwächegefühl macht es in der Regel unmöglich, die Alltagsroutine aufrechtzuerhalten, so daß bei Andauer dieses Symptoms die Bettruhe und damit die Annahme der Krankenrolle in den meisten Fällen unumgänglich erscheint. Die eigentliche Krankheit, die diesen Abwehrmechanismus des Körpers in Gang setzt, blieb den Menschen damals (nicht anders als heute) meist verborgen. Nur selten gelang es dem Laien, dieses allgemeine Krankheitszeichen in das herrschende ätiologische System, d. h. das System der bekannten Krankheitsursachen, einzubauen. Meist gab sich Weinsberg damit zufrieden, den Verlauf des Fiebers zu beschreiben (»kreich ich das feber und kalde uff den andern tag, also das ich einen tag frei hatt, den andern das feber«[3]), forschte aber nicht nach der dahinter verborgenen Krankheit. Wenn das Fieber allerdings gehäuft in seiner näheren sozialen Umgebung auftrat, so vermutete der Chronist – wie so viele seiner Zeitgenossen – entweder eine »unbekante newe plach«[4] oder ganz konkret eine Pesterkrankung. Letztere Diagnose wurde durch die volkssprachliche medizinische Literatur in nicht unerheblichem Maße gefördert.

Angesichts solcher Erfahrungen überrascht es nicht, daß Weinsberg und seine Zeitgenossen bei Fieber mit der Diagnose »Pest« leicht bei der Hand waren, selbst wenn sich später herausstellte, daß es sich um eine andere Infektionskrankheit gehandelt haben mußte. Auch andere Symptome, wie z. B. eine ungewöhnliche Rötung und Schwellung der Haut (gemeinhin unter der volkssprachlichen Bezeichnung »Rose« bekannt), wurden von den Menschen damals als Anzeichen des gefürchteten »Schwarzen Todes« – oft falsch – interpretiert.[5] In der Hierarchie des Schreckens nahm die Pest damals den obersten Rang ein und prägte dadurch das Wahrnehmungsmuster von Krankheiten – ähnlich wie heute die Furcht vor den bezeichnenderweise nicht an erster Stelle in der Todesfallstatistik stehenden Krebserkrankungen.[6]

Nur ein anderes Symptom ist noch so allgegenwärtig wie das Fieber. Der Schmerz, ob nun lokalisiert oder über den ganzen Körper zu spüren, ist das Warnsignal des kranken Organismus schlechthin. Es gab und gibt nicht einen Menschen, der nicht schon einmal irgendwann und an irgendeiner Stelle seines Körpers das Mahnsymptom Schmerz empfunden hätte. Und es ist zu bezweifeln, daß man, wie jüngst ein Historiker[7] behauptete, vor 1800 größere Resistenz gegenüber körperlichen Schmerzen gezeigt hätte. Jedes Zeitalter schafft sich offensichtlich den Mythos, daß die Vorväter gesundheitlich robuster und widerstandsfähiger gegen Schmerzen waren. So behauptete man bereits im 16. Jahrhundert: »Hergegen aber die Menschen mit der Welt Alter so bloede und krafftloß worden / daß wir solche

35

Kranckheyten viel weniger erleiden und außstehen koennen /
dann unsere Vorfahren / so gegen uns zu achten Riesen / und
eines langen Lebens gewesen.«[8] Sicherlich stimmt es, wie ein
Medizinhistoriker hervorhebt, daß in der Medizin der Schmerz
erst um die Mitte des 18. Jahrhunderts als »Wächter und Hüter
des Lebens«[9] interpretiert wurde. Doch das spricht nicht gegen
die historisch vielfältig belegbare Tatsache, daß Menschen auch
lange vor dieser Epochenschwelle ein intensives Schmerzerleben
hatten. Über Kaiser Maximilian II. heißt es beispielsweise: »Die
Arten seiner Schmerzen waren fast so zahlreich wie die Tage
seiner Regierung.«[10] Doch es sind längst nicht nur »prominente«
Kranke, über deren Schmerzempfindungen in den frühneuzeitlichen Quellen berichtet wird. Auch über das Leiden des »gemeinen« Mannes läßt sich mehr sagen, als man auf den ersten Blick
vermeint.

Die Einstellung des Menschen zum körperlichen Schmerz hat
sich im Laufe der Jahrhunderte gewandelt. Da die Anästhesie
aus dem medizinischen Alltag unserer Zeit kaum wegzudenken
ist, kommt dem Schmerz heute eine andere Bedeutung zu als in
einer Zeit, in der Amputationen bei vollem Bewußtsein, wenn
auch unter Einbeziehung der Schockwirkung vorgenommen
wurden. Schmerzerfahrung ist also im jeweiligen kulturellen
Rahmen zu analysieren. Auch Hermann Weinsberg und seine
Zeitgenossen ertrugen Schmerzen nicht immer heroisch, sondern träumten bereits von »Anodyna«[11], d. h. Arzneimitteln, die
jeglichen Schmerz lindern sollten. Von dieser konkreten Utopie
ist auch die moderne pharmakologische Forschung trotz vieler
Fortschritte noch weit entfernt. Der heutige Mensch hat, wie
Kritiker des modernen Gesundheitssystems beklagen, durch die
technische Entwicklung weitgehend die Fähigkeit verloren,
Schmerz zu erleiden, dafür aber an Kenntnissen gewonnen, ihn
zu behandeln. Da ihm eine Vielzahl von schmerzstillenden Prä-
paraten zur Verfügung steht, kann er nur schwer nachvollziehen,
was beispielsweise Hermann Weinsberg damals, d. h. im vorkli-
nischen Zeitalter, über seine natürliche Einstellung zum körper-

lichen Schmerz schrieb: »Es wil doch erlitten seyn, wan kranckheit und bedrobnis zu haus komptt.«[12]

Der Umgang mit Schmerzen hat nicht nur im medizinischen
Bereich eine Entwicklung durchlaufen, auch die Artikulation des
Leidens hat sich gegenüber früher verändert. Auffallend ist die
Verarmung des Wortschatzes und die Unfähigkeit, seinen
Schmerz näher zu beschreiben und ihm vielleicht dadurch sogar
einen Sinn zu geben. Man vergleiche in diesem Zusammenhang
etwa die Vielzahl der Bezeichnungen für die Qualität und die
Intensität des Schmerzes, die man in frühneuzeitlichen Patien-
tenakten noch antrifft, mit dem eher bescheidenen Vokabular
des Kranken, das empirische Studien von Medizinsoziologen in
der Sprechstunde des praktischen Arztes oder bei der Visite im
Krankenhaus festgehalten haben.

Wie der Arzt, der an der Realität der Schmerzerfahrung nicht
zweifeln kann, so steht auch der Historiker vor dem Problem,
körperlichen Schmerz anderer »begreifen« zu lernen. Allerdings
hat der Historiker es in gewissem Sinne leichter, wenn er beispielsweise den mit der Medikalisierung einhergehenden Wandel der Schmerzerfahrung untersuchen möchte. Für ihn zählt
nicht so sehr das individuelle Schmerzerlebnis als die Art und
Weise, wie jede Gesellschaft ihr eigenes Instrumentarium[13]
(Wörter, Gesten, Rituale etc.) schafft, damit die Menschen körperlichen Schmerz als persönliche Erfahrung erleben können.

Das individuelle Schmerzerlebnis unser Vorfahren läßt sich
also über die Sprache des Schmerzes erfassen.[14] Doch sind dem
sprachlichen Ausdrucksvermögen Grenzen gesetzt, wie bereits
der anonyme Verfasser eines Büchleins über Zahnkrankheiten
mit dem Titel ›Zene Artzney‹ (1536) erkannt hatte. Er gab deshalb seinen Lesern folgende Lebensweisheit mit auf den Weg:
»Als wehetagen oder schmertzen der zene ist / weiß niemands so
wol / dann der so es versucht hatt / unnd ich halt auch das kein
grösser schmertzen erfunden wirt / dann dieser ist.«[15] Das
sprachlich vermittelte Schmerzerlebnis bleibt somit für den
Nichtbetroffenen abstrakt. Aus diesem Grunde wußte beispiels-

37

weise der Ehemann der Kölner Hebamme Maria Renoit 1631 im Zeugenverhör lediglich anzugeben, daß seine Frau »in coitu pein empfunden«. Als man von ihm wissen wollte, wie lange denn seine Frau beim Beischlaf Schmerzen empfunden habe, kam die bezeichnende Antwort: »Das wiße er nit.«[16]

Die sprachlichen Bilder, mit denen damals wie heute Schmerzen beschrieben werden, stammen aus der jeweiligen Lebenswelt. So vergleicht Weinsberg einmal Kopfschmerzen mit dem Rauschen einer Wassermühle.[17] Selbst Schmerzlosigkeit ließ sich in ein Bild kleiden, das den Zeitgenossen nur allzu gegenwärtig war. Über einen Mann, dessen untere Gliedmaßen bereits stark gangränös und dadurch vermutlich schmerzunempfindlich waren, heißt es, die »bein waren faul und schwartz, doit gleich, als hetten sey [...] am galgen gehangen«[18].

Durch Metaphern oder Vergleiche wird auch die Folge oder Wirkung des Schmerzes ausgedrückt: Eine Patientin hatte offenkundig so heftige Schmerzen im Magen und später im ganzen Unterleib, daß sie weder mit Kissen noch Laken zugedeckt werden wollte.[19] Eine »behexte« Frau fühlte in ihrem Kopf so unerträgliche Schmerzen, daß man den Eindruck hatte, sie wäre um ihren Verstand gekommen.[20] Ein Mann sagte im Verhör aus, er habe solche »schmertzen ahn dem membro virili empfunden, daß er in drey tagen sein waßer nit machen konnen«[21]. Ein vierzehnjähriger Junge, den man zum Analverkehr gezwungen hatte, konnte danach vor Schmerzen zwei Tage weder gehen noch stehen.[22] Eine Schwangere spürte während der Wehen eine so große Pein, daß sie nachts nicht länger liegen konnte und »von einer khamer zu der andern und lestlich uf das haimlich gemach gangen in meinung sei sollte zu stuell gaen«[23]. In all diesen Beispielen manifestiert sich die sensorische Dimension des Schmerzerlebens in dem Bewußtsein, etwas von seiner Alltagsroutine und normalen körperlichen Funktionsfähigkeit eingebüßt zu haben; denn das, was früher einmal selbstverständlich war, erscheint plötzlich nicht mehr möglich: Es schmerzt zu sehr.

Die oben geschilderte Ängstlichkeit, mit der man damals die Veränderungen am und im eigenen Körper registrierte, ist zweifellos auch heute noch bei vielen Menschen anzutreffen. Doch gibt es einen entscheidenden Unterschied zu früher. Heute heißt die Devise: »Der Patient ist krank, der Arzt heilt, die Krankenkasse zahlt«. Die Sozialversicherung hat der Krankheit (z. B. durch Lohnfortzahlung im Krankheitsfall) zumindest den »ökonomischen« Schrecken weitgehend genommen. Anders dagegen noch in der vorindustriellen Gesellschaft. Krankheit war oft gleichbedeutend mit Armut. Es überrascht daher nicht, daß gerade unsere Vorfahren den ersten Anzeichen einer beginnenden Krankheit besondere Beachtung schenkten, hing von der Verschlimmerung der Symptome und einem damit eventuell verbundenen langwierigen Krankheitsverlauf nicht nur das eigene Schicksal, sondern häufig genug das Wohl und Wehe einer ganzen Familie ab.

Eine wichtige Rolle bei der Symptomwahrnehmung spielen nicht nur die eigenen Körpererlebnisse, sondern auch die Krankengeschichten aus »zweiter Hand«. Kein Zweifel, die Menschen machten sich damals (ähnlich wie heute) die Krankheitserfahrung anderer zu eigen. Aus den ihnen bekannten Krankengeschichten schöpften sie nicht nur Hoffnung und Zuversicht bei ähnlichen Leiden, sondern auch praktisches Wissen über körperliche Reaktionen. So erinnerte sich beispielsweise der Kölner Chronist Hermann Weinsberg, als er über längere Zeit von Hustenanfällen geplagt wurde, an den chronischen Husten seiner verstorbenen ersten Frau, der damals von dem behandelnden Arzt als ein chronisches Lungenleiden diagnostiziert worden war.

Der Identifikation mit lebenden oder toten Familienmitgliedern kam also bei der Symptomerkennung und Krankheitswahrnehmung eine bedeutende Funktion zu. Die Erfahrung des Anderen mußte allerdings nicht konkret an eine bestimmte Person gebunden sein. Als banales Beispiel sei hier auf Hermann Weinsbergs Erklärung für die »Hühneraugen«, unter denen er eine Zeitlang litt, verwiesen. Sein Wissen über die Verhornung der Haut und ihre natürlichen Ursachen wurde im lebensweltlichen Zusammenhang gewonnen, denn es war ihm, obwohl selbst eher Kopf- als Handarbeiter, nicht entgangen, daß Handwerker wie Schmiede und Steinhauer »swell [Schwielen] und hartigkeit in der handt von groisser arbeit«[24] bekamen. Diese Abwehrreaktion der Haut, die er bei seinen Mitmenschen – wenn auch an einem anderen Körperteil – wahrnahm, schien ihm analog zu sein zu den Krankheitszeichen, die er an seinen Füßen beobachten konnte. Doch nicht nur Weinsberg, ein zugegebenermaßen besonders akribischer Mensch, sah Analogien zwischen Krankheiten, die bei verschiedenen Personen, häufig in leicht veränderter Form, auftraten. Gelegentlich faßt man solches Analogiedenken, das für laienmedizinische Vorstellungen typisch ist, auch in anderen Quellenzeugnissen. Der bereits erwähnte Wundarzt Wilhelm Fabry von Hilden erzählt in seiner Fallsammlung von einer adligen Frau aus Köln, deren Sohn von ihm wegen einer schmerzhaften Entzündung der Fußsohlen erfolgreich behandelt wurde und die ihn vor Beginn der Behandlung besorgt davon in Kenntnis setzte, daß einer ihrer Verwandten an der gleichen Krankheit innerhalb weniger Tage gestorben sei.[25]

Die Suche nach den Ursachen

Die Entwicklung der modernen Medizin hat mit dazu beigetragen, die Lebenserwartung drastisch zu erhöhen und die früher rasch und meist tödlich verlaufenden Infektionskrankheiten durch bessere Hygiene und wirksamere Medikamente in den Griff zu bekommen. Damit änderte sich auch die Wahrnehmung des Phänomens Krankheit, an dessen Alltäglichkeit damals wie heute kein Zweifel bestehen kann.[26] Der moderne Mensch sieht sich zunehmend mit chronischen Leiden konfrontiert, die ihren Schrecken zwar nicht gänzlich verloren haben, deren unmittelbare Auswirkungen (z. B. Schmerzen) dank des medizinisch-pharmakologischen Fortschritts aber weitgehend behoben oder gelindert werden können. In der frühen Neuzeit war das noch anders. Damals standen die Menschen ständig unter dem Eindruck rasch tötender Krankheiten, wovon nicht zuletzt eine durchaus nicht satirisch gemeinte Stelle in Grimmelhausens Schelmenroman ›Simplicissimus‹ (1669) Zeugnis ablegt:

> »Das Vieh verdirbt vor Alter, und der arme Mensch vor Krankheit: Der eine hat den Grind, der ander den Krebs, der dritte den Wolf, der vierte die Franzosen, der fünfte das Podagram, der sechste die Gicht, der siebente die Wassersucht, der achte den Stein, der neunte das Gries, der zehente die Lungensucht, der elfte das Fieber, der zwölfte den Aussatz, der dreizehente das Hinfallen, und der vierzehente die Torheit!«[27]

Jedes Zeitalter hat bekanntlich seine spezifischen Krankheitsvorstellungen. Das jeweilige Krankheitskonzept wird vor allem durch die Allgegenwart einer bestimmten Krankheit, die das Denken und Fühlen beherrscht, entscheidend geprägt.[28] Die Rolle, die heute der »Krebs« auf breiter Front übernommen hat, spielte in vorindustrieller Zeit die Pest. Diese verheerende Seuche zählt zweifellos zu den gravierendsten Krankheitserfahrungen, die ein Mensch damals im Verlauf seines relativ kurzen Lebens machen konnte. Wer nicht selbst betroffen war, konnte das Wirken der Pest bei Familienangehörigen, Freunden und Nachbarn beobachten. Allein aus dem engeren und weiteren Verwandtenkreis des Kölner Ratsherrn Hermann Weinsberg starben im Laufe einer Generation über 23 Prozent an dieser todbringenden Seuche.[29] Dieses Ausmaß des Leidens und Sterbens innerhalb einer weitverzweigten Familie war keineswegs ungewöhnlich. Man muß sich einmal konkret vorstellen, welche vielfältige intersubjektive Erfahrung (ganz zu schweigen vom menschlichen Leid, das damit verbunden ist) hinter den nackten Zahlen zeitgenössischer Statistiken[30] über gehäufte Todesfälle in Pestzeiten steckt. Wer das Glück hatte zu überleben, der erinnerte sich in vielfältiger Form an das überstandene Leiden.

Votivgaben[31] beispielsweise zeugen nicht nur von der Dankbarkeit für die von Gott und den Heiligen gewährte Hilfe, sondern sind auch ein Beweis für die auf eigene Krankheitserfahrung bezogene Form des kollektiven Gedächtnisses.

Die Erklärungen, die Laien sowohl im Mittelalter als auch in der frühen Neuzeit (und zum Teil heute noch) für die Entstehung von Krankheiten geben, lassen sich in zwei Kategorien fassen. Unterschieden werden natürliche und übernatürliche Verursacher, wobei diese beiden polaren Interpretationsmuster damals weder einander entgegengesetzt waren noch sich ausschlossen. Auch wenn sich bis heute Gemeinsamkeiten (sogar über Kulturen hinweg) in den von Laien verwendeten Erklärungsmustern finden, darf man darüber nicht vergessen, daß diese Vorstellungen über die Ursache einer Krankheit in einem speziellen kulturellen Zusammenhang stehen, der ihnen ihre besondere Bedeutung und Färbung verleiht.

Zunächst zu den sogenannten »natürlichen« Krankheitsursachen. Bis heute wird Krankheit zwar von den betroffenen Menschen, aber längst nicht mehr von den medizinischen »Experten« als Störung eines Kräftegleichgewichts interpretiert. Durch eine Vielzahl populärer medizinischer Schriften, aber auch durch mündliche Tradierung waren Hermann Weinsberg und seine Zeitgenossen mit dem Viererschema der klassischen Humoralpathologie noch bestens vertraut. Die alte Elementen- und Säftelehre (mit der Betonung der gesunden Mischung der vier Kardinalsäfte Blut, Schleim, schwarze und gelbe Galle) begegnet uns in den Quellen immer wieder, und zwar in den verschiedensten Krankheitsepisoden. In seiner Selbstbeschreibung im Alter von 33 Jahren bemerkte Hermann Weinsberg über seine Säftemischung: »Min complexion ist meistheils sanguinea, nachmails etwas melankcholischs, aber zimlich stark und gesont. Got hab lob und dank.«[32] Wenn dieses lebendige Zusammenspiel der Naturkräfte allerdings gestört wurde und ein Stoff im Überfluß vorhanden war, traten Krankheiten auf, wie zum Beispiel die Lähmungserscheinungen im rechten Arm, über die der Chronist im Juli 1569 klagte.[33] Bei der Interpretation dieses Regelkreislaufs kam der Diätetik, die nach antiker Tradition nicht nur aus der Kontrolle von Essen und Trinken besteht, sondern die gesamte Lebenswelt umfaßt, eine ganz entscheidende Bedeutung zu.

Mehr noch als die reiche schriftliche Überlieferung der auf der Lehre Galens aufbauenden mittelalterlichen Gesundheitsregeln scheint damals im Alltag die eigene und intersubjektive Erfahrung mit Verstößen gegen elementare Gesetze dieser Diätetik eine wichtige Rolle gespielt zu haben. Es gibt zum Beispiel kaum eine Krankheit, die Weinsberg oder seine Familienangehörigen nicht zuerst mit übermäßigem oder ungesundem Essen und Trinken in Verbindung brachten.[34] Selbst Hermanns Bruchleiden wurde von seiner Mutter darauf zurückgeführt, daß dieser sich in seiner Kindheit nach Genuß einer zu fetten Suppe einmal fürchterlich übergeben mußte, während sein Vater dagegen der Meinung war, daß der Sohn mit »hohem und vil kreischen ader mit springen und gratzen [grätschen]« sich den Leistenbruch zugezogen habe.[35] Daß es sich hierbei oft nicht um bloße Vermutungen handelt, sondern um in leidvoller Erfahrung gesammeltes Wissen, das auch modernen ernährungsphysiologischen Erkenntnissen entspricht, beweist die Nahrungsmittelunverträglichkeit, an der Hermann Weinsberg zeitlebens litt. Der Genuß von Käse löste bei ihm, wie er in einem Selbstversuch feststellte, sogleich heftige Krankheitssymptome aus. Bezeichnend für die Vermittlung solcher Erfahrung ist nun, daß sie zunächst im unmittelbaren sozialen Kontext geschieht. So berichtet Weinsberg von mehreren Personen aus seinem Bekanntenkreis, die ebenfalls allergische Reaktionen nach Verzehr von käsehaltigen Speisen bekamen.[36] Dieses geschärfte Bewußtsein für falsche Ernährung half gelegentlich, eine vermutete lebensgefährliche Krankheit schließlich als harmlose Magenverstimmung zu erkennen.[37]

Nicht nur ein Übermaß an Essen und Trinken wurde von Weinsberg und seinen Zeitgenossen als ungesund angesehen.

Diätetik im Sinne der antiken Gesundheitslehre hieß, daß der ganze Lebensstil auf ein bestimmtes Gleichgewicht ausgerichtet sein mußte. Die Nichtbeachtung der entsprechenden Gesundheitsregeln konnte schwere Krankheiten zur Folge haben. So berichtet Hermann Weinsberg über seinen Stiefsohn Heinrich Roß, der sein Leben später im Spital beendete: »Henrich hat sich selbst am leib verdorben, daß er eitz [jetzt] nit woll sprechen kunt und ubel zu verstain. Das im da herkomen, daß er sich stetich versoffen und kalt uff den bencken bei winterzit gesclaiffen [geschlafen], auch ubel gangen und vil [Geld] verthain.«[38] Ähnlich argumentierte 1645 eine Kölner Hebamme, die den Abgang einer großen Menge Fruchtwassers bei der Geburt auf »vielen außgestandenen druckx und elents«[39] zurückführte.

Nicht weniger wichtig war die Beachtung des Lebenskreises, der mit Wärme, Klima und Boden die Umwelt des Menschen bildet. Sowohl ungewöhnliche Hitze[40] als auch große Kälte[41] wurden für die verschiedensten Krankheiten verantwortlich gemacht. Der Mensch wurde angehalten, wenn er gesund bleiben wollte, seine Lebensweise seiner natürlichen Umgebung anzupassen. Die Verbundenheit des menschlichen Körpers mit der Umwelt erlebten die Menschen damals noch sehr viel konkreter als wir heute. Aus diesem Grund empfanden Weinsberg und seine Zeitgenossen zum Beispiel auch den Prozeß des Alterns sehr viel intensiver als der moderne Mensch, der eher bereit ist, auf den Fortschritt der medizinischen und geriatrischen Forschung zu vertrauen.[42] So verwundert es nicht, daß Hermann Weinsberg nach Vollendung des 60. Lebensjahres manche Krankheit als typische Alterserscheinung betrachtete, die er auch in der Natur vorzufinden glaubte. Als man ihm beispielsweise 1588 riet, Medizin gegen einen undefinierbaren Kopfschmerz einzunehmen, meinte er lakonisch: »Obs aber mynem mangell im veralten kopf helffen mach, wie jongen leuthen, daran zweifflen ich seir. Alte beum syn nit geschaffen wie zugtigen [fruchtbringende]. Der ursachen halt ich eitzs [jetzt] uff die medicin wenich.«[43]

Die Natur der Krankheit wurde damals nicht in erster Linie im Innern des Körpers, sondern außerhalb vermutet.[44] Ein Spaziergang im Regen, zu fettes Essen, eine falsche Körperbewegung, eine Spinne in der Bierkanne oder gar ein »böser« Blick werden in den Quellen als Ursachen einer Krankheit nahezu gleich gewichtet. Komplikationen im Heilverlauf (Wundfieber, Abszesse u. ä.) nannte man bezeichnenderweise »Zufälle«, denn man glaubte, daß sie von außen an den Körper herantreten. »Zufällig« in diesem Sinne sind auch andere, häufig banale Ereignisse, die den Körper in Mitleidenschaft ziehen.[45] Alles, was außer der Reihe geschieht, kann somit als Krankheitsursache in Frage kommen. Hunger, Armut, Mühsal und schwere körperliche Arbeit, die damals den Alltag der meisten Menschen prägten, spielten dagegen in diesem lebensweltlich orientierten Ursachenspektrum bezeichnenderweise kaum eine Rolle. Körperlicher Überanstrengung wurde nur dann Bedeutung zugemessen, wenn sie für den Betreffenden ungewohnt war. Aus demselben Grund galten auch Einbildungen und Emotionen (Liebe, Zorn und Angst) unseren Vorfahren als erstrangige Krankheitsverursacher.

Während wir einige dieser Erklärungsmuster auch heute noch in der medizinischen Alltagskultur in veränderter und angepaßter Form entdecken können, sind andere, einstmals recht bedeutende Deutungsversuche völlig verschwunden. Mit dem Umbruch im wissenschaftlichen Denkstil, der durch die Zellularpathologie Rudolf Virchows (1821–1902) eingeleitet wurde, haben sich auch die populären Vorstellungen über die pathologischen Funktionen von Blut, Galle und Schleim geändert. Selbst der medizinische Laie hat inzwischen begriffen, was die Zellforschung seit Virchow immer stärker in den Vordergrund gerückt hat, daß nämlich nicht das Ungleichgewicht der Körpersekrete, sondern Änderungen in der Zellstruktur für viele Krankheiten verantwortlich zu machen sind.

Dadurch wurde die Humoralpathologie, die über Jahrhunderte hinweg das Denken und Handeln von Ärzten und Patienten bestimmte, gegen Mitte des 19. Jahrhunderts schlagartig obsolet. Wenn man also von vereinzelten Residuen metaphysischer und philosophisch-spekulativer Modelle von Krankheit in der heutigen Volksheilkunde einmal absieht, hat in der Industriegesellschaft des 20. Jahrhunderts ein naturwissenschaftliches Krankheitskonzept die Oberhand gewonnen. Krankheit wird heute in erster Linie als Organ- und Funktionsstörung verstanden,[46] während in der frühen Neuzeit, wie wir gesehen haben, naturalistische und personalistische Erklärungsansätze noch mehr oder minder gleichberechtigt nebeneinander standen.

Neben Deutungen, die eher der damals herrschenden offiziellen Krankheitslehre, nämlich der Humoralpathologie, verpflichtet sind, spielten auch Krankheitsvorstellungen, die sehr viel stärker magischem Denken verhaftet sind, im Alltag unserer Vorfahren eine wichtige Rolle. Die rationale Einstellung des humanistisch gebildeten und juristisch geschulten Ratsherrn Hermann Weinsberg war vermutlich eher die Ausnahme als die Regel. Nachdem dieser in seiner Jugend einmal erlebt hatte, wie eine Magd im Nachbarhaus beschuldigt wurde, eine Frau so verzaubert zu haben, daß ihr seltsame Gegenstände aus den Körperöffnungen kamen und der Mund schief stand, mißtraute er später solchen irrationalen Erklärungsversuchen. Typisch für sein vom Humanismus geprägtes Denken ist die Bemerkung, mit der er auf die Krankheitshypothese seines an heftigem Fieber erkrankten Bruders Gottschalk reagierte:

>»Er beklagte, wie er verschreckt were worden in Peter Schidenmechers haus. Da hat eyn spin in der peiffen van der schenckkannen gestechen [gesteckt], daruber er duck [viel] getruncken, war i[h]m ins glas gefallen. Doch machs woll eyn ander ursach haben, das er seir eissich war und villicht den magen uberladen etliche zit her.«[47]

Ähnlich skeptisch war er, als sein Neffe Peter Ordenbach einen plötzlichen Fieberanfall auf einen schwarzen Hund zurück-

46

führte, der ihm nachts über den Weg gelaufen war.[48] Allerdings schloß Weinsberg nicht aus, daß in einigen Fällen Einbildung als Krankheitsursache durchaus in Frage kam (»imaginatio facit casu«).[49] Wir haben es hier zweifellos mit einer »vorwissenschaftlichen« Form einer psychosomatischen Krankheitslehre zu tun. Seelische Überforderung und psychische Belastungen wurden schon damals auch von Laien als Krankheitsursachen erkannt. Ob nun jemand aus Liebe »doll und verruckt«[50] wurde oder durch bestimmte Ekelerlebnisse einen Fieberanfall bekam, die seelische Pathogenese schien den Zeitgenossen durchaus einzuleuchten. Das gilt insbesondere für einen Seelenzustand, den wir mit Angst und Furcht umschreiben. Eine solche Befindlichkeit trug – und hier stimmte noch die gelehrte Medizin der frühen Neuzeit mit der landläufigen Meinung über die Ursachen von Krankheiten überein – zum Ausbruch einer ganzen Reihe von Krankheiten (bis hin zu Pest) bei.[51]

Weitaus mehr Menschen als heute waren damals noch fest davon überzeugt, daß Krankheit einer Fügung des göttlichen Willens ihre Entstehung verdanke. Allerdings führten viele Kranke vor allem ihre *Heilung* auf Gottes Hilfe zurück; relativ selten findet man dagegen in den Quellen – mit Ausnahme der zeitgenössischen theologischen Literatur – explizite Hinweise auf den göttlichen *Ursprung* der Krankheiten.[52] Die Erklärung liegt auf der Hand: Es war sehr viel einfacher und bequemer, an einen mit magischen Kräften ausgestatteten Feind, der einem die Krankheit »angehext« hatte, zu glauben, als an den auf die eigenen Sünden verweisenden Zorn Gottes. So kam es, daß sich im Alltag – ausgenommen natürlich Zeiten der Pest – kaum jemand die Ermahnungen des bekannten rheinischen Arztes und Kämpfers gegen den Hexenwahn, Dr. Johann Weyer, zu Herzen nahm:

»Die Suenden aber seyn nicht allein auff angeregter weiß bey unnd ffuer Gott / sondern auch in den Menschen selbsten nicht allein Ursachen / sondern auch die eigentliche Materi aller Seuchen unnd Kranckheyten / sintemal dieselbigen nur

von einem unordentlichen Leben / so der Mensch entweder
mit Fressen und Sauffen / oder mit Unzucht / oder mit unzeiti-
gem rachgierigen Zorn / oder mit Ehr und Geltgeitzigen
Melancholischen Gedanken / und in Summa inn und mit allen
Abgoettischen / Fleischlichen unnd Suendlichen Handlungen
fuehret / gemeiniglich herkommen.«[53]

Dieser These widerspricht auch der Glaube an Wunder nicht, der
damals im Volk noch stärker als heute verbreitet war. Wunderheilungen bedeuten nicht, daß die direkt für die Krankheiten
verantwortlichen Kräfte bekämpft, sondern daß übernatürliche
Wesen – Engel und Heilige – als Vermittler eingeschaltet wurden, um den Leidenden zu helfen. Allerdings: Wer die Heiligen
erzürnte, dem konnte es schlimm ergehen. Was Erasmus und
andere Humanisten eher zum Spott reizte[54], bedeutete für breite
Bevölkerungsschichten eine Selbstverständlichkeit. Wem es
gegeben war, Kranke zu heilen, vor dessen Zorn und Mißgunst
mußte man sich fürchten. Volkstümliche Heilige wie St. Antonius, St. Hubert, St. Quirin und andere konnten den Menschen
mit der ihnen zur Heilung anheimgestellten Krankheit schlagen,
um ihn zu bestrafen oder zur Einkehr zu bewegen.[55] Diese Ambi-
valenz des Heiligenkults wußten sich einige Heiler zunutze zu
machen, indem sie, wie Johann Weyer berichtet, beim Fehl-
schlag der Therapie sich damit herausredeten, »es sey heiligen
werck«[56].

Anstatt die Schuld bei sich selbst, d. h. im eigenen sündhaften
Leben zu suchen, taten die Menschen etwas gänzlich anderes,
nämlich – in den Worten des bereits zitierten Arztes Johann
Weyer – »gestracks den Hexen / Unholden / alten Weibern oder
ihren Nachtbarn / denen man ubel wil / die schuldt [zu] geben«[57].
Wenn naturalistische Theorien versagten, lag es also nahe, übernatürlichen Kräften die Schuld an Krankheit und Tod zuzuwei-
sen. Eine plötzliche Erkrankung, ein hartnäckiges Leiden ohne
medizinische Erklärung verunsicherte die Menschen und ließ sie
nach metaphysisch-magischen Ursachen forschen. Der Verweis

auf Zauberei bzw. Hexerei hatte unter anderem auch den Vorteil, daß der böse Geist kein abstraktes Wesen war, sondern ein Mensch aus Fleisch und Blut, der mit dem Teufel in Verbindung stand. Die Bedrohung ließ sich personifizieren, womit gleichzeitig ein gewisser Handlungsspielraum eröffnet wurde. Man war also offensichtlich der Überzeugung, daß es recht schwierig sei, gegen einen Dämon zu agieren, aber sehr viel einfacher, Maßnahmen gegen den Nachbarn zu treffen, der diesen Geist beschworen hat.[58]

Die tieferliegenden sozialen Ursachen des Hexenwesens waren nicht nur den prominenten Gegnern der Hexenverfolgung, wie zum Beispiel Johann Weyer[59], wenigstens teilweise bekannt. Auch andere Zeitgenossen durchschauten die »Sündenbock-Funktion« des Hexenglaubens, wie das schon erwähnte Beispiel des Kölner Ratsherrn Hermann Weinsberg zeigt. Als ihm einmal die diversen Gegenstände, die eine angeblich »verzauberte« Magd erbrochen hatte, gezeigt worden waren, mochte er an solches »Teufelswerk« nicht so recht glauben. Für ihn waren es ganz eindeutig böse, rachsüchtige Leute, die ihre Mitmenschen »aus hass, neit oder auch lichtfertigkeit«[60] in den Ruf von Hexen und Zauberern brachten.

Aber die relativ »aufgeklärte« Haltung dieses Kölner Ratsherrn und Juristen darf über die Akzeptanz des Hexenglaubens in breiten Schichten der städtischen Bevölkerung nicht hinwegtäuschen. Es fehlt keineswegs an Quellen, die die unmittelbare Anziehungskraft des Hexenglaubens in Fällen von sonst nicht erklärbaren Krankheiten und Naturkatastrophen belegen. Im Jahre 1630 sagte der Küster (Offermann) von Maria Ablaß beispielsweise aus, daß seine Magd vor kurzem gestorben sei und der eilends herbeigerufene Doktor als Ursache vermutet habe, sie sei »wegen vieler boeser versamblung im leib in ein hitzigh fieber gerathen«.[61] Doch schien ihm diese »wissenschaftliche« Erklärung, obwohl sie damals häufig in ärztlichen Diagnosen[62] zu finden war, nicht völlig zu überzeugen. Er sah vielmehr einen Zusammenhang zwischen dem Schlag, den die Frau eines Apothekers aus »Kurzweil« der Magd gegeben hatte, und dem plötzlichen Tod seiner Hausangestellten; denn diese habe, so Johann Gymmenich wörtlich, »darauff [...] alsobalt eine alteration empfunden«.

Der klare Widerspruch zwischen medizinischen und magischen Krankheitsvorstellungen zeigt sich auch in einem anderen Fall. 1629 beschuldigte Catherina, die Frau des Kölner Bürgers Tilmann Hilden, eine Hebamme, auch ihr zweites Kind im Beisein der Amme verhext zu haben, so daß es schließlich binnen eines Vierteljahres gestorben sei. Doch selbst auf dem Höhepunkt der Kölner Hexenverfolgung gegen Ende der 20er Jahre des 17. Jahrhunderts war man offensichtlich seitens der Obrigkeit nicht immer gleich bereit, solche Schuldzuweisungen ohne weiteres zu akzeptieren. Um festzustellen, ob das Kind durch Vergiftung oder das Werk böser Leute ums Leben gekommen war, ließ man durch Dr. Gerhard Eigelmann eine Obduktion vornehmen. Der Arzt vermochte keine Vergiftung festzustellen. Er hielt vielmehr eine natürliche Todesursache für wahrscheinlich, da die Milz »zehemall großer als eines kindts milß, auch [...] die leber großer als ein mans leber seye gewesen«[63]. Doch konnte auch die entlastende Aussage Dr. Eigelmanns die Hebamme Sybille von Wilhelmstein schließlich nicht vor dem Tod auf dem Scheiterhaufen retten. Die Anklage blieb am Ende erfolgreich, da noch mehrere andere Bürger und Bürgerinnen ähnliche Anschuldigungen gegen die Frau erhoben hatten, die dem Gericht als durchaus glaubwürdig erschienen.

Angesichts der hohen Säuglingssterblichkeit[64] und der Tatsache, daß der nicht seltene »Krippentod« eines Neugeborenen den Menschen damals völlig unerklärlich erscheinen mußte, gerieten insbesondere Hebammen in Verdacht des Schadenzaubers. Einer Frau mit Namen Enn Konings wurde Hexerei nachgesagt, weil sie einmal einen Säugling – vermutlich bei der Taufe – fest an sich gedrückt hatte. Kurz darauf erkrankte das Kind.[65] Auch der Hebamme Enn Vollmers wurde der Tod eines Säuglings zur Last gelegt. Am Tag nach der Taufe habe die Hebamme, wie es im Zeugenprotokoll heißt, der Wöchnerin das Kind vom Schoß genommen, danach sei es krank geworden und wenige Tage später »gar elendig gestorben«.[66] Manchmal reichten schon verdächtige Bewegungen oder seltsame Handlungen aus, um der Hebamme die Schuld an Krankheit oder Tod des Säuglings oder der Wöchnerin zu geben. Wie sehr solche Anschuldigungen in eine bestimmte soziale Situation und in einen kulturellen Kontext eingebunden waren, zeigt sehr schön der Fall der aus den spanischen Niederlanden stammenden Hebamme Maria Reno(i)t.[67] Sie wurde dabei beobachtet, wie sie dem Neugeborenen gleich nach der Entbindung einen Klaps auf die Fußsohle gab – wohl in der richtigen, aus praktischer Erfahrung gewonnenen Annahme, damit die Atmung des Kindes in Gang zu setzen. Doch war dieser geburtshilfliche Kunstgriff unter den anderen Kölner Hebammen offensichtlich nicht verbreitet, so daß man diese seltsame Praktik später als Indiz für zauberische Absichten werten konnte.

Auch andere Frauen gerieten leicht in Verdacht, plötzlich auftretende Krankheiten und unerwartete Todesfälle durch Zauberwerk verursacht zu haben.[68] Verdächtig waren vor allem Gaben[69] oder Geschenke, die außerhalb des Normalen gereicht wurden. Als Beispiel sei hier ein Auszug aus einem Zeugenverhör gebracht:

»Gefragt, wie und womit er beweisen wolle, daß die verhafte Mechtelt ihnen respondenten bezaubert? Antwort: Als er funf wochen kranck gelegen, hab der verhaftinnen man ihme ein krucheltgen biers ungefordert heimbracht, welches er bis auf den dritten tagh stehen laßen, folgents aber hab er solchs warm machen laßen und darußer getruncken und darab ein solch wehetumb und schmertzen ihm leib wie auch ihm heubt empfunden, daß er dicker geschwollen und allerhand ungewonliche gestus gebraucht, dahero er die verhaftinne wie eine hex gescholden.«[70]

Wir würden heute wohl nicht zögern, die oben erwähnte Erkrankung auf eine durch verdorbenes Bier verursachte schwere
Magenverstimmung zurückzuführen, während es dem Betroffe-
nen aufgrund der besonderen Umstände damals so erschien, als
ob das nicht näher motivierte Geschenk verzaubert gewesen sei.
In ähnlich gelagerten Fällen waren es andere unerwartete
Geschenke (Apfel, Osterei, Kuchen, Schnupftuch)[71], die bei den
Beschenkten angeblich Krankheiten hervorgerufen hatten. Doch
mußte nach einer damals verbreiteten Anschauung nicht unbedingt ein bezauberter Gegenstand die Ursache einer plötzlichen
Erkrankung sein. Manchmal reichten schon ein überraschender
Kuß[72], ein merkwürdiger Blick[73], eine seltsame Handbewegung
(z. B. das Glattstreichen eines Kissens[74]) oder eine unerwartete
Geste (beispielsweise Zuprosten[75]) aus, um im nachhinein den
Verdacht auf die betreffende Person zu lenken. Auch eine ungewöhnliche körperliche Berührung reichte als Verdachtsmoment
häufig aus, wie im Falle der später als Hexe verbrannten Ger-
traudt von Witzheller, die von einer Frau beschuldigt worden
war, sie an der Brust berührt zu haben, »von welcher zeit ahn ihro
die milch uber einen tag oder drei darnach endtlich vergan-
gen«[76].

Wie neuere ethnologische und anthropologische Studien
nachgewiesen haben, tritt Hexenglauben nicht zuletzt in Angstsi-
tuationen[77] (wozu man insbesondere Krankheiten und Todesfälle rechnen muß) auf, die sich mit anderen Erklärungssyste-
men nicht bewältigen lassen. Angstbesetzt ist auch der sexuelle
Bereich, und bezeichnenderweise finden wir hier eine besonders
populäre Form des Schadenzaubers, nämlich das sogenannte
»Nestelknüpfen«. Bereits der berühmt-berüchtigte ›Hexenhammer‹ (1487) versicherte seinen Lesern, daß Hexen die Erektion
des männlichen Gliedes und damit den für die Zeugung notwendigen Samenfluß verhindern könnten.[78] In der frühen Neuzeit
war dieser Glaube jedenfalls weit verbreitet, auch wenn die archivalischen Belege nur wenig Konkretes darüber aussagen. Wie
sich damals Männer plötzlich auftretende Impotenz erklärten,

geht beispielsweise aus einem in den Kölner ›Turmbüchern‹ überlieferten Zeugenverhör hervor. Moyses Moisir beschuldigte die Hebamme Maria Reno(i)t des »riemen knupfen(s)« und schilderte seinen Zustand nach Verlust seiner Zeugungsfähigkeit wie folgt:

> »Von welcher zeit ahn, er, deponent, nit spuren konnen, daß seine manligheit [Männlichkeit], sondern nur allein, wie ein bleckeltgen [Zipfel?] alda hangend gehabt.«[79]

Im Unterschied zu einigen zeitgenössischen Schriftstellern, die dieses Thema ebenfalls abhandelten, wußte dieser Zeuge allerdings nichts über die verschiedenen Techniken des »Nestelknüpfens« zu sagen. Er konnte auf Befragen lediglich angeben, daß das »Riemenknüpfen«, wie er es nannte, sowohl während des Beischlafs als auch danach (!) geschehen könne. Neuere medizinhistorische Untersuchungen zu dieser Form von männlicher Impotenz legen die Vermutung nahe,[80] daß damals mehrere Faktoren, unter anderem Masturbation und psychisch bedingte Hemmungen aufgrund starker Schuldgefühle gegenüber einer eher sexualfeindlich eingestellten Kirche, die Furcht vor der angeblich durch »Nestelknüpfen« hervorgerufenen Impotenz begünstigten.

Die angeführten Deutungen tragen im allgemeinen keinen ausschließlichen Charakter, sondern sie können sich zu komplexen Erklärungsmustern zusammenfügen. Noch komplexer wird das Bild der Krankheitsursachen dadurch, daß häufig verschiedenartige Vorstellungen wenig verbunden nebeneinanderstehen. Wichtig ist festzuhalten, daß es den Menschen in der frühen Neuzeit, wie noch in der Antike und im Mittelalter, bei der Deutung von Krankheit nicht allein um das reibungslose Zusammenspiel der Körpersäfte ging, also um die Harmonie des Organismus, sondern zugleich um die harmonische Eingliederung in die soziale Umwelt und in den Makrokosmos, der wiederum im Mikrokosmos seine Entsprechungen hat.

Diese Vorstellungen beeinflussen sowohl die Gesundheitsvorsorge als auch die Therapie, wie wir später noch im einzelnen sehen werden. Um die Gesundheit zu erhalten, ist es nicht nur notwendig, die Kräfte des Organismus durch rechte Lebensführung (Körperpflege, Reinlichkeit, richtige Ernährung, physische und geistige Übungen) in Balance zu halten. Es geht um mehr als nur um die einzelne Person (wie wir es vielleicht aufgrund unserer individuell orientierten Medizin vorschnell deuten). Auch zu den Mitmenschen sind ausgewogene Beziehungen, die frei von Spannungen und Mißgunst sind, unbedingt nötig. Ungerechtigkeit, Härte und Neid fordern nach traditioneller Anschauung Gottes Zorn geradezu heraus und führen dazu, daß er die menschlichen Sünden mit Krankheiten bestraft. In einem noch nicht gänzlich christianisierten Weltbild, das noch Spuren magischen Denkens aufweist, gilt ein solches zwischenmenschliches Fehlverhalten als Auslöser von Verwünschungen und Schadenzauber, die die betroffene Person krankmachen können. So überrascht es nicht, daß auch in der damaligen Therapie die sozialen Beziehungen in einem sehr viel stärkeren Maß als heute Beachtung fanden. Diesem breiten und durchaus pluralistischen Krankheitskonzept entsprach wiederum die Vielfalt der Therapieformen und die Mannigfaltigkeit des Angebots sowohl auf dem städtischen als auch auf dem ländlichen Gesundheitsmarkt, wie wir sie in der frühen Neuzeit, also vor dem durchgreifenden Erfolg der Medikalisierungsbestrebungen von Obrigkeit und Ärzteschaft, noch antreffen.

Gesundheitsverhalten und Gesundheitsvorsorge

Die heutige Definition von Gesundheit, wie etwa die der »World Health Organisation« (WHO), wonach Gesundheit vollständigem körperlichen, seelischen und sozialen Wohlbefinden entspricht, erweist sich aus der Sicht des Historikers als wenig brauchbar. Angesichts eines völlig veränderten Krankheitsspektrums sowie des tiefgreifenden, rapiden sozialen und technischen Wandels, den die europäische Gesellschaft seit der industriellen Revolution erlebt hat, konnte der Gesundheitsbegriff und mit ihm das Krankheitskonzept nicht unverändert bleiben. Allerdings ist es für den Historiker schwierig, zur damaligen Laienauffassung von Gesundheit vorzudringen, da die Quellen meistens den Diskurs der medizinischen Experten wiedergeben.[81] Die breite Masse hinterließ keine schriftlichen Aufzeichnungen, aus denen man etwas über Krankheits- und Gesundheitskonzepte erfahren könnte. Hinweise lassen sich – bei entsprechender Modifikation – lediglich den Äußerungen anderer gesellschaftlicher Gruppen und Institutionen entnehmen.

Aus zahlreichen archivalischen Zeugnissen geht hervor, daß in der frühen Neuzeit Gesundheit noch nicht den zentralen Stellenwert hatte, der ihr heute zukommt. Gesundheit wurde damals noch nicht als Quelle des Lebens oder als Ziel individuellen Wohlergehens verstanden. Die Idee der »absoluten« Gesundheit, die sich in der heutigen Gesellschaft fast zu einem (Fitness-) Kult entwickelt hat, war dem Denken unserer Vorfahren fremd. Die Definition in Zedlers Universal-Lexikon (1735) zeigt, was vor mehr als zweihundert Jahren die Allgemeinheit, und wohl nicht nur die zeitgenössischen Ärzte, unter Gesundheit verstanden, nämlich einen so guten Zustand des menschlichen Leibes, »daß er seine natürliche Verrichtung ungehindert ausüben kann«[82]. Gesundheit war also ein relativer Begriff, der zur Funktionsfähigkeit des menschlichen Körpers in Beziehung gesetzt wurde. Eine ähnliche Auffassung von Gesundheit (»Meine Gesundheit besteht im störungslosen Erhalten meines gewohnten Zustandes«[83]) vertrat im 16. Jahrhundert bereits der französische Schriftsteller Michel de Montaigne. Natürlich ist es problematisch, von solchen vereinzelten Äußerungen auf die Gesundheitsauffassung einer bestimmten Population zu schließen, doch manifestiert sich auch im Gesundheitsverhalten, das quellenmäßig besser dokumentiert ist, die Relativität des damaligen Gesundheitsbegriffs. Von diesem Denken in Relationen und nicht in absoluten Kategorien zeugt unter anderem die Selbstbeschreibung des Kölner Ratsherrn und Chronisten Hermann Weinsberg. Anläßlich der Vollendung des 60. Lebensjahres geht unser Gewährsmann auch auf seinen damaligen Gesundheitszustand ein und vergleicht ihn mit dem seiner Jugend:

»Von leib byn ich eitz so gesont als ich in der jugendt und mytler weil ehemalls gewesen byn, hab weniger pein im heubt, borst, lenden, an zenden, im bauch dan damailß«.[84]

Weinsberg fühlte sich also gesund, weil er weniger Krankheitssymptome als in früheren Lebensabschnitten an sich wahrnahm. Gänzlich beschwerdefrei, wie wir indirekt aus dieser Äußerung erschließen können, war er aber im fortgeschrittenen Alter sicherlich nicht.

Mit dem Gesundheitsbegriff hat sich auch das Gesundheitsverhalten geändert. Gesundheitsvorsorge ist in den Rang eines normgerechten Verhaltens erhoben worden.[85] Wer sich in Gesundheitsbelangen anders verhält, als es einer medikalisierten Gesellschaft wünschenswert scheint, weicht von der Norm ab und wird zum Außenseiter, der seine Gesundheit aufs Spiel setzt, sich oder andere gefährdet und der Gesellschaft eventuelle Folgekosten seines unverantwortlichen Verhaltens aufbürdet.[86] Einem solchen normierten Gesundheitsverhalten standen in der frühen Neuzeit in Anbetracht der Armut breiter Bevölkerungsschichten und angesichts fehlender Kranken- und Sozialversicherung noch unüberwindbare Hindernisse im Wege.

Über die Theorie der antiken Diätetik und ihr Weiterleben in spätmittelalterlichen und frühneuzeitlichen Gesundheitsbüchern wissen wir recht viel. Weniger informiert sind wir darüber, wie es beispielsweise in der vorindustriellen Zeit um die Praxis dieser Gesundheitsvorsorge bestellt war. Die Kölner Quellen belegen ganz eindeutig, daß Kenntnisse der Hygiene und Diätetik in der Bevölkerung weit verbreitet waren. Allerdings darf man nicht verkennen, daß die Lebensbedingungen der ärmeren Bevölkerungsschichten die Einhaltung bestimmter diätetischer

Regeln zweifellos erschwerten, wenn nicht gar unmöglich machten.

Das klassische Reglement für eine systematische Lebensordnung und Lebensführung umfaßt sechs verschiedene Bereiche (von Galen »res non naturales« genannt):

Licht und Luft: Es ist schon fast ein Gemeinplatz in der kulturgeschichtlichen Forschung, daß die mittelalterlichen und frühneuzeitlichen Städte beinahe im Schmutz erstickt seien und daß es in ihnen gestunken habe wie in einer Kloake. Daraus darf man aber nicht schließen, daß die Menschen damals eine höhere Ekelschwelle gegenüber dem Gestank hatten. So heißt es beispielsweise in einem Kölner Ratsedikt von 1597, daß die »vielen vercken [Ferkel] auff den strassen boeß gestenck und kranckheiten«[87] verursachten. Aber auch an Klagen über die Geruchsbelästigung durch menschliche Fäkalien fehlte es nicht. Daher war es üblich, daß die »Privets« oder »heimlichen« Gemächer, wie man die Toilettenanlagen in Köln und andernorts nannte, nur bei Nacht gereinigt werden durften.[88] Insbesondere wenn die Abtritte von vielen Menschen benutzt wurden, mußten sie so gebaut sein, daß der Gestank nach Möglichkeit nicht die Wohn- oder Aufenthaltsräume erreichte.[89]

Doch nicht nur wegen des Gestanks achtete man auf gute Lüftung des Wohnbereichs. Staub, Rauch, Hitze und schlechte Dämpfe galten als gesundheitsschädlich. Aus diesem Grund zog beispielsweise Hermann Weinsberg zu Beginn des Frühjahrs – sobald die Witterung es zuließ – in die ungeheizte Schreibkammer im oberen Teil des Hauses, denn dort war »besser luft dan unden im dempfen [dunstigen] stoblin«[90]. Wenn ihn wintertags ein leichter Husten quälte, führte der Chronist dies nicht selten darauf zurück, daß die geheizte Stube wegen des angrenzenden Backofens ohne Luft und voller Dampf war.[91] Wie viele seiner Zeitgenossen wußte Weinsberg um die diätetische Wirkung einer guten Belüftung, dachte aber in solchen Dingen durchaus pragmatisch:»Ich leiß noch nit ins stublin stochen [heizen], dan es noch zymlich gut wetter war. Moist [mußte] es allein umb fynger willen dhoin, die mir uff der schribkamer froren, wan ich schreib [...].«[92]

Vor schädlichen Witterungseinflüssen sollte nicht zuletzt passende Kleidung schützen. So ließ sich Hermann Weinsberg ein Paar lange wollene Unterhosen stricken, da er glaubte, daß es »vur kelte und wint nodich umb die bein«[93] sei. Auch zog er im hohen Alter im Unterschied zu früher das Hemd nicht mehr aus, wenn er abends ins Bett ging.[94] Kein Zweifel, der Kölner Ratsherr konnte sich einen bescheidenen Luxus, wie zum Beispiel eine gewärmte Stube und wollene Unterwäsche, ohne Konsumverzicht in anderen Bereichen leisten. Die Ärmsten der Armen mußten dagegen meist von privaten Stiftungen sowie von kirchlichen oder öffentlichen Wohlfahrtseinrichtungen mit ausreichender Winterkleidung versorgt werden. Das Kölner Spital »Revilien« bezahlte 1651 beispielsweise 4 Ellen blauen Stoff, um daraus einer geisteskranken Frau ein Winterkleid anfertigen zu lassen.[95] Ein Jahr zuvor steht im Rechnungsbuch desselben Spitals der bezeichnende Satz: »kaufft 6 par hosen vor die wansinnigen umb sich der keldt zu erwehren«[96].

Weitaus schlechter erging es allerdings anderen Armen und Bedürftigen, wie zum Beispiel den Straßenbettlern. Ihnen mußte der Satz aus dem Munde eines Kölner Spießbürgers (»Der sommer gewint langen tag und ist schoin im augen, spart fewr und kertzen [...] der winter ist der tagh kurtzs, dubbel [doppelte] kleider, peltz, stoben, vergütten die kelde«[97]) angesichts ihrer sommer- wie wintertags eher »luftigen« Kleidung wie Hohn erscheinen.

Aber nicht nur auf die Licht- und Luftverhältnisse in den einzelnen Jahreszeiten sollte der Mensch gemäß der hippokratisch-galenischen Gesundheitslehre nach Möglichkeit Rücksicht nehmen. Ganz besonders in Pestzeiten mußte man sich vor schädlichen Ausdünstungen hüten. Der berühmte Kölner Arzt Dr. Cronenburg riet deshalb seinen Mitbürgern im Pestjahr 1564 zur Luftreinigung durch Räuchern der Wohn- und Schlafzim-

mer.[98] Außerdem empfahl er den fleißigen Gebrauch von Riech-
äpfeln[99] und Rosenwasser. Bereits der unbekannte Autor einer
Pestschrift aus dem Jahre 1514 hatte seinen Lesern den Rat
gegeben, abends vor dem Schlafengehen alle Fenster zu schließen und auf der Schlafkammer in einer Kohlenpfanne Wachol-
derkörner, Lorbeerblätter und trockenen Wermut anzuzünden
und den Rauch einzuatmen.[100] Öffnete man dann die Fenster, so
würde der Rauch alles, was von der giftigen Seuche im Haus
gewesen ist, mit sich fortreißen. Daß diese Ratschläge und
Anweisungen nicht nur auf dem Papier standen, sondern auch
eifrig befolgt wurden, zeigt wiederum das Beispiel der Familie
Weinsberg. 1564 notierte der Chronist:»das laissen und ander
praeservativen, der mir gebruchten mit richen, essen, reuchern,
sollt gut syn, das gifft zu vertriben«[101].

Essen und Trinken: Ausführlich sind wir über den Stellenwert
der Speis- und Trankdiätetik im Denken und Handeln wenigstens eines Kölner Bürgers informiert. In seiner detaillierten Per-
sonenbeschreibung anläßlich seines 60. Geburtstages geht der
akribische Chronist auch auf seine Ernährungsgewohnheiten
ein. Er aß normalerweise das, was auf den gemeinsamen Mittagstisch der Familie kam. Nur wenn er sich nicht wohlfühlte,
nahm er leichtere Speisen (Bier, Brot, Eierspeisen und Brühe) zu
sich. Die beiden Hauptmahlzeiten fanden morgens um elf und
abends um sieben statt und dauerten nicht länger als eine
Stunde. Auf Frühstück und Zwischenmahlzeiten verzichtete der
Kölner Chronist meist. Nicht verzichten mochte er dagegen auf
sein tägliches Quantum an alkoholischen Getränken. So berichtet er, daß er mittags häufig einen halben Krug Bier und abends
in der Regel zwei bis drei Gläser Wein trinke. Auf Delikatessen
könne er, wie er weiter schreibt, leichten Herzens verzichten.
Außerdem, so macht er deutlich, benötige er nach der Mahlzeit
ein wenig Ruhe oder Bewegung, bevor er sich wieder an die
Arbeit begebe.[102]

Daß Hermann Weinsberg insbesondere im fortgeschrittenen

Alter mäßig lebte, zeigt auch sein Haushaltungsbuch[103], das sehr präzis über seine Ernährungsgewohnheiten und die seiner Familie Auskunft gibt. Danach kam Weinsberg im Alter von 65 Jahren im Durchschnitt auf einen Mindestverbrauch (an Fleischtagen) von 2613 Kalorien pro Tag. Diese Zahl liegt nur wenig über dem in der modernen Ernährungsforschung angegebenen Standardwert.[104] Auch die Versorgung mit den übrigen Nähr-, Mineral- und Wirkstoffen scheint – mit Ausnahme von Kalzium und bestimmten Vitaminen – in diesem Familienhaushalt ausreichend gewesen zu sein.[105] Weinsberg reduzierte im Alter, wie wir an anderer Stelle erfahren, seinen täglichen Bier- und Weinverbrauch. Er kam mit einem halben Quart Bier (ca. 0,75 l) und einer Pinte (⅜ l) Wein aus. Selbst in frühneuzeitlichen Armenspitälern lag die Wein- und Bierration dagegen meist höher.[106] Auch wenn unser Kölner Chronist offensichtlich besonders gesundheitsbewußt war, so spricht dennoch nichts gegen die Annahme, daß seine Lebens- und Ernährungsweise im großen und ganzen die alltägliche Kost der bürgerlichen Mittelschicht widerspiegelt.

Wie aus Weinsbergs Aufzeichnungen eindeutig hervorgeht, trank man damals – aus guten Gründen – nicht Wasser, sondern Wein oder Bier. Allerdings gab es in Köln offensichtlich nicht wenige gesundheitsbewußte Bürger, die dem Rat ihrer Ärzte folgten und Mineralwasser aus benachbarten Heilquellen tranken. Doch auch da war Vorsicht geboten, denn clevere rheinische Geschäftsleute hatten, wie 1650 bekannt wurde, Tönissteiner Wasser aus Gewinnsucht mit »andren waßer und brunnen«[107] vermischt. In ärztlichen Kreisen der Domstadt war damals ganz offensichtlich die heilende Wirkung der Tönissteiner Quelle bei Magen-, Nieren- und Harnleiden wohl bekannt. In einer lateinischen Abhandlung über diesen Sauerbrunnen[108] empfahl der Leibarzt des Kölner Erzbischofs, Petrus Holtzemius d. Ä. (1570–1651) eine Trinkkur mit diesem Heilwasser. Danach sollte man zunächst nicht mehr als 24 Unzen (ca. 720 ccm) pro Tag zu vier verschiedenen Zeiten von diesem Wasser trinken.

Dieses Quantum sollte dann jeden Tag um 6 Unzen gesteigert werden, bis schließlich die Höchstmenge von 54 Unzen (= 1620 ccm) erreicht war. Anschließend mußte die Tagesmenge allmählich wieder auf 6 Unzen reduziert werden. Eine solche aufwendige Trinkkur vor Ort konnte sich aber nicht jedermann leisten. Da war es schon billiger, wenn auch immer noch nicht für alle Bürger erschwinglich, eine solche Trinkdiät in den eigenen vier Wänden auszuprobieren.

Die ernährungsphysiologischen Qualitäten der Milch wurden damals im alltäglichen Nahrungsmittelkonsum – mit Ausnahme der Muttermilch – nicht genügend berücksichtigt. Milch wurde nicht getrunken, sondern kam – wenn überhaupt – in Form von Milchspeisen auf den Tisch. Eine große Rolle spielte dagegen die Milch in der Säuglingsernährung. Laut Weinsberg war das Stillen in bürgerlichen Haushalten damals weit verbreitet. Nur in der Oberschicht scheint man den Säugling kurz nach der Geburt in die Obhut einer Amme gegeben zu haben. Die didaktische Literatur des späten Mittelalters und der frühen Neuzeit[109] sah die Muttermilch als sehr förderlich für die körperliche und geistige Entwicklung des Kindes an. So dachte übrigens auch Hermann Weinsberg, der selbst zwar nur ein uneheliches Kind hatte, dafür aber die Geburt und das Aufwachsen einer Vielzahl von Neffen und Nichten miterlebte. 1586 notierte er anläßlich der Geburt von Zwillingen in der Verwandtschaft in seinem ›Gedenkbuch‹, daß »die kinder vor irer eigen motter geseugt und noch gesont [gesund] worden«[110]. Diejenigen Eltern, die ihre Säuglinge zum Stillen weggaben, richteten ihr Augenmerk zumindest darauf, daß die Amme bei guter Gesundheit war. Wurde diese krank, holten sie die Kinder gleich wieder nach Hause zurück.[111]

Nicht nur der Rat, der seine Aufsicht über den Lebensmittel-Markt seit dem späten Mittelalter sehr ernst nahm,[112] auch viele Kölner Bürger achteten darauf, daß keine verdorbenen Nahrungsmittel auf den Tisch kamen. Als 1582 Gerüchte über Schlangen und Kröten im Hering in Köln und im Rhein-Maingebiet kursierten[113], dachten die Fischhändler zunächst nicht daran, daß dadurch eine Panik unter ihren Kunden entstehen könnte. Doch die Kölner Fischhändler und ihre Geschäftspartner in Speyer, Frankfurt und Mainz unterschätzten ganz offensichtlich die menschliche Psyche. Ähnlich wie vor einigen Jahren in der Bundesrepublik, geriet der Fischhandel damals in eine tiefe Krise, von der er sich jedoch bald wieder erholte.

Bewegung und Ruhe: Eine maßvolle Ausgewogenheit zwischen Arbeit und Muße war unter den vorindustriellen Arbeitsbedingungen nicht jedermann gegeben. Allerdings muß man nicht unbedingt den berühmten »blauen Montag« zitieren, um auf gewisse »Freizeitinseln« wenigstens im Bereich der handwerklichen Produktion aufmerksam zu machen. Obgleich es dabei in erster Linie um die Einhaltung und Überwachung christlicher Lebensführung ging, so haben doch Zünfte und städtische Obrigkeit recht früh darauf geachtet, daß an einer bestimmten Zahl von Feier- und Festtagen nicht oder nur teilweise gearbeitet wurde.[114] Verstieß zuviel Arbeit gegen göttliches Gebot, so widersprach umgekehrt auch ein Übermaß an Muße der frühneuzeitlichen Einstellung zur Arbeit,[115] es sei denn, man verdiente sein Brot anders als mit Handarbeit. Nach dem Willen des Kölner Magistrats hatten beispielsweise Müßiggänger, »die doch gesont, ouch woill arbeiden kunnen«[116], in der Stadt nichts zu suchen. Allerdings hatte man in diesen und ähnlich gelagerten Fällen weniger die hippokratische Diätetik als die christliche Arbeitsethik im Auge. Doch im Endeffekt trug das von Kirche und Obrigkeit sanktionierte System der christlichen Fest- und Feiertage mit dazu bei, daß jeder Bürger, ob nun Handwerksgeselle oder Kaufmann, ein ausreichendes Maß an der auch gesundheitlich so wichtigen Ruhe garantiert bekam. Daß Menschen damals bereits auch weit über die verordneten Arbeits- bzw. Ruhezeiten hinaus selbständig und ganz eingedenk diätetischer Vorschriften ihren Tagesablauf und Arbeitsrhythmus gestalteten, beweist wieder einmal das Beispiel Hermann Weinsbergs, der morgens zwischen fünf und sechs Uhr aufstand und dann nach einem penibel eingehaltenen Tagesplan meist kurz nach neun Uhr abends zu Bett ging.[117] Seine Schilderung des Tagesablaufs einer gutbürgerlichen Kölner Familie erhellt nicht nur die stark »rhythmisierte Welt«[118] unserer Vorfahren, in die der mechanische Glockenschlag schon längst seinen Einzug gehalten hatte, sondern zeigt auch, daß Arbeit und Muße für Kinder, alte Menschen und Dienstpersonal unterschiedlich verteilt waren.

Schlafen und Wachen: Eine der wichtigsten Grundregeln dieses Abschnitts der traditionellen Diätetik besagt, daß man sich nie unmittelbar nach den Mahlzeiten schlafen legen soll. Diese Anweisung wurde von Weinsberg und seinen Zeitgenossen offenbar im großen und ganzen befolgt. Wie wir bereits wissen, stand man in der Familie Weinsberg kurz nach Sonnenaufgang auf und ging abends nicht allzu spät schlafen. Lediglich ältere Leute konnten sich offensichtlich tagsüber ein Nickerchen leisten. Das Tageslicht war in den nördlichen Breiten zu kostbar, als daß man sich den Luxus einer Siesta allgemein erlaubt hätte. Aber auch nach einem 10- bis 12stündigen, durch längere Pausen unterbrochenen Arbeitstag waren längst nicht alle so müde, daß sie nachts durchschliefen. Ansonsten würde man wohl in zahlreichen zeitgenössischen Rezeptsammlungen nicht immer wieder auf Überschriften wie »De modo somnum a domino Deo postulandi« oder »De somno acquirendo«[119] stoßen. Allerdings sind wir über die Schlafprobleme unserer Vorfahren[120] meist nur aus zweiter Hand unterrichtet. Eine Ausnahme bildet – wie so häufig – Hermann Weinsberg, der in seinem 60. Lebensjahr über die wohl nicht nur ihn plagenden alterstypischen Schlafstörungen in der ihm eigenen Ausführlichkeit berichtet. Er beklagt sich nicht nur über die unterschiedliche Länge seines Schlafes, sondern auch über die Schwierigkeiten, nach wiederholtem Aufwachen während der Nacht wieder einzuschlafen. In diesem Zusammenhang berichtet er auch von Störfaktoren wie verstärktem Harndrang während der Nacht und Lärmquellen in seiner unmittelbaren Nachbarschaft (Katzengeheul!), die ihm im fortschreitenden Alter die Schlafruhe rauben. Bis ins kleinste Detail beschreibt er, wie oft er sich in der Nacht im Bett von einer Seite auf die andere wälzt (zehn- bis zwanzigmal) und welche Einschlafposition (Seiten-, Bauch- oder Rückenlage) er meistens einnimmt.[121]

Zum guten und gesunden Schlaf gehört nicht zuletzt die richtige Bettkleidung. Der Mythos vom Zivilisationsprozeß[122] hat mit dazu beigetragen, daß man in kulturgeschichtlichen Darstellungen noch immer betont, wie unbekümmert unsere Vorfahren im Mittelalter und noch in der frühen Neuzeit nackt ins Bett stiegen. Ganz so leger ging es damals sicherlich nicht zu. Von Hermann Weinsberg wissen wir, daß er, als er 1587 krank wurde, fünf Wochen im Hemd schlief, obwohl er dieses Kleidungsstück zuvor jahrelang vor dem Schlafengehen ausgezogen hatte, allerdings mit zwei Ausnahmen, wie er selbst vermerkt: »ich were dan baussen Coln in herbergen uff sorglichen [bedenklichen] bedden gesclaiffen oder uff der wagt [Wacht] in den klidern pliben«[123]. Zum Schlafkomfort gehörte damals bereits, daß man nach Möglichkeit eine eigene Bettstatt – ganz gleich ob Luxusbett oder Strohlager – besaß. Nicht nur in der Familie Weinsberg, sondern auch in einem Kölner Spital[124] war es üblich, in einem eigenen Bett zu liegen. Ausweislich der Inventarliste von 1561 gab es in »Revilien« in der Männerabteilung 19 und im Frauentrakt 20 Betten mit dem dazugehörigen Bettzeug. Die Rechnungsbücher verzeichnen in dem betreffenden Jahr eine Belegziffer zwischen 17 und 23 Patienten. Jeder Kranke hatte also – anders als auf so manchen medizinhistorischen Abbildungen zu sehen – in diesem Spital wenigstens ein eigenes Bett.

Ausscheidungen und Absonderungen: Wenn man sich vor Augen hält, wie schambesetzt Urinieren und Defäkieren selbst in der angeblich sehr freizügigen spätmittelalterlichen Gesellschaft waren[125], so überrascht es nicht, daß wir über die *praktische* Seite der einschlägigen diätetischen Anweisungen relativ selten etwas erfahren. Kaum ein Zeitgenosse Hermann Weinsbergs dürfte so freimütig über seine Verdauung berichtet haben wie der Kölner Chronist. Den Herausgebern des ›Gedenkbuchs‹, die sich um die Jahrhundertwende an die Transkription der umfangreichen Handschriftenbände machten, schien jedenfalls die betreffende Passage wohl nicht so sehr trivial als vielmehr etwas anstößig zu sein, so daß sie bis heute nicht gedruckt worden ist. Dabei bedient sich Weinsberg keineswegs der deftigen Sprache, die wir aus der zeitgenössischen Literatur (Grobianus, Gargantua und Pantagruel etc.) kennen. Er berichtet lediglich, wie sehr bei ihm bestimmte Speisen (»gereucht, gesaltzen fleisch oder alt oder friß speck und fette speiß«) Übelkeit und Aufstoßen verursachen und wie häufig er im Normalfall Stuhlgang hat (einmal pro Tag morgens nach dem Aufstehen) und wann und wie oft er Wasser abschlägt. Außerdem erwähnt er die Auswirkungen, die ein übermäßiger Alkoholkonsum auf sein gesundheitliches Befinden hat und welche Tricks er benutzt, um nach den unumgänglichen Trinkgelagen am anderen Morgen nicht mit einem Brummschädel (»sticht zu geweltlich inß heubt«) aufzuwachen.[126] Wie Weinsbergs Ausführungen zeigen, beruht dieses Wissen um natürlichen Stuhlgang und verstärktes Harnlassen (im Alter) zum größten Teil auf Lebenserfahrung und genauer Selbstbeobachtung und nur zum geringeren Teil (wie das von ihm in diesem Zusammenhang erwähnte lateinische Zitat vielleicht andeuten könnte) auf Lektüre diätetischer Schriften, die übrigens eine unterste Grenze von einem Stuhlgang pro Tag ansetzen.[127]

Gemütsbewegungen: Das seelische Gleichgewicht nahm in der galenisch-hippokratischen Gesundheitslehre einen wichtigen Platz ein. Zorn und Traurigkeit, aber auch Leidenschaften (Liebe!) wurde eine disharmonisierende Wirkung zugeschrieben. Natürlich kam es dabei auf die jeweilige »Komplexion« und die sie beeinflussenden Faktoren wie Alter, Temperament und Jahreszeit an.[128] Über die für ihn spezifische Säftemischung konnte sich jeder in der populär-medizinischen Literatur informieren. Angesichts dieser in weiten Kreisen der Bevölkerung bekannten Komplexionenlehre klang es beispielsweise nicht unwahrscheinlich, daß ein Mensch aus lauter Liebeskummer verrückt wurde.[129] Um die Gemütsbewegungen nicht allzu sehr in Wallungen zu bringen, galt beispielsweise auch allzu häufiger Geschlechtsverkehr als schädlich. Nach der Auffassung des niederrheinischen Arztes Hubertus Holtzemius konnte übermäßiger Beischlaf zu Verdauungsstörungen, Kräfteverzehr, vorzeitigem Altern, ja frühem Tod führen.[130] Die Potenzschwierigkeiten eines Lastenträgers (»Schurger«), der verheiratet war und drei Kinder gezeugt hatte, rührten aber vermutlich eher von der wachsenden Abneigung gegen die Ehefrau als von zu häufigem ehelichem Beischlaf her; denn bei seiner Geliebten, mit der er nach eigener Aussage in acht Tagen fünfmal schlief, hatte er offensichtlich keinerlei Probleme, das »officium viri« zu verrichten.[131]

Doch solche übermächtigen Leidenschaften, wie sie hier und in der zeitgenössischen Literatur (z. B. Guarinonius, 1610) geschildert werden, waren vermutlich eher die Ausnahme als die Regel. Ein Massenphänomen war dagegen eine andere Empfindung, nämlich die Furcht (insbesondere vor der Pest). Diese Angst konnte krankheitsauslösend wirken. So überrascht es nicht, daß man in populären Druckerzeugnissen jener Zeit immer wieder auf die an die Gesunden gerichtete Forderung stößt, bei vereinzelt auftretenden Pesterkrankungen »Zorn, Uneinigkeit / Sorge / und Traurigkeit / Forcht / Schrecken / etc.

Badeszene aus dem Kur- und Heilbad von Plombières in den Vogesen ▷
Wie uns Montaigne, der das Bad 1580 besuchte, berichtet, ging es in dieser Badeanstalt aber züchtiger zu, als es auf diesem Holzschnitt den Anschein hat. Daß in diesem Thermalbad vor allem viele lahme und gichtkranke Menschen Heilung suchten, belegen die mit ihren Krücken dargestellten Besucher des beliebten Badeortes (Holzschnitt aus Conradus Gesnerus, ›De Balneis‹, Venedig 1553).

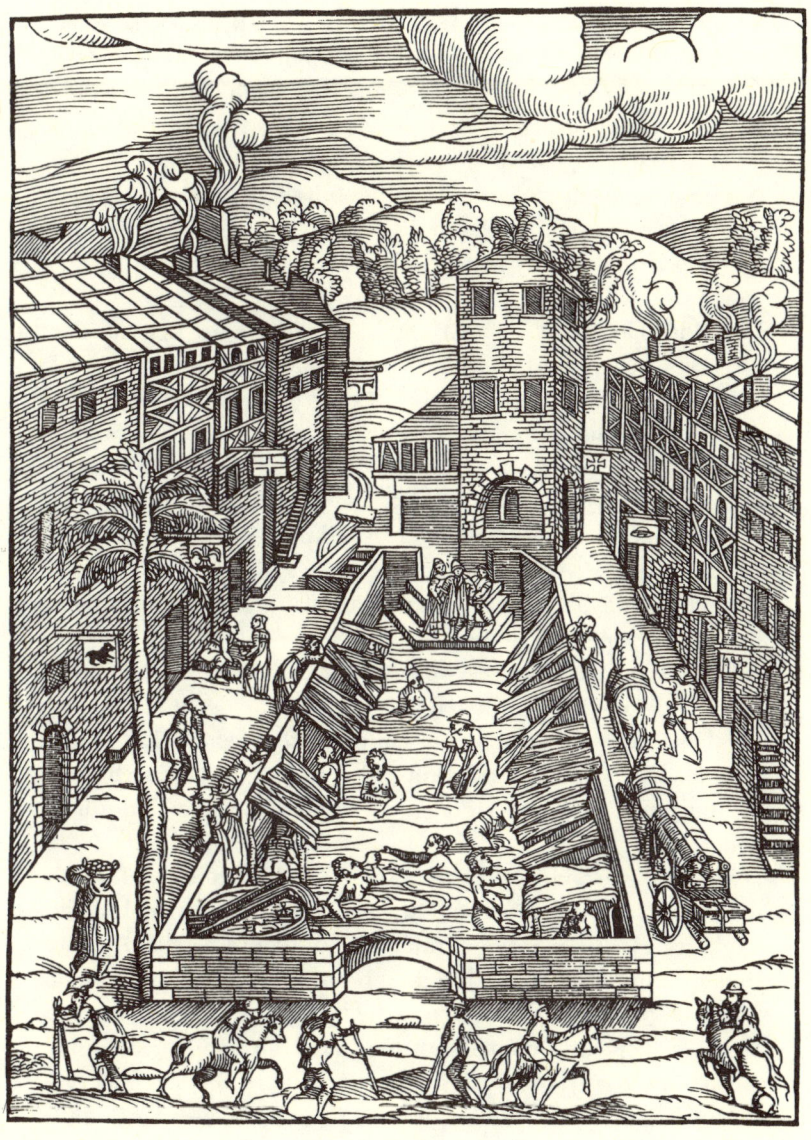

weit hindan«[132] zu setzen. Daß man sich solche Ratschläge zu Herzen nahm, zeigt wiederum das Beispiel der Familie Weinsberg. Als 1564 in Köln die Pest grassierte, begab man sich wohlweislich nach Dormagen. Bei den Mahlzeiten am gemeinsamen Tisch herrschte Unverdrossenheit und Fröhlichkeit vor. An den Nachmittagen gingen einige Familienmitglieder meist spazieren und vertrieben sich die Zeit mit Vogelfang, Karten-, Hufeisen- und Kegelspielen oder lasen ein Buch.[133]

Das Bad: Der diätetische Erfolg des Bades erklärt sich aus der physiologischen Wirkung des warmen oder kalten Wassers auf den menschlichen Organismus. Laut Weinsberg war dieses Wissen um die wohltuende Wirkung des Bades damals ein Gemeinplatz,[134] und nicht nur bei ihm zu Hause scheint man sich weitgehend an den von Aderlaßtraktaten[135] und Bauernkalendern[136] vorgeschlagenen jahreszeitlichen Rhythmus des Badens (meist Mitte bis Ende März) gehalten zu haben. Allerdings war diese Kölner Familie insofern privilegiert, als in ihrem Haus seit altersher eine private Badestube existierte.[137] Sie befand sich im oberen Stockwerk des Hauses, und zwar an der Seite, wo der Brunnen im Hof stand. Der Boden hatte eine Bleiabdeckung, so daß die Feuchtigkeit nicht in die unteren Gemächer eindringen konnte. Das Wasser wurde mit Hilfe einer Pumpe durch eine Leitung aus Blei oder Holz in die höher gelegene Badestube gebracht.

Das gemeinsame Bad zu Beginn des Frühjahrs und gelegentlich auch im September war damals zweifellos ein geselliges Ereignis. Häufig wurden nämlich Freunde und Nachbarn zum Baden und anschließenden Essen und Trinken eingeladen. Dadurch entstanden allerdings erhebliche Kosten, die – wie im Falle Weinsberg – manchmal den Ausschlag gaben, das Bad entweder nur privat zu nutzen oder einige Jahre mit dem Badebetrieb auszusetzen.[138] Gelegentlich wurde auch »außer der Reihe« gebadet, dann aber meist einzeln, so zum Beispiel nach der Rückkehr von einer Reise.[139] Wenn dagegen wöchentliche Bäder in den Quellen erwähnt werden, so können wir vermuten, daß in diesem Fall die körperliche Reinigung und nicht so sehr der balneologisch-hydrotherapeutische Aspekt im Vordergrund gestanden hat. Eine Frau gab einmal vor Gericht an, sie habe ihrem Liebhaber »alle taige die stuben dreymall [...] mussen einhetzen [einheizen] und alle wochen ein warm batt zurichten«[140]. Übrigens badete man damals, wie Hans-Peter Duerr[141] mit Recht betont, selbst im Familienkreis nicht unbedingt nackt. Ein gewisser Conrad Ham beispielsweise beschrieb den Untersuchungsrichtern recht genau die Szene, wie er an einem Samstagnachmittag vom Eigelstein kommend das Haus einer Kölner Bürgerin betrat und »dhie fraw dhoimaill in irem onderrock«[142] im Bad antraf.

Wer kein eigenes Bad besaß und auch sonst keinen Zugang zu einer Gemeinschaftsbadestube (z. B. in Spitälern[143]) hatte, konnte gegen Entgelt eine der in der frühen Neuzeit allerdings nicht mehr so zahlreichen Kölner Badestuben benutzen. So heißt es zum Beispiel in Johann Haselbergs Loblied auf die Stadt Köln wohl nicht nur um des Reimes willen: »Der badtstuben sint wol enliff [elf] da / Das volck kumpt dar ein von ver[n] und na.«[144] Einige dieser Etablissements standen jedoch in dem eher zweifelhaften Ruf, nicht nur Badefreuden anzubieten.[145] Dennoch wird man deshalb nicht gleich die gesamte Baderzunft der Begünstigung heimlicher Prostitution verdächtigen dürfen. Auch im späten 16. und frühen 17. Jahrhundert erfüllten die meisten öffentlichen Badestuben immer noch das Bedürfnis breiter Volksschichten nach gesundheitlicher Vorbeugung, wenngleich die Furcht vor Ansteckung (Syphilis, Pest) den einen oder anderen vom Bad mit der Menge abgehalten haben mag.

Nur einige Kölner Bürger konnten sich dagegen gelegentlich einen Besuch in nahegelegenen Heilbädern leisten, um dort Gesundheitsprophylaxe zu betreiben. So besuchte Hermann Weinsberg 1559 auf einer Reise nach Aachen die dortigen Bäder und machte auch in Burscheid, wo es heiße Quellen gab, Station.[146] Daß der Besuch des Kaiserbads in Aachen allerdings

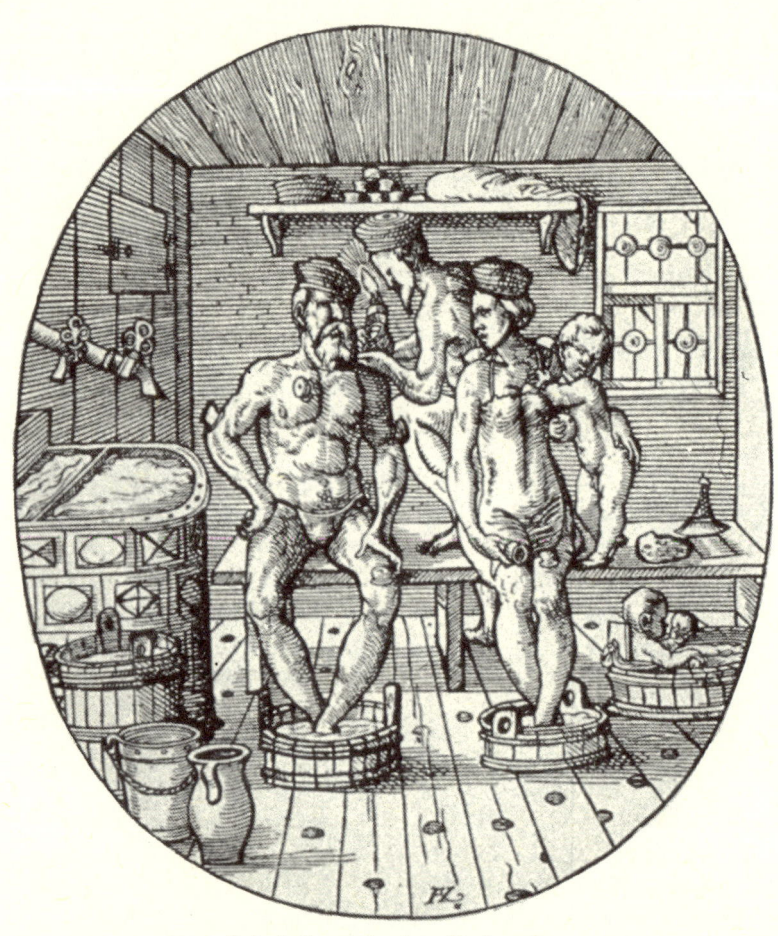

Schröpfszene in einer Badestube
Bei dem hier dargestellten »trockenen« Schröpfen wird die Saugwirkung des erwärmten Schröpfkopfglases ausgenutzt. Meist geschah dieser »Eingriff« nach einem vorherigen Schwitzbad (Holzschnitt aus Theophrastus Paracelsus, ›Wund- und Artzney Buch‹, Frankfurt/M. 1565).

nicht unbedingt ein Privileg der Begüterten war, beweisen die Rechnungsbücher des Kölner Spitals »Revilien«, die in manchen Jahren Beträge zwischen einem und neun Gulden für einzelne nach Aachen ins Bad reisende Bedürftige ausweisen.[147]

Schröpfen: In den städtischen Badestuben umfaßte die Bedienung der Gäste außer dem Bad, der Massage und der gelegentlichen Behandlung von Hautleiden, Geschwüren und Wunden auch das Schröpfen. Das Schröpfen beruht auf denselben Vorstellungen über die therapeutische Wirkung der Blutentziehung wie der Aderlaß. Unter Ausnutzung der Saugwirkung des erwärmten Schröpfkopfglases wird beim »trockenen« Schröpfen ein starker Reiz durch Blutrückfluß nach der geschröpften Stelle hin bewirkt. Bei dem »blutigen« Schröpfen wird eine Blutentziehung vorgenommen, indem die betreffende Hautpartie mit einem Schröpfschnepper oder Messerchen geritzt wird, worauf man den erwärmten Schröpfkopf erneut aufsetzt, um das Blut aus der Ritzwunde auszusaugen. Das Schröpfen wirkt nicht nur blutentziehend, sondern auch ableitend, krampflösend und krampfstillend. Feste Regeln für das Schröpfen scheint es in der Praxis nicht gegeben zu haben. Offensichtlich war es aber im 16. Jahrhundert üblich, mindestens einmal im Jahr die Badestube aufzusuchen, um dort zu baden und sich anschließend schröpfen zu lassen. Die Anzahl der Schröpfköpfe, die sich ein Erwachsener jährlich setzen ließ, scheint individuell verschieden gewesen zu sein. Im Stift Klosterneuburg beispielsweise ließen sich die Chorfrauen zu Beginn des 16. Jahrhunderts im Durchschnitt 4–5 Schröpfköpfe setzen, und zwar mehrmals im Jahr.[148] Der Kölner Ratsherr Hermann Weinsberg dagegen unterzog sich dieser Prozedur im mittleren Alter höchstens einmal im Jahr, und zwar meist in den Monaten März/Mai bzw. September (vgl. Tabelle 2). Er versprach sich vom Schröpfen gelegentlich auch therapeutische Wirkung, wie zum Beispiel im Jahre 1555, als er den Winter über an Schwären und Ausschlag litt.[149] Im Alter sah er allerdings keinen Sinn mehr in dieser vorbeugenden Maßnahme, da er magerer geworden war und das Blut bei sich zu halten wünschte. Übrigens war es damals durchaus nicht ungewöhnlich, daß sich selbst Kinder nach einem Bad in der öffentlichen Badestube Schröpfköpfe setzen ließen.[150] Das Schröpfen kostete damals etwas mehr als ein gewöhnlicher Haarschnitt. Der jeweilige Preis berechnete sich offensichtlich nach der Zahl der gesetzten Schröpfköpfe. Insassen der Armen- und Krankenspitäler wurden auf Kosten der jeweiligen Institution vom Bader geschröpft.[151]

Aderlaß: Der Aderlaß wurde dagegen meist nicht beim Bader, sondern entweder zu Hause oder in der Barbierstube durchgeführt. Entsprechend der humoralpathologischen Lehre waren dabei gewisse kosmologische und zeitliche Beziehungen zu beachten. Über die betreffenden Vorschriften konnte sich jedermann leicht anhand eines Kalenders informieren, der meist auch Hinweise auf Aderlaßzeiten enthielt. In einem um 1500 entstandenen Kölner Gebetbuch werden folgende Tage genannt: der Tag nach St. Blasius (3. Februar) sowie des weiteren die Festtage St. Walburgis (1. Mai), St. Bartholomäus (24. August) und St. Martin (11. November).[152] Während sich die Insassen eines Klosters[153] meist zwei- bis dreimal jährlich diesem kleinen chirurgischen Eingriff unterzogen, hielt man im Kölner Bürgertum, wie das Beispiel der Familie Weinsberg zeigt, einen Aderlaß pro Jahr für ausreichend (vgl. Tabelle 3). Ausnahmen betreffen meist Pestjahre oder Zeiten schwerer Krankheit, in denen die Blutentziehung unter therapeutischen Gesichtspunkten ratsam schien.

Beim Aderlaß wurde durch eine Binde das Blut gestaut, die dadurch stark hervortretende Vene mit einem Schnepper oder Messerchen eingeschnitten und das entweichende Blut in einem Gefäß[154] aufgefangen. In ähnlicher Form (allerdings mit einer Hohlnadel) ist der Aderlaß auch heute noch in der Medizin gelegentlich (z.B. zur Kreislaufentlastung) gebräuchlich. Dabei werden gewöhnlich je nach Alter, Konstitution und Gesundheitszustand 250–800 ml Blut abgezapft.[155] Im Unterschied zu heute war dieser Eingriff damals allerdings nicht ganz ungefährlich, auch wenn wir nur selten etwas über entsprechende »Kunstfehler« eines Barbiers erfahren. Fabry von Hilden berichtet beispielsweise, daß ein junger Barbiergeselle in Köln ein junges Mädchen an der Median- oder Herzader »schlagen« wollte, aber nicht nur die Vene, sondern auch die benachbarte Sehne getroffen hatte, so daß der Arm stark anschwoll und eine Lähmung zu befürchten war.[156] Nach jedem Aderlaß wurde dem Patienten besondere Stärkung durch Speise und Trank geboten. Falls der Aderlaß im Familien- und Freundeskreis geschah, setzte man sich anschließend meist an einen gedeckten Tisch, aß, trank und war lustig.

Der Aderlaß war also ein feststehendes Ritual, dem man sich wenigstens einmal jährlich (meist im Frühjahr) unterzog. An der anschließenden Stärkungsmahlzeit nahmen auch diejenigen teil, die wegen besonderer Umstände (Gesundheitszustand oder Alter) nicht zur Ader gelassen worden waren. Wenn man von den Nebenkosten einmal absieht, war diese diätetische Maßnahme nicht sehr teuer. Um die Mitte des 17. Jahrhunderts zahlte man für einen Aderlaß 16 Albus (= 8 Eier).[157] Diese Vorbeugemaßnahme war somit billiger als eine einzige Arztvisite.

Flucht: Aderlaß und Räuchern waren zwar wesentliche Bestandteile der Prophylaxe in Pestzeiten, doch wußten die Zeitgenossen bereits sehr gut, daß diese Mittel und auch die Wundermedizin Theriak nicht besonders effektiv waren und die Ansteckung keinesfalls verhüten konnten. So beherzigten viele Bürger, insbesondere die begüterten unter ihnen, den Ratschlag, den die Pariser Medizinische Fakultät bereits im 14. Jahrhundert allen von der Pest bedrohten Bürgern erteilt hatte, nämlich zu fliehen, und zwar »möglichst frühzeitig, weit weg und so lange wie es geht«[158]. Diese Flucht nach außen (aufs platte Land) und nach innen (in die Häuser nichtinfizierter Verwandter oder Freunde) war bis weit in die frühe Neuzeit ein allgemeines Phä-

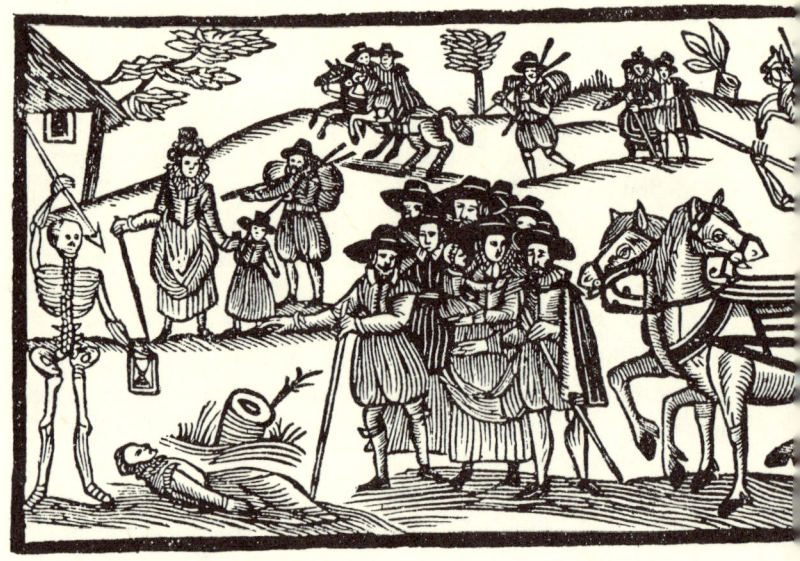

nomen.[159] Auch für Köln existieren zahlreiche Belege für den Massen-Exodus zu Beginn der großen Pestepidemien von 1553, 1564, 1608 und 1665/66. Als erste verließen meist die Studenten die Stadt. Ratsherren und weitere Mitglieder der städtischen Führungsschicht, darunter auch viele Ärzte, folgten ihnen, so schnell sie nur eben konnten, nach.[160] Wenn man bedenkt, welche katastrophalen Folgen diese Massenflucht für die sozialen Beziehungen hatte, versteht man auch ein bißchen die Schadenfreude oder die Genugtuung, welche die Zurückgebliebenen darüber empfanden, daß manche der Flüchtenden ihrem Schicksal nicht zu entrinnen vermochten und entweder vor oder kurz nach der Rückkehr in die Stadt ebenfalls an der Pest erkrankten.[161]

Wenn sich auch die Auffassungen davon, was der Gesundheit förderlich oder abträglich ist, seit der Aufklärung unter dem Einfluß der Medikalisierung stark gewandelt haben, so bleibt doch festzuhalten, daß bestimmte Grundzüge dieser Gesundheitsvorsorge heute wieder aktuell sind. Dies zeigt unter ande-

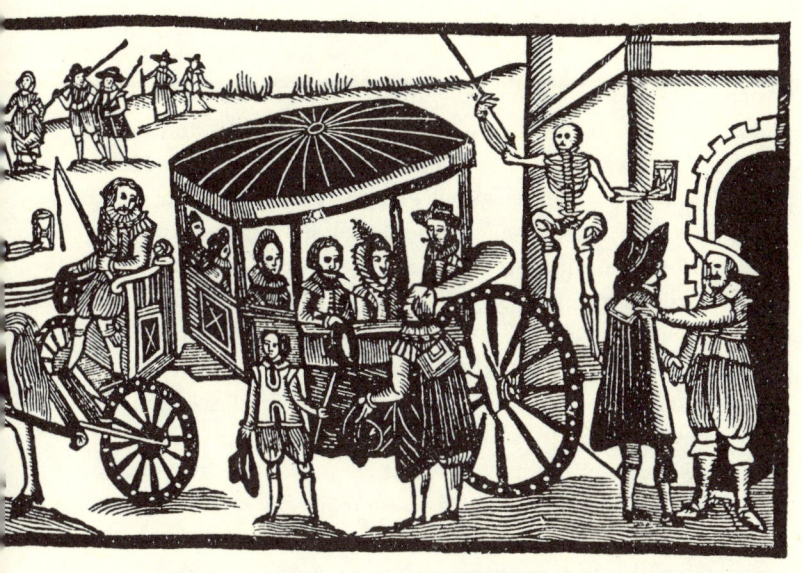

Die Einwohner einer Stadt (London) fliehen vor der Pest
Wie die Straßenszene zeigt, ist es vor allem die Oberschicht (erkennbar an der
Kleidung und an den Transportmitteln), die die Stadt zu Beginn der Pestepidemie verläßt. Doch einige der Fliehenden haben sich bereits infiziert, tragen
also den Tod sozusagen »im Gepäck« (Holzschnitt aus einem zeitgenössischen englischen Flugblatt (1630) mit dem Titel »A Looking–glasse for City
and Countrey«).

rem die Diskussion um eine stärker ökologisch als ökonomisch
ausgerichtete Medizin, die in den letzten Jahren auch in der
Bundesrepublik mit Vehemenz geführt wird. Es ist bezeichnend,
daß in dieser Debatte um eine sogenannte »Umweltmedizin« (H.
Schipperges) direkt oder indirekt auf die oben erwähnten sechs
natürlichen Lebensbedingungen verwiesen wird, die unseren
Vorfahren nicht nur in der alltäglichen Praxis, sondern auch
begrifflich-theoretisch präsent waren.

Auch heute behandeln viele Deutsche Krankheiten erst einmal selbst, ehe sie zum Arzt gehen. Zu den umsatzstärksten Indikationsbereichen zählen – was kaum überraschen dürfte – Husten und Erkältungen (1989 waren es 708 Millionen DM, die für entsprechende rezeptfreie Arzneimittel ausgegeben wurden). Viel Geld tragen die Bundesbürger auch für Medikamente, die den Alterungsprozeß verzögern oder erträglicher werden lassen (Geriatrica) sowie für Schmerz- und Magenmittel in die Apotheke. Medizinsoziologische Studien zeigen, daß sich auch in der Gegenwart immer noch ein großer Teil der bundesrepublikanischen Bevölkerung im Krankheitsfall selbst behandelt, d. h. Arzneimittel einnimmt, ohne zum Arzt zu gehen. Bei Kopfschmerzen oder Erkältung sind es zwischen 35 bis 50 Prozent, bei schweren Krankheiten immerhin noch 10 Prozent.[162] Leider lassen sich solche empirischen Untersuchungen für frühere Jahrhunderte nicht durchführen. Gelegentliche Angaben in der älteren medizinischen Fachliteratur bestätigen jedoch die Vermutung, daß die Selbstmedikation aus verständlichen Gründen damals noch weitaus verbreiteter war als heute. Selbstmedikation und professionelle Heilkunst bildeten bis ins 19. Jahrhundert zwei prinzipiell gleichwertige, obrigkeitlich weitgehend legitimierte und autonome Arten des Heilens. So überrascht es nicht, daß von den Personen, die 1820–1824 im Landkreis Köln starben, fast 80 Prozent nie ärztliche Hilfe in Anspruch genommen hatten.[163] Ein genaueres Bild über das Konsultationsverhalten breiter Bevölkerungsschichten an der Schwelle des Industriezeitalters vermitteln die Zahlen aus dem Nachbarkreis Bonn (Stadt- und Landkreis).[164] Danach wurden im Stichjahr 1820 von 1226 verstorbenen Personen nur 447 während ihrer Krankheit ständig von einem Arzt behandelt. Weitere 24 Personen hatten den Arzt erst 48 Stunden vor ihrem Tod ans Krankenbett holen lassen. 755 (= 61,5 %) starben ohne ärztlichen Beistand.

Für die frühe Neuzeit lassen sich dagegen naturgemäß kaum

Vergleichszahlen finden. Den einzigen Anhaltspunkt bieten einzelne »Patientenkarrieren«, die wir aus autobiographischen Quellen erschließen können. Der englische Landpfarrer Ralph Josselin (1616–1683) erwähnt in seinem Tagebuch insgesamt 762 Krankheitsepisoden von Familienangehörigen, Verwandten, Freunden und Nachbarn.[165] Nur in 21 Fällen scheint ein professioneller Heiler konsultiert worden zu sein. Wie sehr allerdings die Differenzierung im Heilgewerbe und das größere Angebot einer Großstadt die Nachfrage nach medizinischen Dienstleistungen verstärken konnten, zeigt das Beispiel des Kölner Ratsherrn Hermann Weinsberg. Er erwähnt für den Zeitraum 1518–1597 insgesamt 153 Krankheitsepisoden (ohne Pesterkrankungen) aus dem engeren Familienkreis. In immerhin 34 Fällen wurde ein »Medicus« zu Rate gezogen, in 25 Fällen wandte man sich an einen Wundarzt. Lediglich in 6 Fällen wurde ein »Empiriker« oder eine »Weise Frau« konsultiert. Bei den restlichen Krankheitsepisoden schritt man zur Selbstbehandlung oder unternahm gar nichts.

Es gab kaum eine Krankheit, bei der damals nicht wenigstens der Versuch einer Selbstbehandlung unternommen wurde. Den professionellen Heilern war dieses Verhalten zweifellos ein Dorn im Auge, obwohl sie ihm in gewissem Sinne Vorschub leisteten, indem sie volkssprachliche Arznei- oder Kräuterbücher verfaßten. Diese populären Schriften wandten sich in erster Linie an den »gemeynen man / der die Ertzte zu ersuchen / am gut nicht vermügens / odder sonst ynn der not alwege nicht erreichen kan«[166] und erfreuten sich in allen Bevölkerungsschichten großer Beliebtheit.

Offiziell hatte man damals vor allem dann nichts gegen eine Selbstmedikation einzuwenden, wenn diese sich auf Erste Hilfe beschränkte oder Gruppen der Bevölkerung (Arme, Landbewohner) betraf, die nur schwer oder gar keinen Zugang zum Angebot an professioneller Hilfe hatten. Belege für eine solche, gewissermaßen ärztlicherseits legitimierte Selbstbehandlung finden sich in den Quellen zuhauf. Als beispielsweise der Kölner Pferdehändler Hans Thoenissens 1575 zu Boden stürzte »und gar miß-stallt und beschwimmelt [ohnmächtig] gelegenn«[167], eilten gleich einige Passanten zu ihm und versuchten, ihn mit Essig und anderer Flüssigkeit wiederzubeleben. Der Rahmen der von den professionellen Heilkundigen (Ärzte, Wundärzte, Apotheker) noch tolerierten Laienhilfe war aber spätestens dann gesprengt, wenn, wie 1622 in Köln geschehen, freundliche Helfer eine durch einen Schlag auf den Kopf schwer verletzte Frau mehrere Tage »selbst geschmirt und verbunden«[168] hatten. Das gleiche gilt für den Fleischhauer, der 1568 von einer Sau in den Finger gebissen worden war und der nach Angaben des Wundarztes Adrian Horn »sich selvers mit speck und sehnen verbonden, so lange das he [er] die hant schier verdorven«[169].

Insbesondere bei akuten Krankheiten verließ man sich damals noch weitgehend auf »bewährte« Hausmittel. Erkältungen, Magenverstimmungen, Verdauungsbeschwerden, Kopfschmerzen, Wurmbefall, Blutungen, aber auch Haut- und Augenentzündungen sowie andere Infektionskrankheiten wurden, wie wir im Fall des Kölner Ratsherrn Hermann Weinsberg konkret nachweisen können, meist selbst behandelt. Dabei machte die Not häufig erfinderisch. Der berühmten »Dreckapotheke«[170] ist beispielsweise ein Mittel zuzurechnen, das Weinsberg bei einer nachts plötzlich auftretenden Atemnot (»die long in den hals schouß«) ausprobierte. Als er verzweifelt nach Bier, Wasser oder Wein verlangte, aber derartige Flüssigkeiten nicht so schnell aufzutreiben waren, trank er ohne Bedenken aus dem von seiner Frau gereichten Nachttopf (!).[171] Wie verbreitet Mittel aus der »Dreckapotheke« damals waren, zeigt nicht zuletzt der Briefwechsel Martin Luthers. Der Reformator versuchte auf Anraten seiner Frau, das Harnleiden, welches ihn in den letzten Lebensjahren ständig plagte, auch mit (Pferde-)Mist zu lindern.[172]

Manchmal blieb einem Erkrankten gar nichts anderes übrig, als die Selbstbehandlung zu versuchen, besonders dann, wenn nur schwer ärztlicher Rat zu bekommen war, wie zum Beispiel in Pestzeiten. Nicht nur zum Vorbeugen, sondern auch bei ersten

Anzeichen der Pest am eigenen Körper nahm man deshalb den allseits beliebten Theriak ein[173] – ein aus bis zu hundert Bestandteilen, darunter Opium und Schlangenfleisch, zusammengesetztes Allheilmittel – und experimentierte mit allerlei Rezepten, welche Kräuterbücher und Pestschriften[174] in solchen Fällen je nach Geldbeutel des Kranken bereitstellten. Folgende Mixtur sollte beispielsweise gegen allerlei Krankheiten wie Pest, Podagra, Melancholie und Skorbut helfen:

Aloe (»vom besten und reinsten«)	2 Lot*⁾
Agaricus [Lärchenschwamm]	1 Quentlein [c. 3,65 g]
Rhabarber	1 Quentlein
Myrrhe	½ Lot
Zedoariae (radix) [Zittwer]	1 Quentlein
Gentiana [Enzian]	¼ Quentlein
Theriaca Andromachi [Theriak]	½ Lot

*⁾ 1 Lot = 14,6 g (Handelsgewicht, nicht Apothekergewicht!)

Zur Zubereitung heißt es in diesem volkssprachlichen Rezept weiter:

»diese stück alle klein gestoßen und in einn kleinn glaßernn fläsche [Flasche] gethann, und weilen die kräuter bitter seynd, kan man ein vierttel pfundt canarien sucker [Kanarischen Rohrzucker] darbey thun, die fläsche woll zu gemacht, undt in die sonne gesetzet oder auf ein ander orth, da es wahrm ist, so lang [bis] die species in einem dicken rothen brandtwein verändertt.«[175]

Nicht nur bei vielen Krankheiten, auch in anderen medizinischen Situationen war Selbstmedikation oft die einzige Alternative, so zum Beispiel bei einem Schwangerschaftsabbruch. Die archivalischen Quellen und die reichhaltige Überlieferung in der populärmedizinischen Literatur der frühen Neuzeit lassen keinen Zweifel daran, daß Frauen nicht nur theoretisch über Abortiva und Geburtenkontrolle Bescheid wußten, sondern daß sie dieses auf verschiedenen Wegen erworbene Wissen auch in die Tat umsetzten. Die absurde These von einer systematischen Ausrottung des Wissens um Geburtenkontrolle infolge der Hexenverbrennungen[176] läßt sich jedenfalls anhand von zahlreichen Quellenzeugnissen eindeutig widerlegen.

Bei Selbstmedikation kam üblicherweise sowohl eine diätetische als auch eine medikamentöse Therapie in Frage. Dabei ist es allerdings nicht immer leicht, die beiden Therapieformen auseinanderzuhalten, denn bestimmte Nahrungsmittel (z. B. Honig) und Gewürze konnten damals gleichfalls wichtige Ingredienzien von Heilmitteln sein. In der antiken und mittelalterlichen Diätetik, soweit sie nicht rein prophylaktisch verstanden wurde, nahm insbesondere die Ernährungsweise einen breiten Raum ein. Dieser Lehre lag der hippokratische Begriff der guten und schlechten Säftebildung zugrunde. So galt es beispielsweise als ratsam, im Krankheitsfall »gut sobrie [mäßige] ordnung mit essen und trinken«[177] zu halten. Kennzeichen dieser selbstverordneten Krankendiät sind Frugalität, leichte Verdaulichkeit und kräftigende Wirkung der Speisen. Je nach Krankheit konnte die eine oder die andere Komponente überwiegen. So ließ Hermann Weinsberg seinem Neffen, als dieser einmal »feber und kaltwehe« bekam, morgens »eyn gutt beir [Bier] und broit mit etwas weins und tritzseie [eine mit Zucker angereicherte Gewürzmischung]«[178] zubereiten, und riet ihm, ansonsten tagsüber zu fasten.

Diät bedeutete vielfach auch Verzicht auf bestimmte Nahrungsmittel. Hermann Weinsberg zum Beispiel aß zeitlebens keine käsehaltigen Speisen, da er an einer Nahrungsmittelunverträglichkeit litt. Auch bestimmte Fischspeisen galten als schwer verdaulich, was insbesondere Magenkranke zu beherzigen hatten, wie ein handschriftlich überliefertes Rezept für einen »erkälteten« Magen beweist: »Hüt dich dy wil du es [das Rezept] bruchest fur kalter spiese und trancke. Als allerley fischn grün und dorre [gedörrte] ußgenomen gar klein lebendige fische, dy loiß dir wohl abmachen mit würtzen und safran gekocht mit klein gesnedden zwebeln [. . .].«[179] Problematisch war im Hinblick auf eine bestimmte Diät auch die Fastenzeit, doch wurde den betreffenden Kranken auf ihr Ansuchen hin meist Dispens vom Verbot des Fleischverzehrs erteilt.[180]

Besonders bei langwierigen oder chronischen Krankheiten, wie zum Beispiel bestimmten Bruchleiden (Hernien), bestand damals die einzig wirksame Selbsttherapie in der strikten Einhaltung einer leicht verdaulichen Diät. Das Wissen um die therapeutische Effizienz solcher Maßnahmen mußte nicht unbedingt aus der populärmedizinischen Literatur stammen, sondern konnte auch auf Erfahrung und Experimentieren mit dem eigenen Körper zurückgehen.[181]

Von den sechs »res non naturales« der traditionellen Diätetik werden in den Kölner Quellen außer Speise und Trank noch Licht und Luft (Heizung und Lüftung von Krankenstuben und Wohnräumen[182]), Schlafen (Bettruhe[183]), Ausscheidungen (laxierende Arzneien bei Verstopfung[184], harntreibende Mittel[185]), Gemütsbewegungen (Aufmunterung durch andere Personen[186]) ausdrücklich erwähnt. Hierzu zählt übrigens auch die therapeutische Wirkung der Musik. So ließ sich beispielsweise der Kölner Arzt Dr. Theodor Birckmann auf dem Kranken- bzw. Sterbebett Harfenmusik vorspielen.[187]

Nicht weniger beliebt als diätetische Maßnahmen war bei der Selbstmedikation der auch in der Schulmedizin als Therapie bzw. als prophylaktische Maßnahme bei jeder Gelegenheit verordnete Aderlaß. Zahlreiche frühneuzeitliche Hausarzneibücher forderten den Kranken auf, zunächst den Blutüberschuß zu beseitigen und dann mit anderen therapeutischen Maßnahmen fortzufahren. Typisch ist das Verhalten eines Neffen des Kölner Chronisten Hermann Weinsberg. Während der Nachtwache auf der Ehrenpforte fühlte er sich so schlecht, daß er nach Hause getragen werden mußte. Zuhause ließ er sich dann eine Blutader öffnen und gebrauchte Theriak. Daraufhin wurde es »uber acht tage widder beß mit im«[188]. In Pestzeiten mußte der Aderlaß allerdings oft heimlich geschehen, um Angehörige und Freunde nicht in Angst und Schrecken zu versetzen.[189]

Hauptelemente der damals noch humoralpathologisch ausgerichteten Selbstbehandlung waren Purgation und sympathetisch-magische Mittel. Wegen der notwendigen Beachtung verschiedener Nebenwirkungen[190] ließ man sich – sofern es die finanziellen Mittel erlaubten – meist die Purgation von einem Arzt verschreiben. So zog Hermann Weinsberg, bevor er eine purgierende Arznei einnahm, jedesmal einen professionellen Heiler (Arzt oder Barbier) zu Rate.[191] Die einzige Ausnahme ist eine Purgation nach laxativem Prinzip, die der Chronist unter dem Datum vom 14. Februar 1567 festhielt.[192]

Weitere Heilmethoden, die damals bei der Selbstbehandlung zur Anwendung kamen, beruhen auf Wissen um Sympathie und Antipathie sowie um astrologische bzw. magisch-religiöse Zusammenhänge.[193] Die im Kölner Stadtarchiv überlieferten deutschsprachigen Rezepte zeigen eine Fülle von direkten und indirekten Analogiebeziehungen auf.

Die Ableitung der Krankheit auf antipathetischer Ebene konnte beispielsweise dadurch geschehen, daß Verbrennungen oder »hitzige« Geschwüre im Gegensatz zur damaligen Schulmedizin mit kalter Materie bekämpft wurden. Ein Handwerker, der sich mit heißer Würze an den Beinen verbrannt hatte, tauchte diese gleich in kaltes Wasser, wodurch ihm nach Ansicht der Ärzte »die hitzt zu dem hertzen geschlagen und entlich gestorben«[194]. In einem anderen Fall hatte ein geistlicher Herr sein Nackengeschwür mit kaltem Wasser genetzt, was aber nach Aussage der erst sehr viel später zu Rate gezogenen Wundärzte die Sache nur verschlimmerte, da sich so eine Gangrän (»kalt brant«) daraus entwickeln konnte.[195] Eine andere Form von (falschem) Analogiedenken manifestiert sich in dem Verhalten einer Frau, die ihre Bindehautentzündung mit den Resten einer Medizin behandelte, die Fabry von Hilden einem Diener wegen eines ganz anderen Augenleidens verordnet hatte.[196]

Auf der Grundlage des Ähnlichkeitsprinzips fanden in den deutschsprachigen Rezepten des 16. und 17. Jahrhunderts die unterschiedlichsten Substanzen Verwendung. Gegen Lungenkrankheiten nahm man beispielsweise Lungenkraut. Steinbrechsamen war gut gegen Nierensteine. Einzelnen Tieren zugeschriebene Eigenschaften bildeten die Basis für die in der Volksmedizin sehr beliebte »Organotherapie«[197]. In den Kölner Rezepten begegnen uns als Ingredienzien von Arzneien gegen Epilepsie verschiedene Teile des tierischen Körpers (Wolfs- und Storchenherzen, Mark von einem Hirsch, Genitalien einer läufigen Hündin).[198] Auch »ganze« Tiere wie Würmer, Asseln und Krebse konnten analogem Denken zufolge bei »Wurmbefall«[199], Hühneraugen und Brustleiden Heilwirkung entfalten.

Auf astrologische Zusammenhänge deuten dagegen vereinzelte Hinweise wie »kräuter in löwen oder krebsen [gemeint sind die Sternbilder, R. J.] gesamblet«[200] oder »bendicten wurtzel im mertz gegraben«[201] hin. Ähnliche Wechselbeziehungen zwischen Makro- und Mikrokosmos werden bestimmten Steinen zugeschrieben. So sollte zum Beispiel der sogenannte Bezoarstein gut gegen »alle todliche vergifft«[202], Quartanfieber und andere schwere Erkrankungen sein. Kieselsteinen, »gluende heiss in wein gelegt«, schrieb man dagegen befreiende Wirkung bei Nieren- und Blasensteinen zu.[203]

Selbstmedikation setzt allerdings voraus, daß der Laie nicht nur die zu behandelnden Krankheiten diagnostizieren und die Heilmittelsubstanzen unterscheiden kann, sondern ebenso die probaten Rezepte aus handschriftlichen Kompendien oder Hausarzneibüchern im Rahmen seiner bescheidenen Möglichkeiten herzustellen vermag. Aus diesem Grunde waren die Verfasser solcher Rezepturen gut beraten, die Gebrauchsanweisung so einfach wie möglich zu halten.

Was die benötigten (Heil-)Kräuter anbetrifft, so kann man davon ausgehen, daß damals das Wissen um heimische Pflanzen und ihre heilende Wirkung weit verbreitet war und weitgehend auf Alltagserfahrung beruhte. Außerdem wissen wir, daß es in zahlreichen Haushalten ein Kräuterbuch gab. Der Ratsherr Hermann Weinsberg zum Beispiel hatte 1563 in seiner Hausbibliothek »ein herbarium und was dazu gehort«[204]. Einige Jahrzehnte später erwarb er für 7 Mark Kölnisch ein gebrauchtes Exemplar eines Kräuterbuches, da er das alte verliehen und nicht wieder zurückbekommen hatte.[205]

Wer Heilkräuter nicht selbst sammelte, konnte sie auf dem Markt bei einer Kräuterfrau oder beim Apotheker bzw. Drogenhändler leicht erstehen. Manche Ingredienzien (ausländische Drogen und verarbeitete Grundstoffe) waren allerdings nur in der Apotheke erhältlich.[206] Daß es sich dabei manchmal um Substanzen handelte, die sich nicht problemlos weiterverarbeiten ließen, beweist das Beispiel einer Frau, die in der Apotheke zum »Schwarzen Horn« auf dem Altermarkt »coloquinth epfel« für eine Syphiliskur kaufte. Der Apothekengehilfe sagte vor Gericht aus, daß er diese gefährliche Droge der betreffenden Frau zunächst nicht verkaufen wollte, da er sich nicht sicher gewesen sei, daß sie die Koloquinthen richtig gebrauchen würde. Doch habe ihm die Frau geantwortet, »daß er ahm prauchen der epfel nit zweiffelen solte, dan sie deren mher gepraucht und cren eigenschafft wol wuste«[207]. Gefragt, wie man daraus Arznei herstelle, gab der besagte Apothekengehilfe die folgende aufschlußreiche Auskunft: »die epfel konnen ohne gefhar per se nit gepraucht werden, sondern muß der marck mit dem zusatz einer oder zwei gengber klawher [Ingwer-Wurzeln], welche zuvorn in gueten fernen [firnen] wein eingebeitzet und kucheltger [Kügelchen] davon gemacht und darnach von denselben kucheltgen und gestallt der kranckheit die gewisse dosis auf sechs oder acht gran schwer«. Er fügte noch hinzu, daß die so gewonnene Medizin bei »febri quartana, lue(s) veneria, hydropsi et similibus« gebraucht würde.

Auch wenn manche Grundstoffe volkssprachlicher Rezepte in der Apotheke besorgt werden mußten, so war doch die Zubereitung der meisten Hausmittel recht einfach und erforderte keine besonderen pharmazeutischen Kenntnisse. So finden sich in den meisten deutschsprachigen Rezepten nur selten die im Apothekenwesen üblichen Nomenklaturen, Maß- und Gewichtsangaben. Wo der Verfasser glaubte, auf genaue Mengenbezeichnungen nicht verzichten zu können, lieferte er die notwendigen

Erläuterungen nach (»N.B. ein drachme ist ein theil eines loths«[208]) oder schickte sie einer Rezeptsammlung voraus.[209] Ansonsten behalf man sich mit jedermann verständlichen Vergleichsangaben, wie z.B. bei Trockenmaßen: »1 halben löffel vol«, »2 messer spitz voll«, »1 handvoll«, bei Volumenmaßen: »2 haselnuß groß«, »1 boumnuß groß«, »ein weinglas vol«, bei Gewichten: »weyroch als ein goldgulden«, »saffran vor 2 fettmenger« [kleine Kölner Münze].

Die Arzneiformen wurden gleichfalls – mit Ausnahme von Pulver – nicht mit den jeweiligen Fachausdrücken gekennzeichnet, sondern häufig nur umschrieben. Auch vermied man nach Möglichkeit komplizierte Herstellungsprozesse (z.B. Destillation). Wie die Auswertung von mehr als 80 handschriftlich überlieferten Rezepten zeigt (vgl. Tabelle 1), bevorzugte man eindeutig die für den Laien recht einfach zu handhabende Abkochung und Pulverisierung.

Die Mazeration oder Auslaugung erfolgte mit Hilfe eines wäßrigen oder alkoholischen Extraktionsmittels (meist Wein oder Branntwein). Auf diese Art wurde z.B. ein Hausmittel gegen »verstopfte Brust« gewonnen. Zum Abkochen nahm man häufig Wein (»mit gueten reinischen wein funffzehen gantzer stunden« gesotten) oder Bier. Gelegentlich werden auch Mischungen erwähnt. So gewann zum Beispiel eine Kölner Prostituierte aus Sadebaum in »alten bier und brandenwein gesodden« ein fruchtabtreibendes Dekokt.[210] Besonders bei Hustenmedizin verdickte man das Pflanzendekokt anschließend mit Zucker oder Honig und erhielt so einen Sirup. Durch den Süßstoff wurde nicht zuletzt der Geschmack erheblich verbessert, was angesichts einiger Ingredienzien durchaus nötig war. Das Destillat erschien den Rezeptautoren, da es dazu besonderer Gerätschaften und auch einer gewissen Erfahrung bedurfte, für die Herstellung von Hausmitteln nicht besonders geeignet zu sein. Diese Herstellungsmethode wird bezeichnenderweise nur in einer Handschrift alchimistisch-medizinischen Inhalts mehrmals erwähnt.

Am leichtesten herzustellen waren pulverförmige Drogenmischungen, denn dafür mußte man nur einen Mörser im Haus haben. Eine damals besonders beliebte Pulverform war das »trisineth« oder »tritsey«, eine mit Zucker vermengte Gewürzmischung, die vor allem bei Magenleiden zur Anwendung kam.[211] Die Applikation erfolgte, wie auch aus den frühneuzeitlichen Arzneibüchern hervorgeht, unter Zusetzung bestimmter Flüssigkeiten (Wein, Bier, Wasser oder Brühe) oder durch Aufstreuen auf »nasses brod« oder mit einem gekochten Ei.[212] Die Pille war dagegen die typische Arzneiform des Apothekers. Wenn Hermann Weinsberg beispielsweise seine Kopfschmerzen mit »heubtpillen« selbst behandelte, so stellte er diese Arznei nicht etwa selbst her, sondern kaufte sie »fertig« in der Apotheke.[213] Relativ selten werden in den volkssprachlichen Rezepten Latwerge (Mischung von Pulver mit Honig) erwähnt. Sie galten offensichtlich – ähnlich wie die Pille – als ein Spezialprodukt der professionellen Pharmazie.

Unter den äußerlich anzuwendenden Hausmitteln erfreuten sich vor allem Salben und Umschläge besonderer Beliebtheit. Die Salben enthielten als Bindemittel entweder »geschäumten« Honig oder beruhten auf einer Schmalzgrundlage. Manchmal scheint sogar der eigentliche Wirkstoff nur von untergeordneter Bedeutung gewesen zu sein. So wird uns zum Beispiel von einer Mutter berichtet, die ihren zehnjährigen Sohn, dessen Mastdarm durch gewaltsamen homosexuellen Verkehr verletzt worden war, mit »unßlicht [Rindertalg] und sonsten«[214] zu heilen versuchte. Als einfach und vielfältig anzuwenden galten damals – nicht anders als heute – feuchte Umschläge. Angaben über Qualität und Größe dieses populären Applikationsmittels finden sich allerdings nur selten in den Quellen. Meist ist ganz unbestimmt von einem »tuglin« [Tüchlein] die Rede. Manchmal konnten die heilkräftigen Substanzen auch direkt appliziert werden, vor allem dann, wenn sie sich, wie z. B. Rotkohlblätter, leicht wickeln ließen. Das Pflaster dagegen war die Domäne des Wundarztes. Es wird in den untersuchten Rezepten nur zweimal erwähnt. Als Pflastergrundlage dienten meist die Abfallfasern der Flachsspinnerei (»hanf wergh«). Von den übrigen selbsttherapeutischen Maßnahmen, die auf äußerer Anwendung beruhten, werden vor allem noch Teilbäder erwähnt. Anwendung fanden sie bei diversen Hauterkrankungen (Krätze, Juckreiz, Hühneraugen) sowie bei »bein ade(r)n schmertzen«.[215]

Selbstverständlich können die oben angeführten Quellenbelege nur einen ersten Hinweis auf das tatsächliche Ausmaß und die therapeutische Breite der Selbstmedikation in der frühen Neuzeit geben. Die Selbsthilfe im Krankheitsfall war damals nicht nur weit verbreitet, sie bildete im Unterschied zu heute die tragende Säule des medikalen Verhaltens der Stadt- und vor allem der Landbevölkerung. Die im 18. Jahrhundert einsetzenden Medikalisierungsbestrebungen haben dieses Verhalten zunächst gebrandmarkt und dann mehr oder weniger erfolgreich bekämpft. Erst die Veränderung des Krankheitsspektrums in der heutigen Industriegesellschaft durch die Zunahme chronisch degenerativer Krankheiten hat die Schwächen des vorwiegend auf Behandlung akuter Krankheiten ausgerichteten schulmedizinischen Versorgungssystems gezeigt und damit zu einer Neubewertung der Selbstmedikation und der Hilfe durch das medizinische Laiensystem geführt. Doch sind die häufig stark vereinfachenden historischen Rückverweise oder Anleihen, die man in der gegenwärtigen gesundheitspolitischen Diskussion und in populären Schriften bisweilen findet, mit Vorsicht zu betrachten. Im Unterschied zu den Verfassern der meisten frühneuzeitlichen populärmedizinischen Schriften haben die heutigen Befürworter einer größeren Eigenverantwortung des Kranken zwar meist die arztgestützte Selbstbehandlung im Auge, doch ist nicht auszuschließen, daß es unter ihnen auch einige »Romantiker«[216] gibt, die nicht von der »Blauen Blume« träumen, dafür aber beispielsweise von der durchaus nicht unproblematischen, oft sogar gefährlichen Rekonstruktion und Aktivierung volksmedizinischen Kräuterwissens, das durch die Hexenverfolgung angeblich »ausgerottet« worden ist.

»[...] daß man den artzet besuocht oder anlaufft
in dreierley weis [...] dann etliche seind gesundt /
die andern etwas ungeschickt oder ablessig /
unnd die dritten gantz oder volkommen kranck«.

Philipp Begardi, Index sanitatis (1539)

4. Arzt und Patient

Wege zum Arzt

Nach dem Zeugnis des Wormser Stadtarztes Philipp Begardi
zu urteilen, riefen die Deutschen damals im Unterschied zu
ihren romanischen Nachbarn (Franzosen, Italiener) erst dann
einen Arzt zur Hilfe, wenn sie sich wirklich ernsthaft krank
fühlten und deshalb das Bett hüten mußten.[1] Allerdings läßt sich
diese subjektiv gefärbte Aussage eines Zeitgenossen nur schwer
auf ihren allgemeinen Wahrheitsgehalt hin überprüfen. Die Kölner Quellen jedenfalls belegen, daß man damals auch in
Deutschland durchaus einen Arzt aufsuchte, um entweder seine
Gesundheit zu erhalten (»conservativum«) oder einer drohenden
Krankheit zuvorzukommen (»praeservativum«). Doch mag
Begardi, der in Frankreich studiert hatte, die Mentalität seiner
Landsleute gleichwohl im großen und ganzen richtig eingeschätzt haben, indem er aufgrund eigener Erfahrungen die
Behauptung aufstellte, daß man in anderen Ländern dem gesun-
den Körper mehr Aufmerksamkeit schenke. Daß die Einstellung
zu Krankheit und Gesundheit je nach ethnischer Zugehörigkeit
verschieden ist, wurde in mehreren medizinsoziologischen Stu-

dien inzwischen nachgewiesen.[2] Für die Vergangenheit bleiben wir dagegen auf durch punktuelle Quellen gestützte Vermutungen angewiesen.

In seiner an den medizinischen Laien gerichteten Schrift ›Index sanitatis‹ (1539) geht Begardi unter anderem auch auf die Arztwahl ein. So warnt er davor, sich nicht aus flüchtiger oder naher Bekanntschaft heraus, etwa bei Trinkgelagen in Wirtshäusern, für einen bestimmten Arzt zu entscheiden.[3] So merkwürdig uns das von Begardi gebrachte Beispiel heute auch anmuten mag, an seinem realtypischen Charakter kann kein Zweifel bestehen. Zu den Leistungen des medizinischen Laiensystems zählen – auch heute noch – der Erfahrungs-, Informations- und Heilmittelaustausch sowie die Vermittlung (»Überweisung«) an kompetente Heiler. Sobald dieser kommunikative Prozeß nicht mehr auf die Familie beschränkt ist, bedarf es gewisser »Schaltstellen«. Dort, wo Fremde und Bekannte zwanglos bei einem Glas Wein oder Bier zusammensitzen, dreht sich das Gespräch nicht selten auch um Erfahrungen mit Krankheiten und Ärzten. Das Wirtshaus ist immer schon eine ideale Nachrichtenbörse gewesen, an der Informationen über bewährte Arzneien und erfolgreiche Heilungen ausgetauscht werden.

Die Wege zum Arzt bzw. zu einer heilkundigen Person waren durchaus verschieden, wenngleich die Wahl nicht immer dem Zufall überlassen blieb. Die soziale Distanz zwischen Heiler und Patient war aber damals eher geringer, wenn man vom Sonderfall der Inanspruchnahme eines gelehrten Arztes einmal absieht. Doch selbst die studierten Mediziner waren weitgehend in die städtische Gesellschaft integriert. Entweder stammten sie aus einer Bürgerfamilie, oder sie heirateten alsbald in die jeweilige Ober- und Mittelschicht ein. So entstand ein dichtes Netz sozialer Beziehungen, das nicht ohne Einfluß auf die Klientelbildung blieb. Der Kölner Ratsherr Hermann Weinsberg zum Beispiel holte sich meist ärztlichen Rat bei dem mit ihm verwandten Dr. Friedrich Acht. Doch zog er gelegentlich auch den berühmten Arzt Dr. Cronenburg hinzu. Während dieser für jede Visite einen

»guten« Taler erhielt, bekam der Schwager seiner zweiten Frau lediglich ein bescheidenes Anerkennungshonorar in Form eines ratsherrlichen Weinquantums.[4]

Mochte die persönliche Bekanntschaft mit einem gelehrten Arzt damals eher die Ausnahme sein, so trifft dies auf die Wundärzte und ihre Patienten nicht zu. Die handwerklich organisierten Chirurgen saßen zwar nicht im Stadtrat, hatten aber am übrigen politischen und sozialen Leben in den Zünften, Kirchengemeinden und Bruderschaften regen Anteil, so daß sich leicht Freundschaften und Bekanntschaften ergeben konnten. Leider erfahren wir aber nur selten aus den Quellen, warum ein Patient zu einem bestimmten Wundarzt ging. Doch lassen sich die Gründe für die jeweilige Arztwahl gelegentlich rekonstruieren. Ein Mann namens Linnert von Malwentier sprach beispielsweise einen »guetten bekanten balbierers gesellen«[5] an und erzählte ihm von seinen Beschwerden. Dieser brachte ihn gleich zu seinem Meister, welcher ihn nach kurzer Untersuchung in Behandlung nahm. Manchmal gestalteten sich die persönlichen Beziehungen zwischen Patient und Wundarzt so eng, daß der betreffende Kranke sich weigerte, in Abwesenheit des behandelnden Chirurgen bei einem Kollegen Rat zu suchen.[6] Auch die zahlreichen Supplikationen an den Magistrat um Zulassung namentlich genannter auswärtiger Barbiere[7] oder Judenärzte[8] sprechen für eine sorgfältig überlegte Arztwahl, die zum Teil auf direkte persönliche Kontakte zurückzuführen ist.

Sehr viel häufiger dürfte aber der jeweilige Arzt oder Heiler durch das Laiensystem (Familie, Verwandte, Bekannte, Freunde) vermittelt worden sein. Allerdings hatte nicht jeder Kranke so mächtige Fürsprecher wie der kurfürstliche Jägermeister, für den der Kölner Erzbischof eigenhändig einen Brief, mit der Bitte um Visite, an seinen Leibarzt Dr. Petrus Holtzemius schrieb.[9] Meist war es ein Familienmitglied, das einen Arzt oder Heiler zu empfehlen wußte und häufig bei der ersten Begegnung mit anwesend war. Als eine verheiratete junge Frau auch im zweiten Ehejahr noch kein Kind bekam, wurde sie, wie uns der berühmte Wundarzt Fabry von Hilden in seiner Konsiliensammlung berichtet, von ihrer Mutter darüber zur Rede gestellt. »Als die Mutter, eine überaus tugendsame, fromme und kluge Frau«, heißt es dort weiter, »ihre Tochter besorgt nach der Ursache solchen Sachverhaltes fragte, gab sie zur Antwort, daß sie wegen der übergroßen Länge des Gliedes ihres Mannes nicht nur beim Beischlaf selbst, sondern auch nach der Zusammenkunft stärkste Schmerzen ausstehe, ja daß ihre Geschlechtsteile infolge des unziemlichen Beischlafs verletzt seien.«[10] Die besorgte Mutter machte sich, wie wir im weiteren Verlauf der Krankengeschichte erfahren, sogleich mit ihrer Tochter auf den Weg zu dem berühmten Kölner Wundarzt. Sie war es auch, die ihm die Beschwerden ihrer Tochter genauestens erzählte und von ihm im Beisein der Tochter Instruktionen über die weitere Behandlung (Scheidenspülung und Purgationen) erhielt.

Eine solche Kontaktanbahnung über Dritte war natürlich nicht nur im Bereich der professionellen Medizin üblich. Hermann Weinsberg berichtet, wie er durch die Vermittlung einer angeheirateten Nichte die Behandlung einer Brandwunde bei einer »passiva medica«, der Witwe Dr. Antonius Kempers, erfolgreich fortsetzen konnte.[11] Ein anderer Fall wird uns in den Kölner Kriminalakten berichtet. Anna von Nottelen schickte Boten zu Ursula Snitzler, da sie sich von ihr Rat in ärztlichen Dingen erhoffte. Und in der Tat, die besagte Ursula kannte eine »doctorsche«, die damals in einem Gasthof auf dem Heumarkt ihre Praxis hatte. Ursula sagte im Verhör aus, daß es nicht bei diesem guten Rat blieb. Annas ausdrücklicher Wunsch sei es nämlich gewesen, mit ihr »sampt dem kranckhen megtgen zu gerurter [der angegebenen] doctorschen [zu] gaen, umb van derselber zu vernhemen, ob sie, die doctorsche, vur solchs gerurte [angegebene] gebrechenn geinen raedt nach hulff wuste.«[12] Das Wissen um den »richtigen« Arzt war allem Anschein nach damals weitgehend eine weibliche Domäne.[13] Das schließt nicht aus, daß gelegentlich auch Männer in dieser Vermittlerrolle nachzuweisen sind. So gab 1628 in Köln eine Frau namens Coen Brandhoff auf Befragen an, daß sie, als ihr Kind schwer krank war, mit ihrer Freundin auf der Marzellenstraße gesprochen habe. Von ihr sei sie an einen Schneider in der Nachbarschaft verwiesen worden. Dieser habe selbst ein krankes Kind gehabt, das wieder gesund geworden sei. Vom Schneider habe sie schließlich erfahren, daß dem Kind durch eine Frau mit Namen Stingen Sechschneiders geholfen worden sei.[14] Doch solche detaillierten Angaben über den intensiven Kommunikations- und Beratungsprozeß im Laiensystem, welcher der Wahl eines bestimmten Arztes oder Heilers vorausging, finden sich leider nur selten in den Quellen. Meist heißt es ganz allgemein und ohne Nennung des Informanten, daß man etwas über die heilkundlichen Fähigkeiten einer bestimmten Person in Erfahrung gebracht habe.[15]

Arme Kranke mußten sich in der Regel mit dem Arzt oder Barbier zufriedengeben, der für sie als Spitalarzt oder städtischer Wundarzt im Rahmen der obrigkeitlichen Armenfürsorge zuständig war. Je nach Wohn- oder Aufenthaltsort in der Stadt brachte man die mittellosen und bedürftigen Kranken in Köln entweder in das Spital »Revilien« (in der nördlichen Stadthälfte) oder nach »Weite Tür« (in der südlichen Stadthälfte gelegen).[16]

Noch für andere Patienten war die »freie« Arztwahl eingeschränkt. Wer der vierköpfigen Expertenkommission des Barbieramts vorgestellt wurde, mußte sich gefallen lassen, daß ein ihm nicht persönlich bekannter Handwerkschirurg die weitere Behandlung übernahm oder ein solcher dem behandelnden Wundarzt an die Seite gestellt wurde.[17] In einigen Fällen entschied aber der behandelnde Wundarzt offensichtlich allein darüber, welcher Chirurg oder gegebenenfalls auch Medicus (um »den leib inwendig zu curiren«[18]) hinzugezogen werden sollte. Nur selten kam es vor, daß die Weiterbehandlung dem frei gewählten Wundarzt von Amts wegen untersagt wurde. Daß dies selbst einem so geschickten und berühmten Chirurgen wie Fabry von Hilden passieren konnte, belegt ein entsprechender Eintrag im Protokollbuch des Kölner Barbieramts.[19]

Manche »Begegnungen« mit dem Arzt oder Heiler kamen

dagegen eher zufällig zustande. Ein typischer Fall wird uns in den Kölner Kriminalakten geschildert. 1560 wurde Franz Kannegiesser bei einer Messerstecherei am linken Bein verletzt. Einer seiner Zechkumpanen kümmerte sich um den Verwundeten. Auf der Suche nach einem Barbier traf dieser schließlich auf den städtischen Wundarzt Laurenz von Arweiler, der zufällig aus seinem auf dem benachbarten Thurnmarkt gelegenen Haus kam. Dieser nahm sich sogleich des Verletzten an und verband ihn zunächst einmal. Dann erst ließ man Franz Kannegiessers Bruder rufen und brachte den Verwundeten »verbonden uff ein stuell«[20] in seine eigene Wohnung. Lehnte aber ein Arzt, für den man sich eher zufällig entschieden hatte, die Behandlung ab, so ging man eben zum nächsten, bis man schließlich einen fand, der den eigenen Vorstellungen und Wünschen entsprach.[21] Eine Behandlungspflicht, wie wir sie heute kennen, gab es damals noch nicht, auch wenn einige zeitgenössische Autoren ihre Ärzte-Kollegen mahnten, nur dann die Hilfeleistung abzulehnen, wenn dem Kranken keine Gefahr drohe.[22]

Damals war die »direkte« oder persönliche Behandlung durch den Arzt längst nicht so verbreitet wie heute. Patienten begnügten sich aus verschiedenen Gründen häufig mit Ferndiagnosen und mündlich oder schriftlich vermittelten Therapieanweisungen. Doch gab es im 16. Jahrhundert bereits Ärzte, die diese Art der Behandlung kritisierten. Der bereits erwähnte Wormser Stadtarzt und medizinische Schriftsteller Philipp Begardi hielt es beispielsweise für wichtig, daß »eyn artzet eynen krancken / ja zuom wenigsten eynmal / selber gesehen hat«[23]. Nur wer wegen der großen Entfernung oder aus anderen triftigen Gründen den Arzt nicht gleich ans Krankenbett holen könne, der solle »außerlesen eyn bescheyden person / weib oder mann / deren er in seiner gesundheyt kundschafft hat gehabt / und auch jetzt zimlicher massen bericht ist seiner kranckheyt«. Begardi verurteilte insbesondere die damals offensichtlich verbreitete Unsitte, Kinder oder andere einfältige und unwissende Personen als Boten zum Arzt zu schicken.

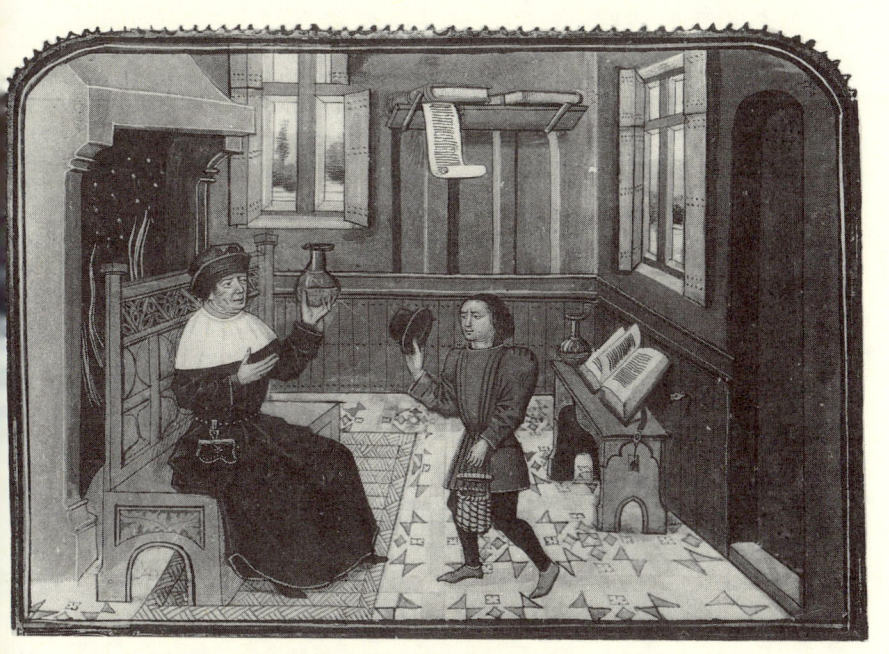

Arzt bei der Harnschau
Der Bote, der grüßend die Arztstube betritt, trägt ein Weidenkörbchen, das
zum sicheren Transport des Uringlases dient (Miniatur aus einer französischen Handschrift des 15. Jahrhunderts).

Selbst verständige oder sachkundige Vermittler konnten gelegentlich Schaden anrichten, wenn schon nicht am Leib, dann
wenigstens an der Seele. Als Hermann Weinsbergs Schwägerin
schwer erkrankte, schickte man eine Begine mit dem Urin der
Kranken zum Arzt. Als diese zurückkam, wurde sie von Weinsbergs Frau gefragt: »Wie ist es gelegen?«. Die Pflegeschwester,
so fährt der Chronist in seinem Bericht fort, »weiste [wies] mit der
hant zu der erden und das also unbehut, das Tringin uf dem
bedde liggende, diss sach und clarlich mirkte, und hift an mit
lauter stimmen zu roiffen: ›o her und ewicher got, biss mir gne-
dich und barmherzich‹«[24]. Tringin Wolfs war – wie wir wissen –

95

bereits zu einem früheren Zeitpunkt, als sie noch nicht bettlägerig war, mit Hermann Weinsbergs Frau beim Arzt gewesen, um eine Urinprobe abzugeben. Sie hatte sich also zunächst so verhalten, wie es Begardi und andere zeitgenössische Ärzte vom »galanten«, d. h. vom aufgeklärten und folgsamen Patienten erwarteten. Während beim ersten Mal die Diagnose noch eher sybillinisch war (»das wasser were vol hitzden«), war die zweite, durch einen Boten vermittelte Diagnose, wie wir oben gesehen haben, offensichtlich eindeutig.

Besonders wenn der Arzt oder Heiler nicht sogleich oder nur schwer zu erreichen war, schickte man mit Vorliebe Boten, die anschließend über das eher zweifelhafte Ergebnis der Urinschau Bericht erstatteten. Im 17. Jahrhundert waren es weniger die akademischen Ärzte als vor allem die als Scharlatane verschrieenen Judendoktoren und Medikaster, die sich häufig allein auf dieses Mittel zur Ferndiagnose verließen. Fehlurteile, wie die Feststellung einer angeblichen Schwangerschaft, kamen häufiger vor.[25] Solche offenkundigen Irrtümer änderten aber nichts an dem Verhalten breiter Bevölkerungsschichten, die – wie das Kölner Beispiel zeigt – weiterhin im Krankheitsfall Boten mit einer Harnprobe über den Rhein zu den in Deutz ansässigen Judenärzten schickten.

Doch nicht nur Diagnosen, auch Therapievorschläge wurden mittels Boten überbracht. Ein Kölner Mädchen, das von seiner Mutter mit einer Urinprobe zu einem Judenarzt nach Deutz geschickt worden war, erhielt von diesem nicht nur die Diagnose (»nachtgriff«) mitgeteilt, sondern bekam auch eine Medizin (»drank«) mit auf den Weg.[26] Eine andere Botin brachte für eine kranke Schneidersfrau, die sie zu einer »Weisen Frau« geschickt hatte, eine magische Arznei (»im pappier gesegneten weißen geifften weck«[27]) sowie die dazugehörige Gebrauchsanweisung mit. Ähnliche Botendienste waren auch in anderen Gegenden Deutschlands üblich, wie die Krankengeschichte der Frau des schlesischen Barockdichters Daniel Czepko zeigt.

Welcher Boten und Kanäle man sich zur Kommunikation mit

dem Heiler bediente, hing von Stand und Vermögen ab.[28] Das gehobenere Bürgertum sandte meist Briefe oder schickte einen Bediensteten. Die weniger begüterten Schichten baten dagegen in der Regel Familienmitglieder, Nachbarn oder Freunde um einen entsprechenden Botendienst. Doch geschah auch in diesem Fall die Gefälligkeit nicht immer ohne Gegenleistung. Aus Kölner Quellen erfahren wir, daß eine Schneidersfrau für vier Botengänge nach Deutz einen Gulden zahlte und der betreffenden Person auch das Fahrgeld ersetzte.[29] In einem anderen Fall erfolgte die Honorierung in Naturalien. Anna Morßbach, die von einem sicherlich nicht gerade zum vermögenden Bürgertum zählenden Mann, dem »seine manligheit [Potenz] benomen«, zu einem Teufelsbanner nach Voßwinkel geschickt worden war, erhielt für diesen Botendienst immerhin Tuch für ein Hemd.[30]

Doch der Weg des Kranken führte nicht immer nur zu *einem* Arzt oder Heiler. Der frühneuzeitliche Gesundheitsmarkt bot dem Patienten die Möglichkeit, sich die Hilfeleistung auszusuchen, die er zu einem bestimmten Zeitpunkt seiner »Patientenkarriere« selbst für wichtig und angemessen hielt. Gleichzeitig oder auch aufeinanderfolgend nahm man die Dienste verschiedener Heiler in Anspruch. Die erste Möglichkeit illustriert das Verhalten der Frau des Kölner Chronisten Hermann Weinsberg.[31] Anzeichen einer ernsthaften Erkrankung zeigten sich bei ihr Mitte Mai 1557. Am Montag, den 17. Mai, klagte sie über Rückenschmerzen und Rauschen im Kopf. Gleichzeitig litt sie an einem »bois bein«, welches der Barbier nicht zuheilen ließ. Am Dienstag wurde sie zu Ader gelassen. Erst am Donnerstag fühlte sie sich so schwach, daß sie im Bett blieb. Am Freitag ließ sie ihren Urin zum zweiten Mal untersuchen, auch rief sie zwei oder drei »medici« an ihr Krankenbett. Die Ärzte verordneten ihr Medizin (»koildrank«). Als ihr davon nicht besser wurde, zog sie eine »Weise Frau« (Begine) hinzu. Über das Wochenende erhielt sie Besuch von »fil guter frunt«, welche ihr vermutlich nicht nur Trost zusprachen, sondern auch den einen oder anderen medizinischen Rat gaben. Am Montag nahm sie noch einmal auf Rat der Ärzte eine Purgation ein. Danach verschlechterte sich ihr Gesundheitszustand immer mehr, bis sie schließlich am Freitag »on einiche gepir [Gewimmer] ader hillich krenkde [Verfluchung der Heiligen] und augenmistalt« starb.

Die zweite Möglichkeit trifft man ebenfalls häufig in den Quellen an. Wenn der Patient nacheinander das breite Angebot des medizinischen Marktes nutzte, spielte es damals wenigstens keine große Rolle, mit welcher Heilerkategorie er die Behandlung begann. Er selbst bestimmte in Verbindung mit dem Laiensystem die Reihenfolge. Ein typischer Fall ist das Krankheitsverhalten der Frau eines Kölner Brauers.[32] Nachdem diese Dr. Fortunatus und andere Ärzte vergeblich um Rat gefragt hatte, suchte sie Hilfe bei einem Empiriker mit Namen Johann Ravenich. Dieser verordnete der Frau mehrmals einen Aderlaß sowie diverse laxative Arzneien, welche die Patientin schließlich so schwächten, daß man vermeinte, sie würde sterben. Als die konventionellen Mittel nicht anschlugen, versuchte es der Empiriker mit Zaubermedizin und verbot den Verwandten, jemanden zu der Kranken zu lassen und aus dem Haushalt etwas auszuleihen, damit so der Zauber gebannt würde.

Aufschlußreich für den typischen Wechsel vom professionellen Heiler zum Empiriker ist auch das Krankheitsverhalten einer Kölnerin mit Namen Jungfer Sudermann.[33] Diese litt mehrere Wochen an Verstopfung und konnte die ganze Zeit über das Bett nicht verlassen. Nach Zeugenaussagen zu urteilen, war sie zunächst bei Dr. Lennep in Behandlung. Dieser verschrieb ihr schmerzlindernde Mittel, die aber nicht halfen. Merg Welig, die im selben Haushalt wohnte und die Kranke pflegte, konnte schließlich den bemitleidenswerten Zustand der Jungfer Sudermann nicht länger ertragen und beriet sich mit einer Bekannten, die zu Besuch gekommen war. So reifte der Entschluß, die Dienste eines Wahrsagers aus dem Bergischen Land in Anspruch zu nehmen. Man schickte einen Boten zu dem betreffenden Wunderheiler. Als der Kurier mit der Diagnose, die Kranke sei bezaubert, zurückkam und sagte, er habe auch eine entsprechende

Medizin dabei, bekam es die Patientin selbst jedoch mit der Angst zu tun. Sie beriet sich mit ihren Beichtvätern, die sie – wie nicht anders zu erwarten – wegen ihres sündhaften Tuns schalten. So zur »Einsicht« gebracht, gab sie Anweisung, den überbrachten Zaubertrank wegzuschütten.

Eine andere Variante dieses Modells besteht darin, daß der Patient zunächst außerhalb des professionellen medizinischen Systems Hilfe sucht. Erst wenn der Behandlungserfolg ausbleibt, werden Ärzte oder Wundärzte um Rat gefragt. Auf Patientenkarrieren, die nach diesem Muster ablaufen, trifft man ebenfalls relativ häufig in den archivalischen Quellen. Nehmen wir beispielsweise die Krankengeschichte eines Säuglings, von der uns die Frau eines Kölner Rittmeisters berichtet. Nachdem die Mutter bei Ärzten und Apothekern Rat gesucht hatte, bekam sie von wohlmeinenden Leuten den Hinweis, es mit einem volksmedizinischen Mittel (»getrognetem agnus dei«) zu versuchen. Nach Verabreichung dieser »Arznei« trat in der Tat eine vorübergehende Besserung bei dem Kind ein. Doch nach wenigen Tagen verschlechterte sich der Gesundheitszustand des Säuglings wieder, so daß die besorgten Eltern sich an einen akademischen Arzt (Dr. Kessel) wandten.[34]

Professionelle Medizin und Laienmedizin waren, wie die genannten Beispiele zeigen, damals noch nicht so streng getrennt wie heute. Die Grenzen waren häufig fließend und nicht unbedingt sozial oder ständisch ausgeprägt. Beide medizinischen »Systeme« konkurrierten zwar miteinander, standen sich aber noch nicht unversöhnlich gegenüber.[35] Die vielfältigen Verbindungen zwischen diesen beiden Systemen weichen aber einer klaren Trennung, als sich in Europa und Amerika seit dem Ende des 18. Jahrhunderts und verstärkt seit der Mitte des 19. Jahrhunderts eine offizielle medikale Kultur mit einem Ausschließlichkeitsanspruch für die Behandlung von Krankheit herausbildet. Die Entstehung eines professionalisierten (Stichwort: Krankenhaus-Medizin) und institutionalisierten Versorgungssystems (Stichwort: gesetzliche Krankenversicherung) trug entscheidend dazu bei, daß dem Kranken mehr und mehr die Wahlfreiheit bei der Krankheitsbewältigung genommen wurde, und der Patient, wo er sich dennoch zur Inanspruchnahme alternativer Heilweisen entschloß, mit entsprechendem Tadel oder gar finanziellen Repressionen zu rechnen hatte.

Die Heiler und ihre Klienten

Nicht immer lassen sich die sozialen, wirtschaftlichen und geographischen Faktoren, die die jeweilige Arzt-Patienten-Beziehung beeinflussen, erschließen. Im Unterschied zu ihren Nürnberger Kollegen[36] haben die Kölner gelehrten »Medici« im 16. und 17. Jahrhundert noch keine Aufzeichnungen hinterlassen, die Aufschluß über ihren Patientenkreis geben könnten.[37] Zwar wissen wir, daß die bekannteren unter ihnen meist auch Leibärzte des Kölner Erzbischofs oder benachbarter Fürstenhäuser waren und daß zu ihrer Klientel vor allem Gelehrte und Patrizier gehörten. Inwieweit die Unterschicht – soweit sie nicht im institutionellen Rahmen des Spitals in den Genuß kostenloser ärztlicher Hilfe kam – zum Patientenkreis eines Stadtphysicus zu rechnen ist, bleibt jedoch weitgehend der Spekulation überlassen. Ein Patient aus den ärmeren Schichten der Bevölkerung dürfte aber in der ärztlichen Praxis der frühen Neuzeit häufiger vertreten gewesen sein, als man üblicherweise annimmt.[38] Den Hauptteil der ärztlichen Klientel bildete damals zweifellos die bürgerliche Mittelschicht. Die Oberschicht, an die man sonst in diesem Zusammenhang gleich denkt, war zahlenmäßig zu klein, um den sechs bis acht Medizinern, die in Köln im 16. und 17. Jahrhundert gleichzeitig praktizierten, trotz der üblichen Grundgehälter (als Leibmedicus, Spitalarzt, Universitätsprofessor) ein standesgemäßes Einkommen zu sichern. Und wovon hätten schließlich die über 14 Apotheken leben sollen, wenn nicht von den Rezepten, welche die Stadtärzte für einen Großteil der Bürgerschaft ausstellten?

Unsere Vermutung bestätigt sich, wenn man sich statt der Praxis eines Stadtarztes, für die Daten selten überliefert sind, die wundärztliche Praxis jener Zeit einmal näher anschaut. Hier hat Köln in der Tat einen ungewöhnlichen Fundus an einschlägigen Quellen aufzuweisen. An erster Stelle ist die bisher von der stadtgeschichtlichen Forschung gar nicht beachtete Fallsammlung des berühmten Chirurgen und Wundarztes Wilhelm Fabry von Hilden zu nennen. In seinen für das 17. Jahrhundert in mehreren Editionen überlieferten ›Observationes‹ erwähnt der später in Bern tätige städtische Wundarzt 68 Patienten, die er entweder allein oder zusammen mit Kölner Ärzten gegen Ende des 16. Jahrhunderts behandelt hat.[39] Auch wenn dieses Material wegen der geringen Zahl statistisch kaum verwertbar ist, so läßt es doch einige Rückschlüsse auf seinen Patientenkreis zu. Knapp zwei Drittel seiner Patienten waren männlichen Geschlechts, was der geschlechtsspezifischen Verteilung der Patienten anderer Wundärzte seiner Zeit weitgehend entspricht.[40] Was die geographische Herkunft[41] anbetrifft, so wohnte ein Großteil (84 %) in Köln, nur insgesamt 11 der 68 Patienten kamen von außerhalb. Leider hat Fabry das Alter seiner Patienten nur in den seltensten Fällen notiert, so daß die statistische Basis noch kleiner ausfällt. Von den 18 Patienten, deren Alter bekannt ist, waren fünf unter 10, sieben zwischen 11 und 20, sechs zwischen 21 und 40 und nur zwei über 50 Jahre alt. Denkt man an die niedrige Lebenserwartung (im Durchschnitt 26 Jahre) vor fast vierhundert Jahren,[42] so überrascht es nicht, daß gut zwei Drittel aller Patienten zwischen 11 und 40 Jahre alt waren. Über den sozialen Status seiner Patienten lassen sich ebenfalls kaum statistisch abgesicherte Schlüsse ziehen. Unter ihnen befanden sich mehrere Mitglieder von rheinischen Adelsfamilien (z. B. die Grafen von Hatzfeld), Patrizier und Angehörige der städtischen Führungsschicht (Bürgermeister, Schultheiß, Kaufleute), Handwerksmeister (Goldschmiede, Schuster, Seidenweber), aber auch Handwerksgesellen, Diener und Soldaten.

Diese und andere Fallsammlungen sagen natürlich nichts

über die Größenordnung einer durchschnittlichen wundärztlichen Praxis in jener Zeit aus. So ist es für den Sozial- und Medizinhistoriker ein ausgesprochener Glücksfall, daß sich der Kölner Wundarzt Gerhard Eichhorn (gest. nach 1657) in einer Verteidigungsschrift einmal rühmte, im Laufe eines Jahres (1633/34) über 200 Patienten behandelt zu haben.[43] Leider ist dies eine der wenigen Angaben, die wir über den zahlenmäßigen Umfang der Klientel eines Wundarztes besitzen, so daß ein direkter Vergleich mit anderen Chirurgen seiner Zeit kaum möglich ist. Diese geringe Zahl an Behandlungsfällen (also nicht einmal ein Patient pro Tag!) mag den modernen Betrachter auf den ersten Blick überraschen, doch müssen wir uns in Erinnerung rufen, daß sich das Einkommen der Handwerkschirurgen nicht nur aus Entgelt für medizinische Leistungen zusammensetzte, sondern daß sie auch diverse Nebeneinkünfte (Frisierstube!) hatten. Es gab jedoch auch Ausnahmen, wie den Berner Wundarzt Michel Schüppach (1707–1781). Er hatte einen so großen Ruf, daß er in seiner Praxis im Winter 1778/79 täglich mehr als 60 Patienten behandelte.

Noch schwieriger ist es, sich ein Bild von der Zusammensetzung der wundärztlichen Klientel in jener Zeit zu machen. Auch hier bietet uns die Praxis des Gerhard Eichhorn einen ersten Anhaltspunkt. Im Zeitraum 1625–1638 mußten sich sechzig seiner Patienten einer Begutachtung durch die Amtsmeister unterziehen. Der überwiegende Teil war männlichen Geschlechts (81,7 %). Nur ganze 8,3 Prozent Frauen befanden sich unter den von ihm behandelten Schwerkranken, genauer gesagt, unter denjenigen, bei denen eine »Visite« erforderlich schien. Relativ

Wundarztpraxis, die auch als Frisierstube dient ▷
Dargestellt sind zwei der vielen Dienstleistungen, die man damals bei einem Handwerkschirurgen ebenfalls erwarten konnte, nämlich Haarschneiden (Vordergrund) und Kopfwaschen (Hintergrund) (Holzschnitt aus Jost Amman, ›Ständebuch‹, Frankfurt/M. 1568).

Der Balbierer.

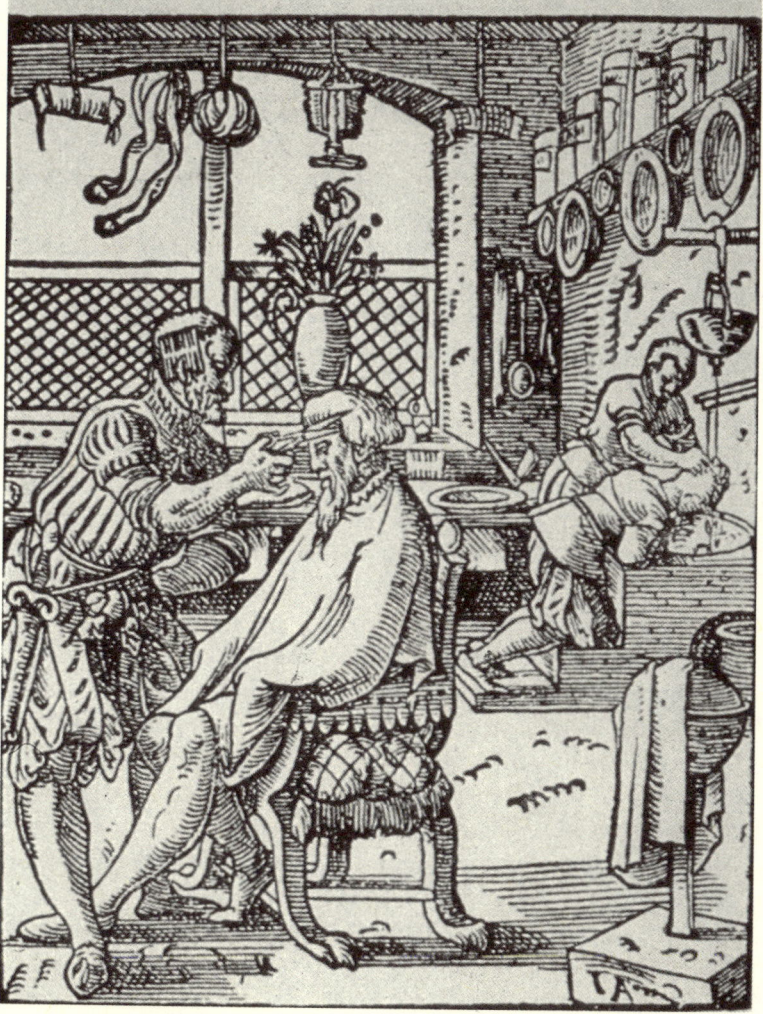

hoch ist die Zahl der Patienten im Kindesalter (ca. 10 %), für die meist keine Angaben über das Geschlecht vorliegen. Die hier für eine einzelne Wundarzt-Praxis festgestellte Verteilung der Geschlechter entspricht ungefähr dem Gesamtbild (79 Prozent Männer, 15,2 Prozent Frauen und 5,8 Prozent Kinder), wie es sich aus der Auswertung aller Krankenprotokolle der Jahre 1557 bis 1638 ergibt. Diese für die damalige Klientel eines Handwerkschirurgen durchaus typische geschlechtsspezifische Verteilung, die von dem zahlenmäßigen Verhältnis der Geschlechter in der vorindustriellen Gesellschaft[44] stark abweicht, spiegelt im großen und ganzen das unterschiedliche Verletzungsrisiko in einer frühneuzeitlichen Stadt (neben Berufsunfällen vor allem Verletzungen infolge von Gewaltanwendung) wider.[45]

Leider sind auch nicht für alle Kölner Kirchspiele Steuerlisten aus dem 16. und 17. Jahrhundert erhalten, so daß die berufsspezifische Zusammensetzung der von den Kölner Wundärzten behandelten Patienten nicht mit der entsprechenden Gliederung der Gesamtbevölkerung verglichen werden kann. Daher wird man die Angaben für eine einzige Pfarrei wohl nur mit Vorbehalt zum Vergleich heranziehen dürfen (vgl. Tabelle 4). Die größten Abweichungen lassen sich auf unterschiedliche »Risikogruppen« unter den Berufen zurückführen. In den beiden Branchen mit der höchsten Prozentzahl an Patienten dominiert jeweils eine Berufsgruppe. In der Rubrik »Handel und Verkehr« sind dies die Binnenschiffer. Die Vermutung liegt nahe, daß in diesem Fall die erstaunlich hohe Morbiditätsrate auf die Lebensweise und Mentalität der Rheinschiffer zurückzuführen ist. Während sie in Köln Station machten, frequentierten sie die Herbergen, Lokale und Vergnügungsstätten des Hafenviertels, tranken »einen über den Durst«, gerieten in Streit mit Kölner Bürgern oder andern Schiffsleuten. Häufig blieb es nicht bei Wortgefechten. Messerstechereien und Schlägereien mit Verletzungsfolgen waren im Hafenmilieu offensichtlich an der Tagesordnung. Typische Berufsunfälle aus dem Bereich der Binnenschiffahrt werden dagegen in den Krankenprotokollen relativ selten erwähnt.

Leichter zu erklären ist dagegen das hohe Verletzungsrisiko einer anderen Berufsgruppe. Landsknechte und Reiter, ob sie nun als Söldner in städtischen Diensten standen oder anderen Herren dienten, lebten nicht nur in Kriegszeiten gefährlich, wie die relative Häufung von Schußverletzungen in den Krankenprotokollen zur Zeit des Kölner Krieges, also in den frühen 8oer Jahren des 16. Jahrhunderts, und dann noch einmal in den Anfangsjahren des Dreißigjährigen Krieges beweist. Die lockeren Sitten des Soldatenstandes waren häufig Gegenstand der zeitgenössischen Kritik. Der Griff zur Waffe (ganz gleich ob Messer, Degen oder Pistole) war für den Soldaten eine alltägliche Gewohnheit, die man auch bei privaten Streitigkeiten nicht so leicht ablegen konnte. Die hohe Zahl der Hieb-, Stich- und Schußverletzungen in dieser Berufsgruppe spricht für sich selbst. Entgegen der allgemeinen Vermutung sind Fälle von Syphilis unter den Söldnern allerdings nicht überproportional vertreten.

Die Berufsbezeichnung sagt aber eigentlich nur recht wenig über die soziale und wirtschaftliche Situation des betreffenden Patienten aus. Allerdings vermag sie erste Hinweise darauf zu geben, daß das »medikale Verhalten« des gemeinen Mannes nicht dem Bild entspricht, das in der medizinhistorischen Forschung immer noch vorherrscht. Unter den Patienten der Kölner Wundärzte dominierten eindeutig Handwerks- und Handelsberufe. Angehörige der Mittel- und Unterschichten nahmen in hohem Maße und häufiger als gemeinhin vermutet die nicht eben billigen chirurgischen Dienste der Wundärzte in Anspruch (vgl. Tabelle 5). Nimmt man als Ausgangsbasis alle Berufe, die mindestens zweimal in den Krankenprotokollen erwähnt werden, so ergibt sich eine nahezu gleichmäßige Verteilung auf das untere, mittlere und obere Drittel der Gesellschaft, wobei die von der jeweiligen Berufsgruppe gezahlte monatliche Durchschnittsmiete als Maßstab für den sozialen Rang eines Patienten genommen wurde. Damit bestätigt sich die Vermutung, daß die ansässigen Wundärzte Patienten aus allen Schichten der Bevölkerung behandelten, wobei zahlenmäßig die Mittelschicht sowie die eher im unteren Einkommensbereich anzutreffenden Berufe überwiegen.

Aus dem Krankheits- und Verletzungsspektrum (vgl. Tabelle 6) der im frühneuzeitlichen London und Köln von Wundärzten behandelten Patienten geht hervor, daß ein Großteil durch Gewalteinwirkung (Stich, Hieb, Biß oder Schuß) schwere Verletzungen erlitten hatte und sich deswegen in Behandlung begeben mußte. Wenn der Londoner Wundarzt Joseph Binns im Vergleich zu seinen Kölner Kollegen bedeutend weniger Verletzungen dieser Art behandelte, so ist dies sicher auf die Besonderheit der Kölner Quelle zurückzuführen, die ja nur diejenigen Fälle verzeichnet, in denen die Schwere der Wunde oder Krankheit ein zusätzliches Konsilium notwendig machte. Aus diesem Grund lesen sich auch die Kölner Krankenprotokolle weitgehend wie ein Kommentar zur bekannten mittelalterlichen Darstellung des »Wundenmanns«[46], die bei Hans von Gersdorff folgendermaßen kommentiert wird: »Wie wol ich bin voll strych und stich / Zermorscht / verwundet yemerlich / Doch hoff ich gott / künstlich ertzney / Schyelhans [Anspielung auf den Vornamen des Verfassers des berühmten Wundarzneibuchs?] der werd mir helffen frey«.[47]

Ist es bereits schwierig, aus den Quellen etwas über die soziale Zusammensetzung der Klientel eines »approbierten« Heilers (Arzt oder Wundarzt) in Erfahrung zu bringen, so stellt sich dieses Problem noch sehr viel stärker im Bereich der Volksmedizin. Die Hinweise, die unsere Quellen über den Patientenkreis

Der nebenstehende Holzschnitt illustriert, mit welchen äußeren Verletzungen es ein Wundarzt in der alltäglichen Praxis zu tun hatte. Auch die Auswertung von Gerichtsakten dieser Zeit belegt, daß neben dem Rumpf vor allem der Kopf ein Ziel tätlicher Angriffe auf den Körper war (Holzschnitt aus Hans von Gersdorff, ›Feldbuch der Wundarznei‹, Straßburg 1517). ▷

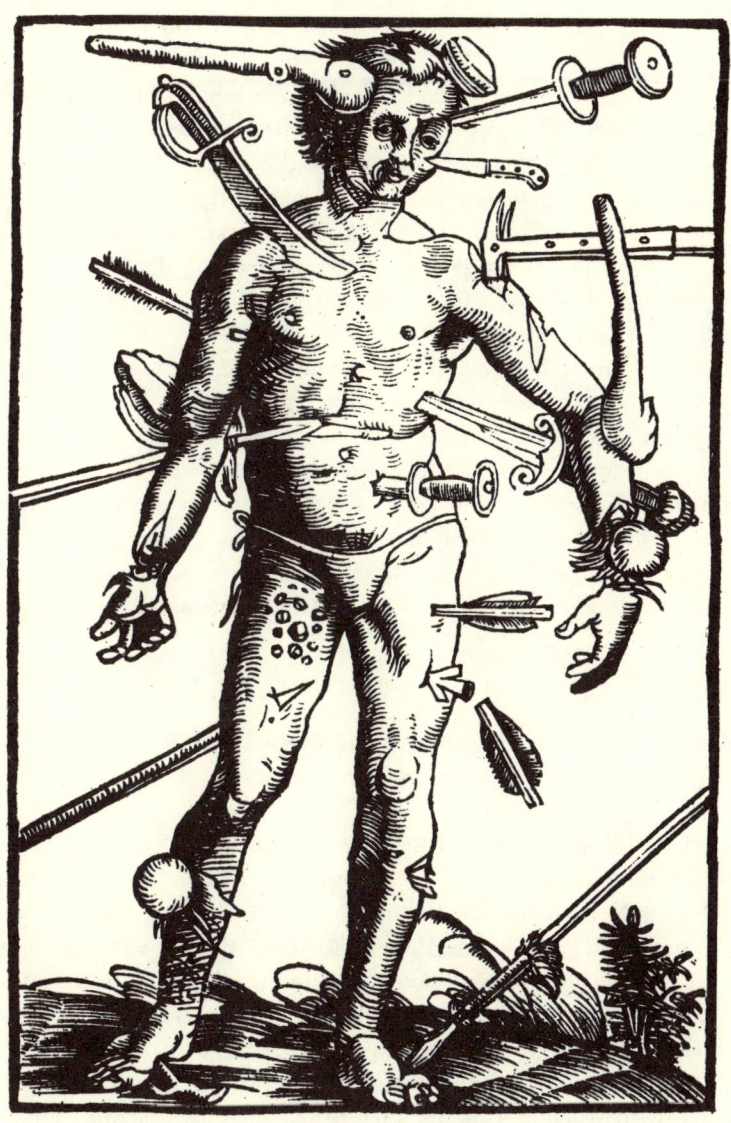

Frühneuzeitliche Darstellung eines »Wundenmannes«

eines Empirikers oder einer »Weisen Frau« enthalten, deuten aber darauf hin, daß die Klienten nicht nur aus der Unter- oder Mittelschicht, sondern ebenfalls aus den höhergestellten Standen kamen.[48] Das gilt übrigens auch für die Klientel des ansonsten gesellschaftlich geächteten Henkers oder Scharfrichters. Unter seinen Patienten finden wir, neben Handwerksmeistern und deren Gesellen, auch Bauern, Akademiker und Geistliche.[49] Vergleichbar heterogen zusammengesetzt war die Klientel der einheimischen und auswärtigen »Empiriker«. Als Beispiel sei hier eine Patientenliste erwähnt, die der Posamentierer Johann von Ravenich, der über 20 Jahre heilpraktisch in Köln tätig war, den Behörden vorlegte.[50] Namentlich genannt werden ein Schiffer, ein Kuchenbäcker, ein Müllerjunge, ein Faßbinder, die Frau eines Brauers sowie die Tochter eines Ratsherrn. Es zeigt sich also, daß solche »Empiriker« auch Patienten aus der politischen Führungsschicht behandelten, was zum Teil wenigstens das seltene Durchgreifen der Obrigkeit und die von ihr verhängten milden Sanktionen gegen solche nicht-konzessionierten Heiler erklärt.

Die Untersuchung des Kranken in der medizinischen Praxis

Die Lehrbuchweisheit »Eine gute Anamnese ist bereits die halbe Diagnose« ist erst jüngeren Datums. Im Mittelalter und in der frühen Neuzeit verließ man sich ärztlicherseits eher auf die traditionelle Diagnostik. Der Patient erwartete damals vielfach nicht mehr vom Arzt als die übliche Harnuntersuchung. Er mußte also von den Ärzten auf die Anamnese erst vorbereitet werden. Diese wichtige pädagogische Aufgabe übernahm beispielsweise der Wormser Stadtarzt Philipp Begardi, der die Leser seines populärmedizinischen Traktats ausführlich über Zweck und Ablauf der ärztlichen Untersuchung unterrichtet. Für die Diagnose sei es wichtig, daß der Arzt den Patienten nicht nur nach früheren

Krankheiten und aktuellen Leiden befrage, sondern auch nach Alter, Lebensumständen (Stand, Beruf) und Lebensführung (»essen / trincken / schlaffen / wachen / deinen wandel und wesen / baden / schrepffen lassen / purgieren / traurig oder froelich sein / wenig oder vil«). Außerdem solle der Patient darauf gefaßt sein, daß der Arzt ihn am ganzen Körper besichtige, sich den Urin anschaue und auch den Puls fühle. Darüber hinaus interessierten den gewissenhaften Arzt auch Stuhlgang und Speichel des Patienten.[51]

Bis weit ins 17. Jahrhundert hat die Harndiagnostik nichts von ihrer früheren Bedeutung eingebüßt, auch wenn sie in Kreisen der akademischen Ärzte und gut ausgebildeten Chirurgen allmählich in Verruf geriet. Fabry von Hilden[52] bringt zwei Kölner Beispiele dafür, wie unsicher und trügerisch das aus der Harnschau gewonnene Urteil war. 16 Tage lang machte er täglich bei einem kranken Bürger namens Hermann Monheim zusammen mit dem Arzt Dr. Johannes Breidenbach Visite und schaute sich auch jedesmal das Wasser des Kranken an. Dabei stellte er fest, daß der Urin von Anfang bis Ende der tödlich verlaufenden Krankheit völlig gleich war und niemals die Farbe oder Konsistenz änderte. Eine andere Patientin hatte dagegen dunklen, fast tintenfarbenen Harn. Das Fieber, das nach galenischer Theorie mit dieser Harnfärbung einhergehen sollte, konnte Fabry bei dieser Frau nicht beobachten. Trotz solcher Unsicherheiten und der damit verbundenen Fehldiagnosen verließen sich die meisten Ärzte und Patienten in der Alltagspraxis auf die Urinschau.[53] In Kölner Spitälern schaffte man auch im 17. Jahrhundert noch Urinale an.[54] In Privathäusern behalf man sich dagegen mit Mehrzweckgefäßen. Die populärmedizinische Literatur jener Zeit hält denn auch verschiedene praktische Tips parat, wann und wie man den Urin lassen solle und welche hygienischen Vorschriften dabei zu beachten seien.[55]

Während Aderlaß als prophylaktische oder therapeutische Maßnahme häufig erwähnt wird, schweigen sich die archivalischen Quellen über die Blutschau, das heißt die diagnostische

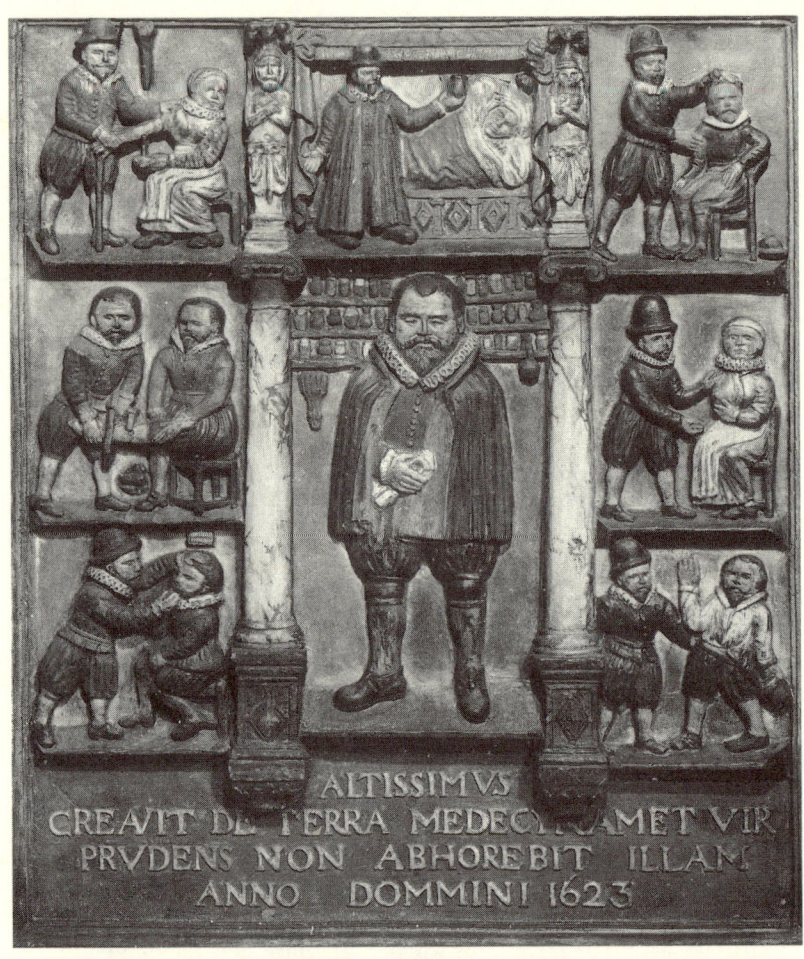

ALTISSIMVS
CREAVIT DE TERRA MEDECINAM ET VIR
PRVDENS NON ABHOREBIT ILLAM
ANNO DOMMINI 1623

Bei der Diagnose waren die Ärzte früher fast ausschließlich auf ihre fünf
Sinne angewiesen. Ihre wesentlichen Erkenntnisquellen waren, wie die
rechte Bildleiste zeigt, das Fühlen des Pulses, die Palpation (der Arzt befühlt
den Kranken an Hals und Bauch) und die Betrachtung des Harns (Bildmitte
über Arztporträt). In der linken Bildhälfte sind die wichtigsten therapeutischen Eingriffe, die ein Wundarzt vornehmen konnte, dargestellt, nämlich
Aderlaß, Amputation und Zahnextraktion (Praxisschild eines englischen
Wundarztes aus Poole/Dorset, 1623.)

Wertung von Veränderungen im Hinblick auf Farbe, Konsistenz, Geschmack und Geruch des Blutes, meist aus. In Köln scheint diese Untersuchungsmethode in unmittelbarem Zusammenhang mit der Lepraschau praktiziert worden zu sein. So heißt es bereits 1492 in einem Schreiben der sieben Kirchschöffen zu Diedenhofen an die mit der Leprauntersuchung beauftragten Personen des Kölner Melatenhauses, die Probemeister mögen die betreffende Frau, die angeblich mit Arzneien die Sucht an ihrem Leibe stopfe und verberge, gründlich nicht allein an ihrem Leibe, sondern auch mit Lassung ihres Blutes untersuchen.[56] Auch in späteren Dokumenten über Leprauntersuchungen, die von der Medizinischen Fakultät durchgeführt wurden, sind gelegentlich Ausgaben für den zur Blutschau notwendigen Aderlaß erwähnt.[57] Bei Verdacht auf Syphilis scheint man gleichfalls die Blutschau als diagnostisches Mittel angewandt zu haben.[58]

Daneben lenkten die gelehrten Ärzte ihren Blick vor allem auf die Physiognomie und das äußerliche Erscheinungsbild des Kranken. Der erzbischöfliche Leibarzt Petrus Holtzemius widmete in seiner Abhandlung ›Prognosis vitae et mortis‹ allein dem menschlichen Gesichtsausdruck ein ganzes Kapitel.[59] Man achtete hauptsächlich auf äußere Veränderungen am Körper (z. B. Hautfarbe[60]) und verließ sich auf den Geruchssinn[61]. Selbst die Sprache des Patienten konnte wichtige Aufschlüsse über den Krankheitszustand liefern.[62] Wenn jedoch auch die sorgfältige Inspektion kein auffälliges Merkmal an den Tag brachte, blieb dem untersuchenden Arzt meist nichts anderes übrig, als den Kranken mit solchen oder ähnlichen Worten zu vertrösten: »sol gedult haben biß in den froling [Frühling] und sehn, ob der schadt mehr zo nehm«[63].

Nicht nur wegen der Diagnose hatten (und haben immer noch) Patienten Angst vor dem Arzt. Zwar gab es noch nicht den »Halbgott in Weiß«, den die moderne Medizin nicht nur aus Film und Literatur kennt, doch kannte man schon damals so etwas wie eine Demonstration ärztlicher Macht, die einfache Gemüter nicht nur beeindruckte, sondern auch zutiefst verunsicherte. So heißt es in den Krankenprotokollen des Kölner Barbieramts, daß der im Rücken verwundete Kaufmann Peter Hans Gelmych nicht von der gesamten Expertenkommission, sondern nur von zwei Meistern untersucht werden solle, da er sich ansonsten zu sehr erschrecke.[64] 1634 einigte man sich darauf, daß grundsätzlich nicht mehr als vier Meister an der offiziellen Visite teilnehmen sollten,»weil die leit ein schrecken von so vil volcks«[65] bekämen. Es überrascht daher nicht, daß gelegentlich von Patienten berichtet wird, welche die vorgeschriebene amtsärztliche Untersuchung ablehnten. Nicht immer sind wir über die Hintergründe dieser Ordnungswidrigkeit informiert. Der Patient konnte zum Beispiel eine persönliche Entscheidung gegen die vorgeschriebene Visite getroffen haben, weil er entweder die damit verbundenen Kosten scheute[66] oder weil er vor der »medical show«, dieser Demonstration ärztlicher Macht, an die heute noch so manche Chefarztvisite in einem Universitätskrankenhaus erinnert, zurückschreckte.

Wie eine solche Krankenvisite, an der neben den vier gewählten Meistern mindestens noch ein Amtsdiener in Livree teilnahm, auf den hilflosen und verstörten Kranken wirken konnte, zeigt die erzwungene Visite bei einem der Patienten des Kölner Wundarztes Gerhard Eichhorn.[67] So beklagte sich Johann Staden beim Rat der Stadt Köln darüber, daß die Beleidkommission gegen seinen Willen in seine Krankenstube eingedrungen sei, um seine schwere Schädelverletzung zu inspizieren. Er habe ihnen dies nicht verweigert, da die Meister ihm gesagt hätten, sie handelten im Auftrage des Magistrats, obwohl alle Anzeichen dafür gesprochen hätten, daß die Beleidmeister betrunken gewesen seien. Sie hätten unter anderem entgegen seinem ausdrücklichen Willen Knochenstücke aus der Wunde entfernt und mitgenommen, ihm aber dabei solche Schmerzen zugefügt, daß er »in 6 oder 7 tagen kein rast oder rhaw [Ruhe]« gefunden habe. Dann seien die betrunkenen Meister »also mit verwexelung hoedt, mantell und handtschugn« aus dem Haus gegangen und hätten ihn in seiner »betruebniß« allein gelassen. – Daß es sich dabei nicht um Fieberphantasien eines hirnverletzten Menschen handelt, zeigen die eidesstattlichen Aussagen des Amtsboten und der Frau Johann Stadens.

Eine amtsärztliche Untersuchung vermochte nicht nur Ängste zu wecken, sie konnte unter Umständen auch das Schamgefühl, insbesondere das der weiblichen Patienten, verletzen. Völlig entblößen mußte man sich bei der Untersuchung auf Syphilis, wie das Beispiel eines Knechtes aus Münstereifel beweist. Dieser wurde der aus vier Wundärzten bestehenden Expertenkommission vorgeführt. Der Protokollführer hielt es in diesem Zusammenhang für erwähnenswert, daß der Patient sich zu diesem Zweck »nackent ausgedaen«[68] habe. Leider wissen wir nicht, ob der Knecht sich dadurch in seiner Intimsphäre verletzt fühlte; wir können es nur vermuten. Sicher wissen wir es in einem anderen Fall. Einige Jahrzehnte später nämlich beklagten sich Derich Katz und Jan Vasbinder zusammen mit ihren Ehefrauen beim Magistrat über die peinliche Untersuchung durch die »Beleidmeister«. Ihr Bericht ist ein einzigartiges Dokument über die Willkür, mit der sich die »verwaltete« Medizin damals bereits über individuelle Gefühle hinwegsetzte. Doch hören wir zunächst, wie es den beiden Beschwerdeführern nebst Gattinnen bei der Untersuchung durch die Amtsmeister ergangen ist. Um nachzuprüfen, ob sie an Syphilis litten, mußten sie sich auf Betreiben eines bestimmten Wundarztes völlig entkleiden (»gleich wie wir uf die welt sein kommen, bloß und nackedig«). Die Betroffenen, und zwar sowohl die Frauen als auch die Männer, waren über die ihnen aufgezwungene Entblößung schokkiert und tief beschämt, denn sie hatten offensichtlich erwartet, daß man lediglich den »ubersten dheil des leibs«, also den Oberkörper, und nicht die »geheimmen orten und platzen« ihres Körpers in Augenschein nehmen würde. Angesichts dieses peinlichen Vorfalls forderten die beiden Kläger für die »erlittene und ausgestandene, grosse unleitbare schmag« eine angemessene Entschädigung und verlangten, den Barbier, der sie in diese unangenehme Lage gebracht hatte, gebührend zu bestrafen.[69]

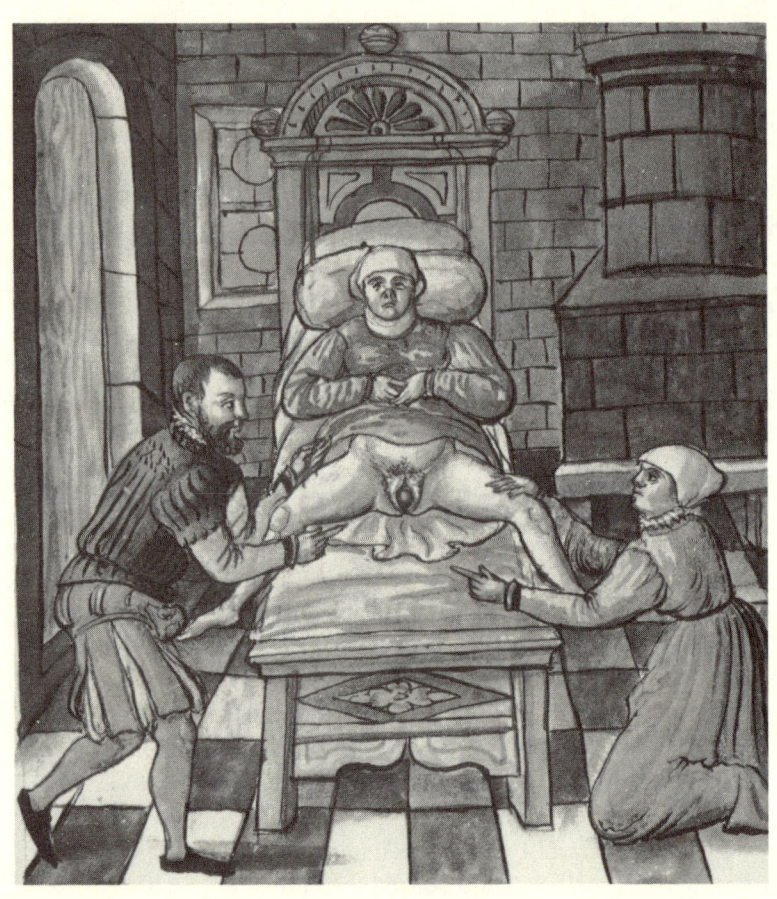

Inspektion des Vorfalls der weiblichen Geschlechtsorgane (Uterusprolaps) durch einen erfahrenen Wundarzt in Anwesenheit einer weiblichen Person (Hebamme?). Die Entblößung der weiblichen Geschlechtsteile vor einem Arzt war damals verpönt. Wenn eine direkte Untersuchung an den Genitalien stattfinden mußte, so geschah sie äußerst dezent, indem sich der Arzt entweder unter dem Rock der Patientin an die betreffende Stelle herantastete, oder die peinliche Situation – wie übrigens noch in der heutigen gynäkologischen Praxis üblich – durch die Anwesenheit einer weiblichen Person gewissermaßen neutralisiert oder entschärft wurde (Illustration aus Caspar Stromayr, ›Practica Copiosa‹, 1559).

Wer auf obrigkeitliche Anordnung oder auf eigenen Wunsch hin auf Lepra oder Syphilis untersucht wurde, erhielt von der entsprechenden Kommission eine Bescheinigung über den positiven oder negativen Befund. Hatte sich der Verdacht bestätigt, so empfahl man bei Leprakranken die Aufnahme in ein Spital; geschlechtskranke Männer und Frauen wurden dagegen meist an einen Wundarzt verwiesen, der sich auf die Syphilisbehandlung spezialisiert hatte. Allerdings wurde die Diagnose gelegentlich angezweifelt. Insbesondere bei Leprauntersuchungen gab es unterschiedliche Meinungen, zumal sich in Köln zwei Gremien über ihre Kompetenzen stritten. Erst die Medizinalordnung von 1628 legte fest, daß die Medizinische Fakultät in strittigen Fällen die letzte Instanz sein sollte. Bis ins frühe 17. Jahrhundert hinein übten die in dem außerhalb der Stadtmauer gelegenen Leprosenhaus zu Melaten untergebrachten Aussätzigen nämlich ihr traditionelles Recht auf Lepraschau aus. Die Kranken, die aufgrund ihres Erfahrungswissens durchaus als »Experten« auftreten konnten, stützten sich bei der Diagnose sowohl auf spekulative Krankheitszeichen, die auf die antike Säftelehre zurückgehen, als auch auf Symptome, die empirisch vor allem mit Hilfe von Blut- und Harnuntersuchungen festgestellt wurden. Auch Sensibilitätsstörungen und Hautveränderungen waren wichtige Leitsymptome in der von medizinischen Laien angewandten Lepradiagnostik. Ihr Kompetenzanspruch war den studierten Ärzten, die ihre Monopolstellung im Gutachterwesen ausbauen und festigen wollten, natürlich ein Dorn im Auge. Bezeichnend für diese Tendenz zur Professionalisierung ist ein Schreiben der Doktoren Cronenburg und Birckmann an den Rat der Stadt Köln, in dem sie sich darüber beklagen, daß die aus Laien zusammengesetzte Kommission zu Melaten ihr Urteil über eine Frau, bei der man fälschlich Aussatz vermutet hatte, anzweifelte.[70] Trotz solcher Vorstöße, die manchmal Teilerfolge zeitigten, ist es den Ärzten – übrigens nicht nur in Köln – erst spät gelungen, die Leprauntersuchung gänzlich in ihren Kompetenzbereich zu überführen. Als 1659 der Fürst von Nassau-Dillenburg den Rat der Stadt Köln bat, zwei angeblich an Aussatz erkrankte Frauen untersuchen zu lassen, gab dieser Anweisung, zu Melaten die notwendigen Vorbereitungen für die Lepraschau zu treffen.[71]

Anders lagen die Dinge bei Verdacht auf Syphilis. Hier besaß die Untersuchungskommission der Kölner Wundärzte eindeutig die Entscheidungskompetenz. Höchstens gab es einmal Streitigkeiten über die Diagnose zwischen dem behandelnden Arzt und den gewählten Amtsmeistern, die der Untersuchungskommission angehörten. So stellten die Beleidmeister bei einem Mann namens Linnert von Malwentier fest, daß »die beulen niemalls frantzosen sint gewesen und auch uf den heutigen tagh nit darvor erkannt kunnen werden«, nachdem man bei ihm zuvor typische Anzeichen von Syphilis wie »schleyren, gomorren, schancker, geschwern, aufgelauffene bladern« gesucht hatte.[72] Eine Person, die vom Syphilisverdacht freigesprochen wurde, erhielt ebenfalls ein Zeugnis, damit der oder die Betreffende eine rechtliche Handhabe hatte, um beispielsweise gerichtlich gegen Verleumdung und üble Nachrede vorzugehen.[73]

Bisher ist man in der Forschung davon ausgegangen, daß bis zum Ende des 17. Jahrhunderts in Köln keine öffentlichen Obduktionen stattgefunden haben.[74] Diese Aussage stimmt nur, wenn man darunter lediglich anatomische Demonstrationen zu Lehrzwecken versteht, wie sie in anderen europäischen Städten in der frühen Neuzeit bereits üblich waren.[75] Erst 1658 sah sich ein Mitglied der Kölner Medizinischen Fakultät dazu veranlaßt, in einer Eingabe an den Rat die Errichtung eines »theatrum anatomicum« zu fordern.[76] Noch mehrere Jahrzehnte vergingen, bis ein anatomischer Unterricht, wie ihn Professor Bernhard Schultetus vor Augen hatte, auch an der Kölner Medizinischen Fakultät zu einer Selbstverständlichkeit wurde. Bezeichnend ist, daß noch 1689 den Barbieren und Hebammen eigens und unter Androhung einer Geldstrafe befohlen werden mußte, »bey vorhabender anatomization sicheren cadaveris persohnlich zu erscheinen«[77]. Doch sollte man sich von solchen oder ähnlichen

Quellenzeugnissen nicht täuschen lassen. Köln war – im Vergleich zu anderen deutschen Universitätsstädten jener Zeit – sicherlich keine Hochburg der Anatomie. Aber es fanden im 16. und frühen 17. Jahrhundert mehr Autopsien (darunter auch öffentliche Obduktionen) statt, als man bisher annahm. Unter anderem führten die Kölner Ärzte und Barbiere sehr früh bereits Obduktionen im Auftrag des Magistrats durch. Als im Jahr 1587 Gerhard van Werden unter merkwürdigen Umständen während der Untersuchungshaft starb, ordnete der Rat der Stadt Köln eine Leichenöffnung an.[78] Sie fand im Beisein einer stattlichen Anzahl juristischer und medizinischer Experten (Turmherren, Ärzte, Apotheker, Wundärzte) auf dem Frankenturm statt. Häufiger als solche gerichtsmedizinischen Obduktionen kamen Autopsien vor, die von Verwandten oder Freunden des Verstorbenen gewünscht worden waren. Es gibt genügend Hinweise, daß nicht immer die Ärzte oder Wundärzte die treibende Kraft dabei waren. Daß solche in Privathäusern vorgenommenen Leichenöffnungen bereits gegen Ende des 16. Jahrhunderts keine Seltenheit waren, belegt unter anderem die Fallsammlung des berühmten Wundarztes Fabry von Hilden. Noch bevor Fabry als Wundarzt nach Köln kam, scheinen solche »privaten« Obduktionen in der Domstadt nicht ungewöhnlich gewesen zu sein. Hermann Weinsberg berichtet beispielsweise in seinem Nachruf auf den berühmten Arzt Dr. Theodor Birckmann, (gest. 1586), daß dieser zu Lebzeiten »vil leut doit uffgesneiden«[79] hat. Offensichtlich hielten längst nicht alle Kölner Bürger Leichenöffnungen für ein »unchristliches Thun«[80]. Wie unterschiedlich die Gemüter reagierten, beweist wiederum eine Notiz im ›Buch Weinsberg‹. Als die Tochter eines Schuhmachermeisters 1591 im Alter von acht oder neun Jahren nach langer, schwerer Krankheit starb, baten die Verwandten um eine Obduktion. Der Chronist bemerkte dazu:

»Dess kints motter Barbar Birl stunde darbei, sach mit zu, wiewol sie es [gemeint ist das tote Kind, R. J.] hertzlich leib

[lieb] hatte. Ich hetz nit mogen sehen, dieweil sie so vil lidens und bedrobnis darvon gehat, aber wan man schoin das gebrech kunt finden, was hilfs dan? Ja, [man] sagt, so mogt man andern, die derglichen gebrechn haben, deste belder wissen zu helfen. Es mach sin, got weis es, das sclagten [Schlachten, d. h. Anatomieren] gefelt mir nit«.[81]

Während also die einen fast ohne Regung und im stummen Schmerz der Autopsie eines Familienangehörigen beiwohnen konnten, lief den anderen schon bei dem Gedanken daran ein Schauder über den Rücken. Anders als bei öffentlichen Sektionen mit ihrem unbestreitbaren Unterhaltungswert in der frühen Neuzeit[82], waren in diesem Fall die anwesenden Zuschauer entweder Betroffene (Familienangehörige, Freunde) oder (seltener) anatomisch interessierte Laien, die mit den obduzierenden Ärzten und Chirurgen in einem freundschaftlichen Verhältnis standen. Der Wunsch, Näheres über die Todesursache eines Menschen zu erfahren, den man sehr geliebt hatte, war unter bestimmten Umständen offensichtlich größer als religiöse oder sonstige Bedenken.

Die Kommunikation zwischen Arzt und Patient

Wenn heute das Phänomen Krankheit von uns anders gesehen und eingeschätzt wird, so liegt das nicht zuletzt an unserem veränderten Wissen um den Körper, seine Organe und seine Funktionen. Lange beschränkte sich das anatomische Wissen des Laien auf die Benennung der Extremitäten und einzelner Regionen der Rumpfoberfläche (Brust, Bauch etc.). Seine Kenntnisse über die Beschaffenheit des Körperinneren schöpfte der Laie damals noch weitgehend aus der Lebenswelt (z. B. Schlachtung von Vieh),und er drückte sich deshalb gegenüber dem Arzt fast ausschließlich in der Alltagssprache aus. Heute fließen in die Sprache des Patienten auch schon einmal medizinische Fachausdrücke ein.[83] Hausärztliche Kolumnen in Illustrierten und Tageszeitungen, populäre Fernsehsendungen (z. B. »Schwarzwaldklinik«) und die Heilmittelwerbung in den Medien haben ganz offensichtlich dazu beigetragen, daß die medizinische Terminologie verstärkt Eingang in die Alltagssprache gefunden hat und daß Patienten, die sich ansonsten mit Metaphern und sprachlichen Bildern ihrem Arzt verständlich machen, unreflektiert Ausdrücke aus der medizinischen Fachsprache übernehmen. Die Folge ist ein allmähliches Verschwinden von volkssprachlichen Begriffen, die individuelles Krankheitserleben widerspiegeln.

Bereits ein Blick in die volksmedizinischen Wortschatzsammlungen[84] des 19. und frühen 20. Jahrhunderts vermag anzudeuten, welcher Verlust an Bezeichnungsvielfalt dieser Fortschritt im Namen der auf eine Vereinheitlichung abzielenden medizinischen Fachsprache gebracht hat. So wichtig und unabdingbar ein präziser, klar abgegrenzter Begriff für die naturwissenschaftlich ausgerichtete Medizin auch ist, die Übernahme eines Teils dieser Begrifflichkeit in die Laiensprache hat dazu geführt, daß Symptome und Krankheiten nicht mehr, wie es meist dem diffusen Eindruck körperlicher Erfahrung entspricht, vage umschrieben, sondern in ein dem Patienten weitgehend fremdes Klassifizierungsschema gezwängt werden. Ein gutes Beispiel ist das Wort »Fieber«, das heute noch in der Alltagssprache als Bezeichnung für ein unspezifisches Allgemeinsymptom verwendet wird, allerdings nicht mehr in der Bedeutungsvielfalt, die dieser Begriff noch in der frühen Neuzeit hatte. Während »Fieber« heute nicht nur für den Arzt, sondern auch für den Laien in erster Linie die um eine bestimmte Gradzahl erhöhte Körpertemperatur meint, bedeutete dieses Wort für unsere Vorfahren sehr viel mehr, nämlich eine Kombination von Gesundheitsstörungen, deren häufigstes Symptom Frost und Hitze ist. Entsprechend vielfältig sind auch die Zusammensetzungen (Komposita), in denen Fieber als Grundwort vorkommt.[85]

Die Vieldeutigkeit volkssprachlicher medizinischer Ausdrücke, von denen die ärztlichen Enqueten des 18. Jahrhunderts in Frankreich[86], aber auch die Angaben über Todesursachen in Sterberegistern deutscher Städte und Gemeinden Zeugnis ablegen,[87] mag vom wissenschaftlichen Standpunkt als Hemmnis oder gar als Ärgernis betrachtet werden, aus der Perspektive des Laien war diese begriffliche Unschärfe eher ein Vorteil, wenn es darum ging, alltägliche Körpererfahrung in Worte zu fassen. Das gilt um so mehr für die volkstümlichen Bezeichnungen für körperliche Beschwerden, die selbst zeitgenössische Mediziner wie Johann Weyer[88] – bei aller Aufgeschlossenheit gegenüber solchen Phänomenen – nicht in das übliche nosologische Schema einzuordnen vermochten. Auch Krankheitsbilder, die dem gewohnten medizinischen Denken zu widersprechen scheinen, werden zunächst als »neu« oder »fremd« bezeichnet,[89] bis sie schließlich in dem jeweiligen volks- oder schulmedizinischen Deutungsschema ihren Platz finden. Ein vielzitiertes Beispiel ist die Syphilis, die im späten 15. Jahrhundert zum ersten Mal in Europa wahrgenommen wurde. Der Autor einer Kölner Chronik meldet ihr Auftreten am Niederrhein für das Jahr 1496.[90] Da er nicht weiß, wo er diese Krankheit im traditionellen Krankheitsspektrum verorten soll, nennt er sie einfach die »vremde krenkde«. Ähnliche Probleme hatten die Vertreter des Kölner Barbieramtes, als sie 1578 über das Gebrechen eines Mannes namens Aloff Leyendeckers urteilen sollten. Im erhalten gebliebenen Protokoll der Krankenvisite steht der lapidare Satz: »disser schaden hat keynen namen«.[91]

Nicht nur wurden in der Alltagssprache immer wieder neue Bezeichnungen für bislang unbekannte Krankheiten gefunden, auch die vorhandenen Begriffe wurden häufig gegen andere ausgetauscht, so daß für die Betroffenen nicht immer klar war, was denn nun eigentlich gemeint war. Ein eindrucksvolles Beispiel des damaligen Bezeichnungswirrwars gibt uns Hermann Weinsberg in seiner Chronik. Dort spricht er an einer Stelle über eine Kinderkrankheit, die »man s. Barbarn bladern genent, den ich noch mir zu hause nehe [nie] also haben hoeren nennen.

Von s. Laurentii bladern hab ich wol gehort, hie von nit.«[92] Selbst in dem ansonsten so zuverlässigen Verzeichnis der deutschen Krankheitsnamen von Max Höfler findet der ratlose Leser keine Hilfe bei der semantischen Entschlüsselung dieser offenbar volkstümlichen Bezeichnung. Erst ein Blick in das Vademecum eines niederrheinischen Arztes aus der zweiten Hälfte des 16. Jahrhunderts gibt Aufschluß, welche Krankheit eigentlich gemeint war. Dort steht neben dem damaligen medizinischen Fachausdruck »Epinyctides« und dem volkssprachlichen Namen dieser Krankheit (»s. barbaren blaederen«) die sich an den Symptomen orientierende Erklärung »weis, braun oder swartz blattern an den fuissen«.[93]

Daß solche volkstümlichen Bezeichnungen beliebt waren und sogar von Ärzten zur Kenntnis genommen und gesammelt wurden, hängt wohl nicht nur mit ihrer scheinbar größeren Verständlichkeit zusammen, sondern ist auch Ausdruck des menschlichen Suchens nach der Ursache der Krankheit. Diesem Wunsch hat nicht zuletzt Paracelsus mit seinen deutsch-mundartlichen Neuschöpfungen Rechnung getragen. Für ihn, wie auch vermutlich für die breite Masse der Bevölkerung, waren die überlieferten medizinischen Fachtermini (die »alten nomina«, wie er sie gelegentlich nennt) nicht ausreichend, »dieweil sie nicht gehen aus dem grunt, aus dem die kranckheit entspringt«[94]. So überrascht es nicht, daß sehr viele dieser volkssprachlichen Bezeichnungen die damaligen Vorstellungen über die Krankheitsursachen widerspiegeln, indem bereits in der Benennung der Krankheit das Verursacherprinzip (entweder personalistisch oder naturalistisch gedeutet) zum Ausdruck gebracht wird.

Die folgende Aufstellung, die wir aus einem in lateinischer Sprache verfaßten Vademecum eines niederrheinischen Arztes namens Hubertus Holtzemius aus den Jahren 1578/79 zusammengestellt haben, vermittelt einen Eindruck von der Vielfalt und Anschaulichkeit dieser Wortbildungen.[95] Über das ganze Handbuch verstreut findet man Marginalien, in denen lateinisch-griechische Krankheitsnamen in die Alltagssprache übersetzt werden. Die Einträge stammen offensichtlich von derselben Hand, sind aber – wie die Tinte beweist – zu verschiedenen Zeiten erfolgt. Hier dokumentiert sich das Bestreben eines praktischen Arztes, die Sprache seiner Patienten zu sprechen. Dafür spricht auch die Tatsache, daß häufig mehrere Synonyme aufgezählt werden (allein für die Apoplexie oder den Schlaganfall sind es drei: gotz hand, schlag, ruerung) und daß gelegentlich auf *einen* volkssprachlichen Begriff zugunsten einer plastischen Beschreibung der Symptome *ganz* verzichtet wird (wie z. B. im Falle von lat. tetanus: »wanner maen den hals noch vurwertz noch achterwartz [rückwärts] bringen kaen«).

Schaut man sich die von Holtzemius aufgezeichneten deutschsprachigen Krankheitsbezeichnungen näher an, so wird man feststellen, daß sich diese verschiedenen Kategorien zuordnen lassen. So werden zunächst Krankheiten häufig nach der vermuteten Ursache benannt:

Krankheit als Gottes oder Heiligen Werk: gotzhand (Apoplexie), st. valentins kranckeit (Epilepsie), s. barbaren blaederen (Epinyctides), anthonis vuir (Antoniusfeuer, d. h. Erysipel), heiligen werck (Erysipel).

Krankheit als Werk von Dämonen: nachts mehr (incubus, Alptraum); alt (Gemursa, durch Alpdruck verursachte Brustbeklemmung), werwollfery (Melancolia), veit (von Dämonen verursachter Hautausschlag), knippungh eines geist (durch Geister veranlaßte Blutaustritte unter der Haut).

Krankheit als Pathologie der Körpersäfte: huiff [Haupt] fluiß (Katharr), verstoppunghe des hoeffs (Curyvaria?), harn flueß (Diabetes); bauch floeß (Darmkatarrh), durchlauff (Darmkatarrh), kalden brantt (Gangrän), verstoppungh des harns (Harnverhaltung), kaltt piß (Disuria als Folge kalten Phlegmas).

Weit häufiger noch sind Krankheitsnamen, die die Erscheinungsform und Wirkung auf den Kranken bezeichnen:

Schmerzen: hertzwee (cardialgia), hueffen wee (Ischias), lendenwee (Gicht), neren wee (Nephritis), zen wee (Zahnschmerzen), wasserich geschwulst sonder smertzen (Oedem), harte opgelawen haud on smertzen (Scyrrhus, Krebsgeschwulst), magen wehe (Magenkrampf), wee der leidtmaitten (Arthritis).

Funktionsstörung: swarichheit mit pissen (disuria), mit droppelen pissen (Disuria, Harnverhalten), unlost des magens (Nausea, Brechreiz), kortt borstich (Peripneumonia, Lungenkrankheit), swaren stoll ganck (tenesmus ani, Stuhlzwang), schlaffen der glidder (Torpor, Erstarrung).

Farbe und Aussehen: roete roer (Dysenteria), die schoenne (Erysipel), roes (Erysipel), gulden ader (Hämorrhoiden), geelsuch (Gelbsucht), droege rudichheitt (Schorf), roddeln (Röteln).

Form: tacken (= Zapfen, d. h. Hämorrhoiden), feigwartz (Kondylome), rietkuchenn (Blutkuchen unter den Rippen), rindsough (Papulae, Phlegmone).

Eigenschaft: afftnemen (Gewebeschwund), heimlich verzerrende feber (Febris hectica), schwindt suicht (Phtisis), droppert (Gonorrhoe), hagedroiß (Skrofeln), wilt fuir (Papulae, Phlegmone).

Bewegung: zipperlein (Gicht), fallende sucht (Epilepsie), spruittelen (Sommersprossen), schuddelen des febers (Paroxismus), ausbrechen der fuiß (Pernio, Frostbeulen), infressich boiß geswer (phagedänischer Schanker), loefft was er seht (Vertigo, Schwindel), zitteren der glidder (Tremor, Zittern), schlag (Infarkt).

Beliebt waren auch Vergleiche und Bilder aus der Lebenswelt, vor allem Metaphern, die der heimischen Tier- und Pflanzenwelt entnommen wurden:

Tiermetaphern: wolf (Herpes), worm (Herpes), kreefs (Cancer), wurm an den fingeren (Panaritium, Nagelgeschwür)

Pflanzenmetaphern: roes (Erysipel), hagendrueß (Bubo, pathologisch secernierende Drüse)

Die Sprache des Kranken war und ist jedoch auch vom Krankheitserlebnis, von persönlichen Erfahrungen geprägt. Aus autobiographischen Zeugnissen, wie zum Beispiel Hermann Weinsbergs ›Gedenkbuch‹, kann man den Eindruck gewinnen, daß die Krankheit häufig als autonomes Wesen aufgefaßt wird. Man »hat« sie entweder oder bekommt sie ohne eigenes Zutun (»ein gebrech in den mont kregen«, »ich hab es [die Krankheit, R. J.] uff dem leibe«), man erleidet sie, indem das Subjekt des Satzes im Passiv steht (»ist er geracht [gelähmt, R. J.] worden«, »das gesicht wart mir dunckel und swach«). Die Krankheit überfällt, greift den Menschen an (»schous ihm die longe in den hals«, »quam mir das feber mit gewalt heran dringen«); sie kommt und geht wie ein fremdes Wesen (»abentz hoisten mich verlaissen«, »ginck ir an mit groisser hitze«).

Die Sprache des Kranken macht nicht nur deutlich, daß Krankheit als etwas Hinzugekommenes empfunden wird, sie sagt auch etwas darüber aus, in welcher Weise und als was das Neue oder Zusätzliche verstanden wird.[96] Kranksein ist nur von außen betrachtet ein Zustand. Für den Kranken scheint die Krankheit sich zu bewegen. Entsprechend häufig trifft man auf Verben, die Bewegung ausdrücken: steigen (»und mir die groisse hitzde ins heubt steige«), fallen (»doch uffs lest feil es [das Ischias, R. J.] mir aus dem rucken in die lincke hupffe«), ziehen (»uffs letzst zohe es sich eyn wenich under das knehe«), fließen (»wie mir in der nacht etwas einfloß uis dem heubt«), zugehen (»die borst und halz ginken zu«). Auch wenn ein Subjekt vorhanden ist, wird doch indirekt meist die Krankheit als Zustand oder Bewegung eines krankmachenden Unbekannten (»Es«) empfunden. Seltener wird dagegen die Krankheit als Funktionsstörung aufgefaßt. Die betreffenden Äußerungen sind wenig reflektiert und beziehen sich weniger auf die Pathologie der Körpersäfte als auf die simple Tatsache, daß man etwas Bestimmtes nicht tun oder ausführen kann. Solche Äußerungen enthalten meist die Feststellung, daß eine bestimmte Funktion, die der gesunde Körper ohne weiteres ausführen kann, nun plötzlich nicht mehr möglich ist.[97] So heißt es im ›Gedenkbuch‹ Hermann Weinsbergs über einen Kranken, daß er weder »arm noch bein mehe [be]wegen« konnte.

Die Sprache des Kranken ist, wie bereits angedeutet, auch voller sprachlicher Bilder. Neben der Metapher (»feil es mir in windtstossen am hals«, »da schous im ein buil an ein bein«) sind es vor allem Vergleiche, welche über Wahrnehmung von Befindensstörungen und Einstellung zum erkrankten Körper Auskunft geben. Wie bereits in der Antike[98], so waren auch in der frühen Neuzeit Tiervergleiche besonders beliebt. Nicht wenige haben sich (wie zum Beispiel der Ausdruck »krebsrot«) bis auf den heutigen Tag in unserer Sprache erhalten und sind zu festen Redewendungen geworden. Ihre Plastizität und Allgemeinverständlichkeit sind vermutlich dafür verantwortlich, daß sie zu fast »zeitlosen« Sprachbildern werden konnten, mit denen sich insbesondere diffuser Schmerz zum Ausdruck bringen läßt. Einen solchen anschaulichen Vergleich benutzte beispielsweise ein Kölner Fuhrmann, um die merkwürdigen Schmerzen seiner Dienstmagd zu beschreiben. Im Zeugenverhör gab er 1628 zu Protokoll, daß sie fünf Tage vor Schmerzen gekreischt habe, »als wan ihre ein lebendiges thier im leib were«.[99]

Erfahrung mit Krankheit hängt nicht zuletzt davon ab, mit wem man in welcher Form darüber spricht. Normalerweise erfuhren die nächsten Angehörigen es aus erster Hand, wenn ein Mitglied der Familie, das im selben Haushalt wohnte, sich krank fühlte. Zwar konnte es passieren, daß jemand eine Zeitlang

Krankheitssymptome verheimlichte, um nicht in die Krankenrolle gedrängt zu werden, doch in der Regel sprach man offen im
Familienkreis über das Auftreten von Beschwerden und suchte
im Gespräch nach Möglichkeiten der Therapie. Lebte ein enger
Verwandter außerhalb des Hauses, so verständigte man sich
durch Briefe oder dritte Personen (Freunde, Verwandte,
Knechte, Mägde) über Krankheitsfälle. Manchmal schien es
allerdings ratsam, einem schwer erkrankten Familienmitglied
die wahre Diagnose zu verschweigen. Dann behalf man sich
beispielsweise mit einer Zeichen- oder Gebärdensprache, die
vom Kranken aber oft genug verstanden wurde.[100] Nur gelegentlich wünschte ein Familienangehöriger, daß über seine Krankheit (in diesem Fall Wassersucht) im Hause nicht gesprochen
wurde, um seine Schwermut nicht noch zu vergrößern.[101] Auch
der Kölner Chronist Hermann Weinsberg verschwieg seiner
Familie übrigens lange sein chronisches Bruchleiden. Als es
dann doch herauskam, weil er sich nicht mehr zu helfen wußte,
nahm diese Entdeckung einer bis dahin verschwiegenen Krankheit gleichsam die Form einer »Familienkonferenz« an.[102] Über
Krankheit zu sprechen, gab dem Betroffenen nicht zuletzt die
Möglichkeit, den Verlauf der eigenen Erkrankung mit fremdem
Wissen über Krankheitserfahrung und Heilungschancen zu vergleichen.

Allerdings gab es durchaus Mitteilungsschwellen. So hatte
man offensichtlich Hemmungen, in Anwesenheit von Fremden
über Geschlechtskrankheiten zu sprechen und die Dinge beim
Namen zu nennen. So entschuldigte sich Margareth Weißweiler,
Inhaberin einer Badestube, als sie während ihrer Vernehmung
durch die Turmmeister den volkstümlichen Ausdruck »mit dem
druppert behafft«[103] (gemeint ist wohl die Gonorrhoe) zur näheren Kennzeichnung eines früheren Kunden benutzte. In einigen
Fällen stößt man in Krankengeschichten auf den kryptischen
Hinweis, daß jemand ein Gebrechen an einem »heimlichen« Ort
habe, »welcher nit bekandt wolt sin«[104]. Es kann kaum Zweifel
daran bestehen, daß sich hinter diesen und ähnlich verklausu-

lierten Bemerkungen Fälle von Geschlechtskrankheiten verbergen.

Die Mitteilbarkeit bestimmter Krankheiten scheint nicht zuletzt auch von der sozialen Nähe abhängig gewesen zu sein, denn in eher »privaten« Gesprächssituationen verhielt man sich anders. Dort herrschte, soweit wir es anhand der vorliegenden Quellen überprüfen können, in solchen Dingen eine gewisse Ungezwungenheit vor. Der in den Kölner Kriminalakten überlieferte Brief eines eifersüchtigen Liebhabers an seine Geliebte läßt jedenfalls an Direktheit nichts zu wünschen übrig. Dort heißt es über den Rivalen:»der euch so langh gemynt, daß ehr leider und zu beclagen steith mit einem lamen (s)terß [Schwanz] genandt den druppert [Tripper] von euch khomen ist«[105]. Um offen über eine Geschlechtskrankheit sprechen zu können, bedurfte es also der Intimität oder zumindest eines gewissen Vertrauensverhältnisses. Erst dann wurde die Verheimlichungsstrategie aufgegeben, wie das Beispiel eines geschlechtskranken Mädchens zeigt. Sie litt an bresthaften Füßen, doch gab sie erst auf wiederholtes Nachfragen der Frau, für die sie als Prostituierte arbeitete, den wahren Grund ihres Leidens zu. Anfangs habe das Mädchen, wie die betreffende Kupplerin aussagte, behauptet, daß »sie zu Mulheim in ein stuck glaß getretten, folgents das sie den kreebs und endtlich, daß sie die fransosen hette«[106]. Angesichts der damals wie heute üblichen »Linguistik der Lüge« im Falle einer stigmatisierenden (Geschlechts-)Krankheit mußte ein grober Verstoß gegen die Regeln kommunikativen Handelns und gegen herrschende Tabus natürlich besonders auffallen. In diese Kategorie fällt beispielsweise das Verhalten eines in Köln verhafteten Hutmachers aus dem Stift Lüttich, der auf dem Markt am Stand eines Quacksalbers mit allzu direkten Worten nach einer Arznei gegen »morbum gallicum« [Syphilis] gefragt hatte.[107]

Ähnlich wie über Geschlechtskrankheiten, wurde auch über Abtreibung und Verhütungsmittel nur in Andeutungen gesprochen. In diesem Fall war es die Angst vor Strafverfolgung, die sprachliche Verheimlichungsstrategien hervorbrachte. Doch wußten alle Beteiligten, sowohl das abtreibungswillige Liebespaar als auch die zu Rate gezogenen »Engelmacher/innen«, was mit bestimmten euphemistischen Bezeichnungen gemeint war. Nehmen wir den folgenden Fall: Eine Kölnerin namens Euphrosina von Memmingen wurde von einem Geistlichen Herrn dezent gebeten, eine Abtreibung bei seiner Geliebten vorzunehmen, indem er die heilkundige Frau ermunterte, »sie solte der personen einen gutten starken tranck machen, sie were starcker natur«. Für diesen Dienst versprach er ihr einen Königstaler. Vor Gericht redete sich Euphrosina damit heraus, daß ihr erst nachher Zweifel gekommen seien, und zwar nach einer eingehenden Untersuchung, welche eine vermutete Schwangerschaft bestätigte. Sie habe daraufhin die betreffende Person zur Rede gestellt und auch dem geistlichen Herrn die Schändlichkeit seines Handelns offenbart.

Eine ähnlich verhüllende Sprache benutzte Anna von Nottelen, als sie sich wegen eines schwangeren Mädchens an ihre Nachbarin Ursula Schnitzler, eine bekannte Kupplerin, wandte. Wörtlich sagte sie: »Liebe nachpaursche, alhier hab ich ein medtgen krank liggen, seher ubel mit seinen freuwlichen wesen geschweecht und beladen.«[108] Und sie fügte hinzu, daß sie »nitt mitt Manner in den sachen zu dhoen haben« wolle. Die vielsagenden Andeutungen, nämlich »frauliches Wesen« (Menstruation) und »keine männliche Hilfe« (sprich: kein Arzt), wurden jedenfalls von Ursula sofort »richtig« interpretiert. Man ging gemeinsam zu einer auswärtigen Heilerin (»doctorsche«), die in einem Gasthof auf dem Heumarkt zusammen mit ihrem Mann »Sprechstunden« abhielt, und bekam ohne weiteres »gestuessen gekruedes« (vermutlich eines der damals vielbenutzten pflanzlichen Abtreibungsmittel) ausgehändigt. Als Ursula deswegen später von den Turmherren verhört wurde, stellte sie sich unwissend und erklärte, sie habe die »doctorsche« ausdrücklich gebeten, der betreffenden Frau nichts zu verabreichen, »das derselber an irer fruechten (im pfall sie ein kindt droege) nit schedlich noch verderplich where«[109]. Diese nachträglich geäußerte Sorge, die

»selbstverständlich«, wie sie im Verhör sagte, von der hinzugezogenen »doctorschen« zerstreut worden sei, spricht eher für ihre heimliche Mitwisserschaft als für eine tatsächliche Ahnungslosigkeit, zumal sie durch ihre Tätigkeit als Kupplerin mit den im Milieu üblichen Praktiken des Schwangerschaftsabbruchs vertraut sein mußte.[110]

Den Frauen erschienen die ersten Schwangerschaftswochen damals meist als eine Art Gratwanderung,[111] da die körperlichen Anzeichen nicht immer richtig gedeutet wurden. So war es für die Betroffenen leicht, der Frage nach einer vermuteten Schwangerschaft gegebenenfalls mit dem Hinweis auf eine Frauenkrankheit auszuweichen. Das Ausbleiben der monatlichen Regel konnte, wie es dem medizinischen Denken der damaligen Zeit entsprach, sowohl auf eine Empfängnis als auch auf die gefürchtete »Blutstockung« hindeuten. Das wußte ebenfalls Margrieth Rüsing, die ein schwangeres Mädchen in ihrem Haus zur Rede stellte und die beschwichtigende Antwort bekam, daß »ihro die frewliche stunden ausgeschlagen und [sie] deswegen so grob von leib were«[112].

Auch in Anwesenheit von Geisteskranken oder geistesgestörten Menschen war es damals kaum üblich, über den Zustand oder die Krankheit des Betreffenden offen zu reden. Nehmen wir den Fall des vermutlich an Verfolgungswahn leidenden Kölner Ratsherrn Caspar von Mühlheim. Dieser hatte einem Mitbürger vorgeworfen, ihn bei einer Gelegenheit als »doll und fantaseyich« bezeichnet zu haben. Der Beschuldigte, Henricus Schorenberg, wies diesen Vorwurf im Zeugenstand zurück und führte dabei den feinen Unterschied in seiner damaligen Äußerung ins Feld: »Ich hab nit gesachtt, daß ihr doll seiet, sonder ich hab gesachtt, daß ihr fantaseyich seiet und das ist wahr.«[113] Melancholie oder »fantasei« konnte man also jemandem ohne Bedenken in aller Öffentlichkeit nachsagen; vorsichtiger mußte man bei der Benutzung von Ausdrücken sein, die eindeutig »Geisteskrankheit« meinten, es sei denn, der Betreffende ließ selbst keinen Zweifel an seiner geistigen Verwirrung aufkommen, wie beispielsweise ein Selbstmörder, der kurz vor seinem Suizid einem Pastor gesagt haben soll, »er wehre zur zeiten im haubt also verdollt und irrig, das er nit wuste werh er wehre oder was er thete«[114].

Der Diskurs über Krankheit und Kranksein ist – wie die obigen Beispiele zeigen – gesellschaftlich geregelt. Zu den sprachlichen Mitteln einer Verheimlichungsstrategie zählen Worttabus und die Vermeidung direkter Benennung bei bestimmten Krankheiten oder Leiden in Anwesenheit bestimmter Personengruppen. Doch sind die kommunikativen Vorgänge im Beziehungsgeflecht Arzt-Patient-Gesellschaft damit noch längst nicht erschöpft. Der Kranke spricht zum Arzt oder Heiler nicht nur als Zeuge, sondern auch als Deuter seiner Umwelt, seines Körpers, seines Inneren, wobei ihm neben Worten auch paraverbale Äußerungen (Seufzen, Stöhnen etc.) und nicht zuletzt das vielsagende Schweigen als kommunikatives Mittel zur Verfügung stehen.[115] Doch dem an solchen Kommunikationsprozessen interessierten Medizinhistoriker sind durch das Fehlen einschlägiger Quellen enge Grenzen gesetzt.

5. Die therapeutischen Alternativen

Roßkuren und Heilerfolge

Wir empfinden unseren Körper, ob wir ihn nun als »dressiert« oder auch »diszipliniert« bezeichnen,[1] weitgehend als eine physiologische Einheit. Unseren Vorfahren dagegen erschien der Leib als Ort eines kontinuierlichen Austausches von innen und außen, als Schnittpunkt von Mikro- und Makrokosmos.[2] Um sich zu regenerieren, war der »alte« Körper darauf angewiesen zu fließen, das heißt Eiter, Blut und Schweiß mußten ihm auf natürliche oder künstliche Weise entzogen werden. Eingedenk dieser Theorie vom ständigen Nehmen und Geben zwischen innen und außen ertrug man geduldig Aderlaß, Schröpfen und Schwitzkuren, brachte den Körper mit Fontanellen[3], Haarseil[4] und anderen Mitteln – auch wenn das anfangs furchtbar schmerzte – zum Eitern, reinigte den Leib von innen mit Purgantien, selbst auf die Gefahr hin, daß man sich zunächst nach solchen prophylaktischen und therapeutischen Maßnahmen eher geschwächt als gestärkt fühlte.

Man sollte sich über die Vielfalt der in der mittelalterlichen und frühneuzeitlichen medizinischen Fachliteratur diskutierten

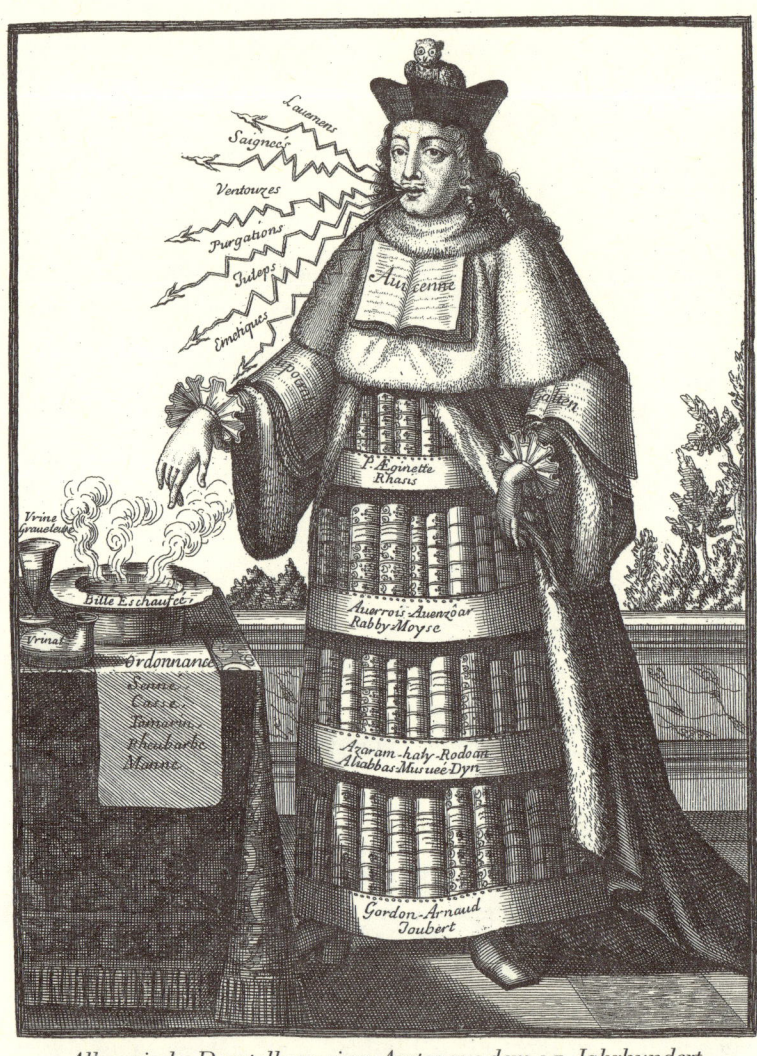

Allegorische Darstellung eines Arztes aus dem 17. Jahrhundert
Sein eher theoretisches Wissen illustriert die Bibliothek der medizinischen
Klassiker in seinem Körperinneren. Die sozusagen »blitzartig« aus seinem
Munde kommenden Therapieanweisungen (Aderlaß, Purgation, Laxation
etc.) sind Verfahren, die allesamt der Wiederherstellung des Gleichgewichts
der Körpersäfte (Blut, Schleim, schwarze und gelbe Galle) dienen. Sein
verläßlichstes Diagnosemittel ist immer noch die Harnschau, wie das Harn-
gefäß auf dem Beistelltisch beweist (Kupferstich von N. de l'Armessin, 1695).

Therapien nicht täuschen lassen. Die Wirklichkeit sah, wie der zeitweilig in Köln tätige Paracelsus-Anhänger Georg Fedro von Rhodach schnell durchschaut hatte, meist anders aus:

>und entlich so mann auff die Cur kombt / so ist / ihr aller rath ein purgatzlein oder Aderless: so das etlich mal wiederholt nicht helfen will / so ist [...] ins holtz gelegt [Syphiliskur mit dem brasilianischen Guajak-Holz] / oder entlich ins wiltbad geschickt.«[5]

Auch derjenige Kranke, der sich damals zur Behandlung in Hände eines professionellen Heilers begab, wußte sehr wohl, worauf er sich einließ. Wenn ein humanistisch gebildeter Bürger wie Hermann Weinsberg zu dem Urteil kam, daß es eigentlich keinen Unterschied zwischen einem Quacksalber und einem Arzt gebe, so kann man daraus schließen, daß das Vertrauen in die Methoden der Schulmedizin in der frühen Neuzeit noch nicht allzu groß war.

Ein Patient, der damals ärztliche Hilfe in Anspruch nahm, hoffte natürlich auf Heilung, fürchtete aber gleichzeitig die unberechenbare Wirkung der angewandten Heilmethoden. Am ehesten nahm man noch mit fast stoischem Gleichmut die zahlreichen Aderlässe und Purgationen hin, die ein Arzt oder Wundarzt im Krankheitsfall verordnete. Allerdings konnte es bei der extensiven Nutzung dieser Therapeutica manchem Patienten schon einmal angst und bange werden, wie zum Beispiel der Frau des Kölner Brauers Johann Hecker, die mehrmals kurz hintereinander zur Ader gelassen wurde und beim dritten Mal schließlich ihren letzten Mut zusammennahm und dem behandelnden Barbier sagte, »daß sie weiters nit zu ader laßen kondte, sonsten aber daruber sterben mußte«.[6]

Gleichfalls gefürchtet war die Wirkung der diversen Laxantien oder Abführmittel. Acht bis zwölf Stuhlentleerungen am Tag waren nach der Einnahme eines solchen Mittels keine Seltenheit.[7] Kein Wunder, daß der Patient sich nach einer solchen »Roßkur« schwach und elend fühlte. Besonders gefürchtet unter den purgativen Mitteln war übrigens das Klistier, denn es hatte sich, wie ein zeitgenössischer Autor schreibt, offensichtlich herumgesprochen, daß »dieser unnd jenner nach dem inen ein clystir bey gebracht worden, gestorben«[8] sei. Es ist bezeichnend, daß in den drei Kölner Fällen, in denen die Verabreichung eines Klistiers quellenmäßig gesichert ist, der alsbaldige Tod des betreffenden Patienten ausdrücklich erwähnt wird.[9]

Die meiste Angst aber – angesichts fehlender Antisepsis nicht zu Unrecht – schien man vor operativen Eingriffen zu haben. Fabry von Hilden berichtet, daß ein italienischer Adliger, der in seine Kölner Praxis kam, an einer Verwachsung des Augenlides litt, aber keinesfalls operiert werden wollte, obwohl er mit dem Auge so gut wie nicht mehr sehen konnte.[10]

In einem anderen Fall ängstigte sich ein 16jähriges Mädchen, das an einem Hymenverschluß litt. Fabry schlug der jungen Patientin im Beisein der Mutter vor, das Häutchen einzuschneiden und anschließend ein Scheidenzäpfchen zur Regulierung der Menstruation einzuführen, doch entsetzte sich das Mädchen so sehr vor dem relativ harmlosen Eingriff, daß Fabry es schließlich, wie er schreibt, in seinem »Elend« zurücklassen mußte.[11]

Angst vor chirurgischen Eingriffen hatten nicht nur die Patienten, sondern auch die Verwandten und Freunde des Kranken. Eine eindrucksvolle Schilderung der Art und Weise, wie man damals bereits Chancen und Risiken einer Operation genauestens abwog, liefert uns Hermann Weinsberg in seinem ›Gedenkbuch‹. Sein kleiner Neffe Conrad litt nach Aussage der Ärzte an einer »carnuffel«[12] (hernia carnosa oder Hodengeschwulst). Als es um die Entscheidung für oder gegen eine Operation ging, trat der Familienrat zusammen. Dieser beschloß nach langem Überlegen, die Operation nicht zu wagen und auf natürliche Besserung zu setzen. Diese Hoffnung erfüllte sich allerdings nicht, wenig später verstarb der Junge an seinem Leiden.

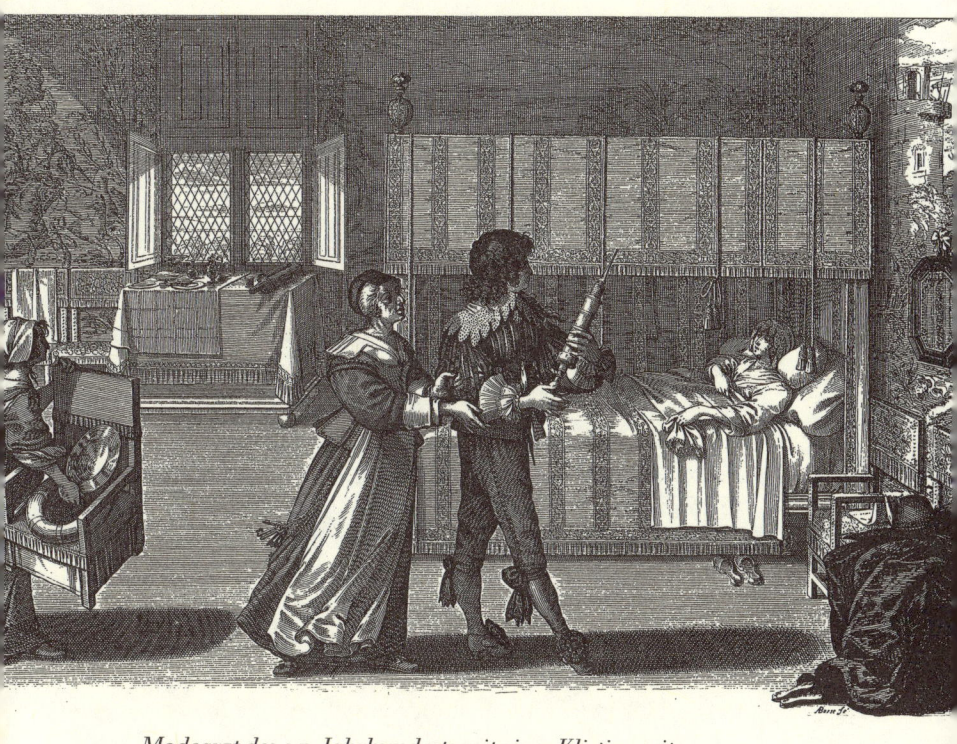

Modearzt des 17. Jahrhunderts mit einer Klistierspritze
Im Unterschied zu Deutschland galt das Klistier in Frankreich als ein wahres
Allheilmittel, das bei Ärzten wie Patienten gleichermaßen beliebt war. Die
schnelle Wirkung dieses Mittels zur Stuhlentleerung wird durch den Toilet-
tenstuhl angedeutet, den eine Bedienstete heranschafft [Kupferstich von
Abraham Bosse (1605–1678)].

Gerade aber bei einem Bruchleiden war die Angst vor einer
Operation eher unbegründet, denn die »Erfolgsquote« bei Her-
nien-Operationen war für damalige Verhältnisse erstaunlich
hoch. Man hat errechnet, daß von den 117 Bruchkranken, die
1674–1693 in Zürich operiert wurden, nur 15,4 Prozent kurz
nach dem Eingriff verstarben.[13] Gleichwohl gab es viele Patienten, die an relativ harmlosen oder weniger gefährlichen Hernien

litten und sich, wie Hermann Weinsberg, gleichwohl nicht operieren ließen, sondern sich lieber zeit ihres Lebens mit konservativer Therapie (Diät, Bruchband) behalfen.[14]

Nicht weniger dürfte man sich damals vor der Amputation von Gliedmaßen gefürchtet haben. Allein schon die Betrachtung von bildlichen Darstellungen solcher Operationsszenen in der zeitgenössischen Fachliteratur[15] vermag beim heutigen Betrachter einen Schauder auszulösen. Es ist zu vermuten, daß auch unsere Vorfahren einen solchen Eingriff nicht unbedingt mit Gleichmut ertragen oder als Zuschauer mit angesehen haben. Von der Gefährlichkeit dieses Eingriffs legt unter anderem die Amtsordnung der Kölner Barbiere Zeugnis ab. Vor der Amputation eines Körperteils mußte nämlich der betreffende Chirurg seine Kollegen um Rat fragen und offiziell um Erlaubnis nachsuchen.[16] Um so erstaunlicher ist die relativ hohe Zahl der im späten 16. und frühen 17. Jahrhundert sowohl in Wundarztpraxen als auch in städtischen Spitälern durchgeführten Amputationen (vgl. Tabelle 7). Am häufigsten amputierte man Unterschenkel, die bereits stark gangränös waren. Aber auch Finger und Zehen wurden, falls keine konservative Therapie mehr half, operativ entfernt. Nur gelegentlich stößt man allerdings in den Quellen auf Angaben über das weitere Schicksal der betreffenden Patienten, so daß man über die Erfolgsquote der Operationen lediglich spekulieren kann.

Es ist bezeichnend für die damalige Einstellung zum Körper, daß das amputierte Körperteil nicht einfach weggeworfen oder – wie heute üblich – verbrannt wurde. Man ließ die abgetrennten Gliedmaßen, wie die Einträge in Rechnungsbücher beweisen, durch einen Totengräber ordnungsgemäß bestatten.[17] Dabei spielte nicht zuletzt der Glaube an die Auferstehung eine entscheidende Rolle. Bemerkenswert ist weiterhin, daß sich mindestens neun Kölner Frauen in diesem Zeitraum wegen eines Mammakarzinoms die Brust amputieren ließen, obwohl damals viele Ärzte von einer solchen riskanten Operation abrieten. Zwar fragten manche Frauen, ob es nicht eine Alternative zu diesem

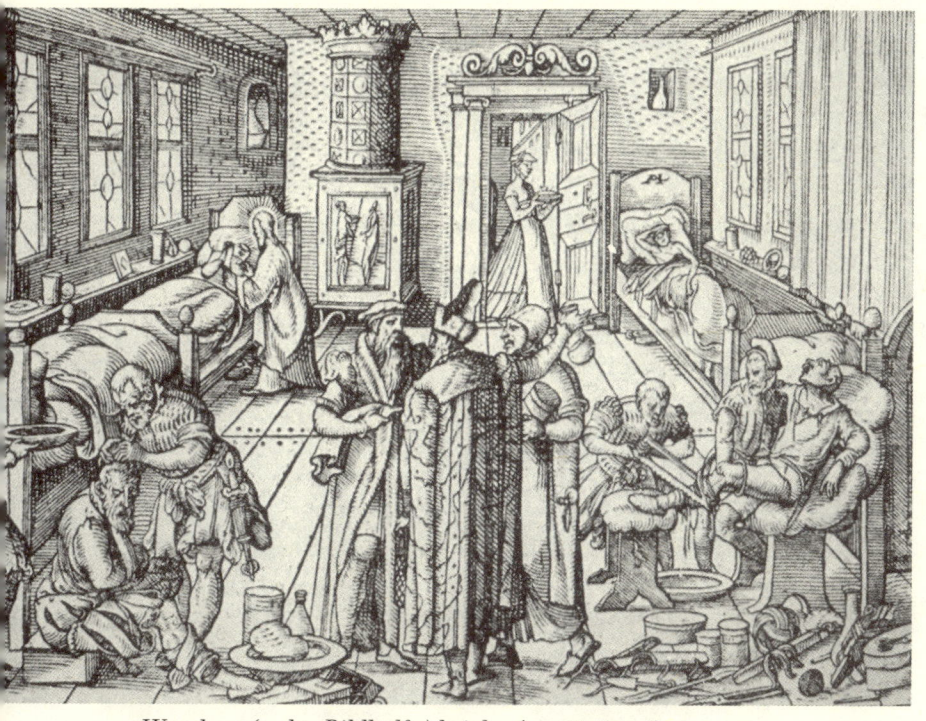

Wundarzt (rechte Bildhälfte) bei der Amputation eines Unterschenkels

Die Operation findet in einem Krankensaal statt. Doch war dieser chirurgische Eingriff damals im Unterschied zu heute nicht notwendigerweise mit einem Spitalaufenthalt verbunden. Auch in den Behandlungszimmern der Wundärzte und selbst in den Krankenstuben der Patienten wurden damals Beinamputationen durchgeführt. In diesem Fall wird der Patient, der offensichtlich gottergeben die Operation über sich ergehen läßt, nur von einem Gehilfen getröstet und gestärkt. Das Gefäß auf dem Boden dient zum Auffangen des Bluts, das aus der Operationswunde rinnt (Holzschnitt aus Theophrastus Paracelsus, ›Opus Chirurgicum‹, 1565).

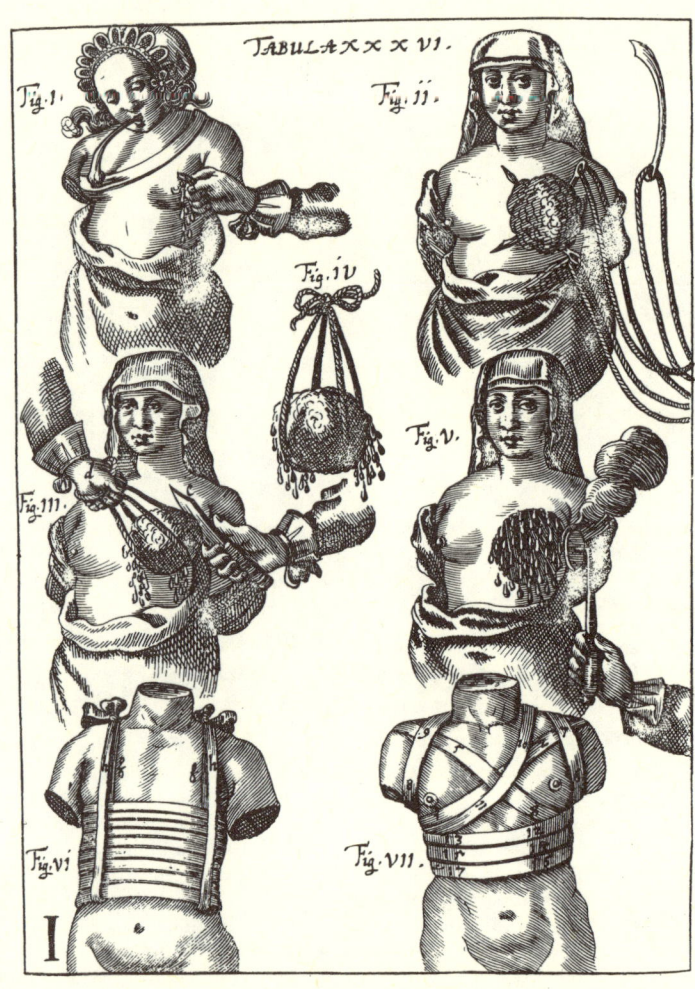

Operative Entfernung eines Brustkrebses (Mammakarzinom)
Die Abbildung zeigt eine weibliche Brust, die mit zwei Nadeln, an denen starke Fäden befestigt sind, durchstochen ist. Der Chirurg hält mit der linken Hand die Fäden zusammen und kann so die Brust besser fassen und hochheben. Mit der rechten Hand führt er einen schnellen Schnitt. Nach der Operation wird die blutende Wunde mit einem glühenden Eisen kauterisiert (Holzschnitt aus Johannes Scultetus, ›Wund-Artzneyisches Zeug-Hauß‹, Frankfurt/M. 1666).

Eingriff gäbe[18], aber wenn die Antwort »nein« war, blieb ihnen meist keine andere Wahl, als sich bangend und hoffend zugleich dieser risikoreichen und vermutlich recht schmerzhaften Prozedur zu unterziehen.[19]

In anders gelagerten Fällen wissen wir, daß Patienten die Wundärzte geradezu zu einem chirurgischen Eingriff drängten, selbst wenn keine große Hoffnung auf Erfolg bestand.[20] Unter ihnen war ein gewisser Adolph von Weiss. Dieser hatte nach Aussage des behandelnden Chirurgen »eine fistell und cancker [Krebs] am dicken vam bein gehapt«[21] und bat deshalb inständig, daß man ihn operiere. Johann Brüssel konsultierte die vier Amtswundärzte, die aber von einer Operation abrieten. Gleichwohl ließ der Patient wenig später Johann Brüssel und einen weiteren Wundarzt zu sich rufen und erklärte den beiden, daß er sein Schicksal in Gottes Hand legen und die Operation wagen wolle, »dann ehr khandte der groesser qwaelen lenger nit leiden, dhie ehr nhu vier jaer langk gelidden«. Auf diese Weise ermutigt, wagten die beiden Wundärzte die Operation. Drei Tage später verstarb der Patient.

Während der Kranke heute meist erwartet, daß eine Therapie, eine Arznei nach Möglichkeit nicht nur das Symptom bekämpft, sondern ihn auch »auskuriert«, hatten unsere Vorfahren eine andere Einstellung zur Wirksamkeit von Medikamenten. Nicht der langfristige Heilerfolg zählte, sondern das schnelle Erfolgserlebnis nach der Anwendung von Aderlaß und Laxantien. Dazu gibt es eine schöne Geschichte, die ein ansonsten nicht näher bekannter Dr. Tilmann dem Wundarzt Fabry von Hilden erzählte. Danach wurde ein Patient, nachdem die von dem berühmten Kölner Arzt Dr. Birckmann verordneten Arzneien nicht sogleich Wirkung zeigten, ungeduldig und ließ einen anderen Arzt, nämlich den genannten Dr. Tilmann, kommen, der dem Kranken – »ut aliquid fecisse videretur« – einen harmlosen Saft verabreichte. Dafür erhielt dieser am anderen Tag vom dankbaren und inzwischen »erleichterten« Patienten ein fürstliches Honorar. Als er voller Freude über diese großzügige Belohnung das Haus des Patienten verließ, traf er – wie könnte es anders sein – seinen Kollegen. Dr. Tilmann rettete die peinliche Situation durch die humorvolle Bemerkung, daß der Herr gesät und er nur geerntet habe.[22] Eine ähnliche Ungeduld angesichts des langsam verlaufenden Heilungsprozesses legte ein anderer Patient an den Tag. Er beklagte sich bei den Amtsmeistern der Kölner Barbiere darüber, daß er von seinem Wundarzt binnen vier Wochen nur achtzehnmal (!) zur Ader gelassen worden sei und auch nur wenige Klistiere, die zudem nichts bewirkt hätten, verabreicht bekommen habe.[23] Die Wirkungslosigkeit der genannten therapeutischen Mittel sah er damit als erwiesen an und forderte deshalb das bereits gezahlte Honorar zurück.

So überrascht es nicht, daß manche zeitgenössischen Ärzte den Patienten über eine ihrer Meinung nach falsch verstandene Effizienz aufklären wollten. Ihr Bemühen dürfte aber kaum von Erfolg gekrönt worden sein. Alte Vorurteile saßen fest, oder wie es der Wormser Stadtarzt Philipp Begardi in seinem Gesundheitsbüchlein ausdrückte: »Es spricht aber der eynfeltig mensch / er ist für war eyn guoter artzet / er kan guot purgatz machen / es purgiert vast wol / er ist für war geschickt.«[24] Allerdings ließ sich nicht jeder Patient von einem vorschnellen und ephemeren Erfolg mittels Purgativa, Aderlaß und Laxantien täuschen. Hermann Weinsberg beispielsweise notierte aus gegebenem Anlaß in seinem ›Gedenkbuch‹, daß eine vom Wundarzt verabreichte Arznei, die das Blut reinigen und seinen Brustschmerz vertreiben sollte, zwar »etliche stoilgenge gemacht, aber sunst wenich geholffen«[25] habe. Ähnlich skeptisch äußerte sich ein Kuchenbäcker, der eine Arznei verschrieben bekam, diese auch vorschriftsgemäß mit gut abgelagertem Wein einnahm, sich danach etwas besser fühlte, aber von sich behauptete, er »seye doch nit allerdings curirt«[26].

Wie unterschiedlich Patienten und Mediziner die Wirksamkeit von Heilmitteln beurteilten, dokumentiert der Fall des Wundarztes Zacharias Reymundt. Um die Zulassung zum Barbieramt in Köln zu bekommen, legte er dem Magistrat eine eindrucksvolle Liste mit erfolgreichen Kuren vor. Unter seinen früheren Patienten war auch ein Schloßmacher namens Heinrich Haeß, der dem Wundarzt attestierte, daß er vom »schadt seiner augen [...] daß er darob blindt gewesen, glücklich genesen«[27]. Was die Kranken subjektiv als Besserung oder Genesung empfanden und auf die Kunst des behandelnden Wundarztes zurückführten, war allerdings unter den medizinischen Sachverständigen, die diese Heilerfolge überprüfen sollten, durchaus umstritten. Nehmen wir den Fall der Frau eines Steinmetzen. Als Gutachter hatte der Magistrat Dr. Niclas Aubel und Dr. Petrus Holtzemius bestellt. Sie suchten die betreffende Patientin in ihrem Haus auf und hielten nach kurzer Untersuchung in einem Protokoll fest, daß von einer Heilung keine Rede sein könne.[28] Während in diesem Fall der ungewöhnliche Heilerfolg von den beiden medizinischen Experten nach näherem Augenschein ausdrücklich bestritten wurde, waren ihrer Meinung nach bei einem weiteren Patienten andere Heilkräfte am Werk, nämlich ausreichend Ruhe und gute Diät.[29]

Angesichts des begrenzten medizinisch-pharmakologischen Wissens, über das damals die professionellen Heiler verfügten, muß man wohl vermuten, daß ein Großteil der bekannt gewordenen Heilerfolge auf die natürlichen Heilkräfte des Körpers zurückzuführen ist. Die Therapeuten neigten damals jedenfalls nicht zur Selbstüberschätzung. So gaben die vier Kölner Amtswundärzte beispielsweise einem ihrer Kollegen einmal den bezeichnenden Rat, »nit vil in den wonden undt beinen herumb-[zu]faren, sonder sich guder medicamenten [zu] befleißen, so wurtt die natur selbst mit wirken«[30].

Leider können wir an den Quellen nicht überprüfen, wie langfristig Heilerfolge in der damaligen Zeit waren. Während der Wundarzt Fabry von Hilden wenigstens gelegentlich in seinen ›Beobachtungen‹[31] festhielt, daß er nach vielen Jahren einen früheren Patienten noch gesund angetroffen hatte, findet man im Protokollbuch der Kölner Barbiere nur selten einen Hinweis darauf, daß eine Kur dem Patienten auf Dauer geholfen habe.[32]

Viele Krankheiten galten damals im Unterschied zu heute als fatal. Man konnte diese zwar zu therapieren und zu beeinflussen versuchen, doch waren die Erfolgsaussichten meist gering, auch wenn die Heiler zum Teil ihre Patienten aus verständlichen Gründen darüber oft im unklaren ließen. »Medicin hilffet, wann Gott will / wo nicht, da ist deß Todts ziel«[33], kann man deshalb in einem zeitgenössischen Gesundheitsratgeber lesen. Etwas anders drückte es der Kölner Wundarzt Johann Brüssel aus, als er auf seine angeblich »mißlungenen« Kuren angesprochen wurde: »In solchen fellen muß der patient sein abentheur stehen und leiden, wane es godt tuget [taugt], tzom [zum] doet oder tzom leben«[34].

Wer also auf die verschiedenen konventionellen Therapien und Heilmethoden, die Ärzte und Wundärzte für ihn bereithielten, sein ganzes Vertrauen setzte, mußte wissen, welches Risiko er dabei in Kauf nahm. Wir, die wir an bestimmte segensreiche Errungenschaften der naturwissenschaftlichen Medizin (z. B. Anästhesie) gewöhnt sind, können uns nur schwer vorstellen, welche Martern und Schmerzen die Patienten damals während solcher »Roßkuren« erdulden mußten. Besonders grausam erscheint uns heute beispielsweise die »Schwitzkur«, welche den am sogenannten »Englischen Schweiß«, einer bis heute nicht eindeutig zu bestimmenden Infektionskrankheit, erkrankten Menschen von den Ärzten zugemutet wurde.[35] Wiederum ist Hermann Weinsberg ein glaubwürdiger Zeuge. Er berichtet, wie man einem an dieser Krankheit leidenden Kölner Bürger in der ihm ärztlicherseits verordneten Schwitzkur strikt die Stillung seines unerträglichen Durstes verweigerte und ihn mit aller Gewalt unter seine vielen Kissen und Decken drückte, bis er schließlich von einem guten Freund, der das Leiden des Patienten nicht länger mit ansehen konnte, aus dieser furchtbaren Lage befreit wurde.[36]

Einer ähnlichen Behandlung, wenn auch in einem anders gelagerten Krankheitsfall, wurde Jahre später ein auswärtiger junger Mann unterworfen, der während seines Aufenthalts in der

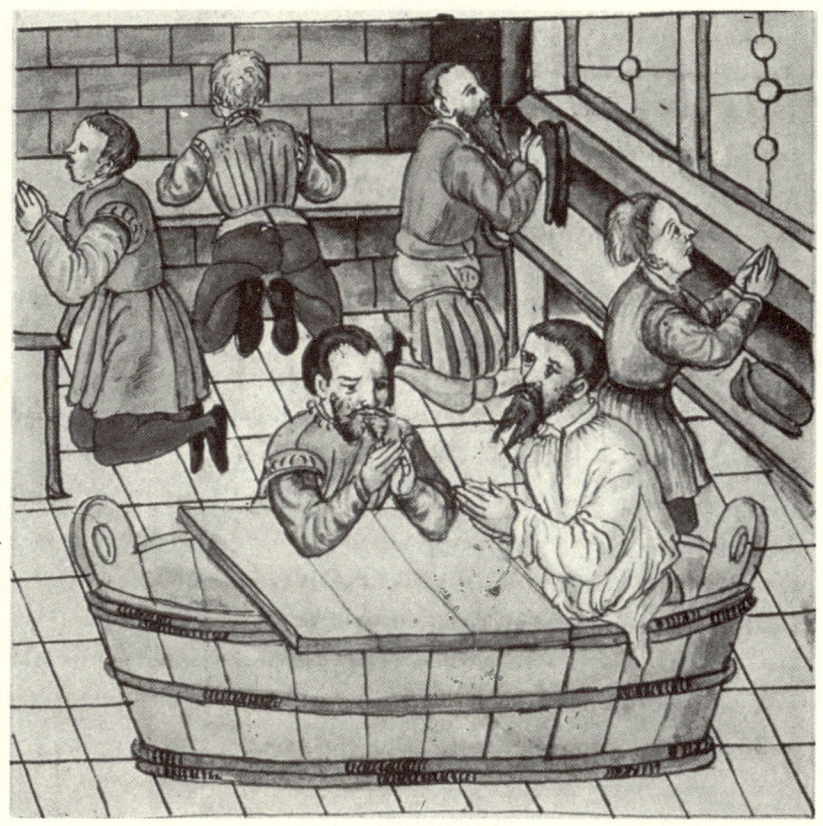

Nachdem der Chirurg den Patienten auf die Risiken der Operation (in diesem Falle handelt es sich um eine Hernien-Operation) hingewiesen hat, knien sich alle Beteiligten nieder und rufen Gott um Beistand an. Zur Operations-vorbereitung gehört auch, daß der Patient in einem Bad gründlich gereinigt wird und seine Schamhaare entfernt werden. Außerdem erhält er im Bad zu essen und zu trinken (hier nicht abgebildet), damit er für die Operation gestärkt ist (Illustration aus Caspar Stromayr, ›Practica Copiosa‹, 1559).

Domstadt plötzlich schwer erkrankte. Nachdem die Arzneien, die ihm der Paracelsus-Schüler Fedro von Rhodach verordnet hatte, nicht anschlugen, mußte er sich ebenfalls einer Schwitzkur unterziehen. Dazu brachte man ihn in einen Heizkeller. Obwohl er wegen der Hitze in diesem Raum, wie uns der Kölner Arzt Dr. Cronenburg berichtet, fortwährend nach frischer Luft schnappte, nach einem kühlen Trunk verlangte und sich heftig über die Kur beschwerte, kannte der behandelnde Arzt kein Erbarmen und beließ den Patienten in seiner unglücklichen Lage. Der auf diese Weise arg traktierte Kranke wurde immer schwächer und sank schließlich tot danieder.[37]

Nicht weniger unangenehm für die Betroffenen waren die Syphiliskuren, mit denen die Patienten damals vorliebnehmen mußten. Allerdings gilt es hier, zwischen der Quecksilber-Therapie und der Behandlung mit dem Guajakholz, auch »Pockenholz« genannt, zu unterscheiden. Während die erstere als die übliche Kur für den gemeinen Mann galt, war die letztere, wie ein bekannter Medizinhistoriker[38] behauptet, vorwiegend den Vornehmen und Reichen vorbehalten. Diese Annahme ist jedoch problematisch, denn es war vor allem die des Lesens und Schreibens kundige Oberschicht, die das Guajakholz als Wundermittel ausgiebig pries. Daher mag vielleicht der (falsche) Eindruck entstehen, das »Pockenholz« sei damals ein Mittel für die Wohlhabenderen gewesen. Wie wir später noch sehen werden, konnten sich jedoch selbst minderbemittelte Kranke die recht teuere Syphiliskur mit dem brasilianischen Wunderholz leisten. Allerdings mußten diese dabei meist auf einen gewissen Komfort verzichten, wie aus den Aussagen des in Köln verhafteten Baders Diderich von Wylich hervorgeht.[39] Oberhalb seiner Badestube hatte dieser nämlich ein primitives und zugiges Krankenzimmer für seine an Syphilis erkrankten ärmeren Patienten eingerichtet. Mehrere Personen mußten sich dort ein Bett teilen. Die Kur dauerte nach seinen Angaben zwischen zwei und drei Wochen. Für die Therapie benutzte er verschiedene ausländische Holzsorten aus der Apotheke. Daraus bereitete er einen Sud, den die

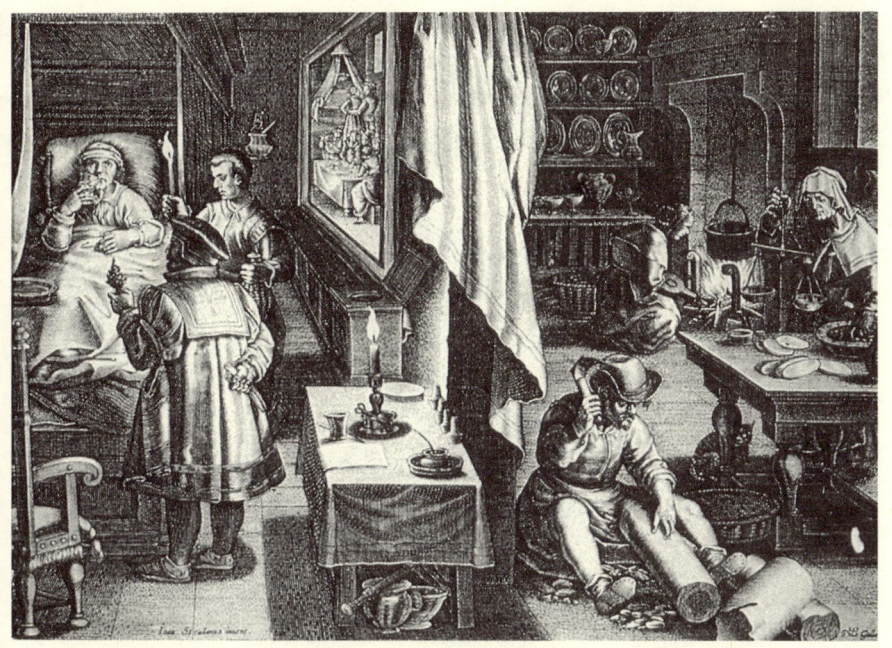

Syphilisbehandlung mit dem Holz des Guajak-Baumes, das im 16. Jahrhundert als Wundermittel galt. Im Vordergrund und rechts im Hintergrund ist die Zubereitung dieser Arznei, die schweißtreibend wirkte, dargestellt. Bekannt wurde die Guajak-Therapie im deutschen Sprachraum durch den Humanisten Ulrich von Hutten, der die Wirkung dieses Mittels in glühenden Farben schilderte (Kupferstich von Ph. Galle, 1537–1612).

Patienten dreimal täglich (morgens, mittags und abends) jeweils nach dem Essen zu sich nehmen mußten, und zwar immer einen »peßigen romer« (ca. ¼ Liter) voll. Die Arznei sollte heiß getrunken werden, damit der Kranke tüchtig schwitzte. Salben, so erklärte der verhaftete Bader, gebrauche er nicht, denn die »dinger« (gemeint sind die »Franzosenpocken«, also die Primäreffekte des harten Schankers) würden von alleine abfallen. Wie sich allerdings die nicht namentlich genannten Patienten während einer solchen Trink- und Schwitzkur fühlten, erfahren wir leider nicht. Einen gewissen Anhaltspunkt gibt immerhin der auf eigener Erfahrung beruhende Bericht aus der Feder Ulrich von Huttens (1488–1523):

»Meinen Beobachtungen nach wirkt das Mittel [Guajak, R. J.] langsam und gleichmässig, nicht rasch oder stürmisch. Weit entfernt davon, dass seine heilsame Wirkung sofort subjektiv empfunden wird oder dass es die Schmerzen, die es schliesslich vollkommen beseitigt, rasch lindert, wird im Gegenteil zu Anfang der Cur und für die ersten vierzehn Tage die Krankheit im höchsten Grade acut: Die Qualen nehmen zu, die Geschwüre breiten sich aus und in der That kommt es dem Kranken vor, als ginge es ihm schlechter denn je.«[40]

Erforderte die von einigen Zeitgenossen so hochgelobte Kur mit dem Guajakholz vom Patienten nicht nur Durchhaltevermögen, sondern auch die Bereitschaft, in der Anfangsphase noch starke Schmerzen zu erdulden, so nahm der Kranke bei der Quecksilber-Therapie[41], die offensichtlich in bestimmten Fällen durchaus effizient war, noch eine sehr viel größere Tortur auf sich. Unser Zeuge ist diesmal die Frau eines Kölner Binnenschiffers. Ihr Mann, Jorgen von Rodenkyrchen, überlebte die Gewaltkur bei dem Barbier Johann Brüssel nicht. Vor Gericht sagte sie später aus, daß der betreffende Wundarzt ihren Mann »dermaissen geschmirdt hab, daß ime baldt darnach neun zendt [Zähne] usser seinem mondt gefallen, dhie vur uf die banck vom bedt gelagt, auch alspaldt von wegen solches des Bruessels schmirrens gestorben sei«[42]. Weiterhin gab die Witwe noch zu Protokoll, daß »paldt nach dem schmirren irem seligen eheman also jamerlich und beschwerlich sein mondt aufgelauffen und geschwullen und auch seine zunge im monde also dick und mißstalt worden, daß ime sein spraech endtfallen und ehr darnach auch nit mehe hab essen khonnen, und das nhiemantz van groessen stancke der salben nit woll bey dem kranken dauren noch pleiben khondte«[43].

Ähnlich schmerzhaft, ja bisweilen lebensgefährlich waren die

Folgen von »Kunstfehlern«, die Ärzten und Wundärzten damals – kaum anders als heute – unterliefen. Ein Barbier hatte beispielsweise den verletzten Arm eines Patienten so stark geätzt, daß schließlich die Pulsader mit einem heißen Eisen kauterisiert werden mußte.[44] Ein anderer Wundarzt hatte einem Wirt »das fleisch sampt den nerv zusamen gezogen gleich als ein schoster die schog [Schuhe] zu samen zeugt und also einen schmertzen erwerckt, das ehr begundt zu vantaßiren«[45]. Die Vorsteherin eines Kölner Frauenkonvents hatte ebenfalls das Pech, einem unerfahrenen Barbier in die Hände zu fallen, der ihr gebrochenes Bein allzu stark verband und sich dann nicht weiter um sie kümmerte. Er hat, so steht es jedenfalls im Krankenprotokoll, die Patientin »in hefftigen schmertzen etlich dach und nacht lassen ligen, daß das bein ein rotfleisch sy worden undt die schinen haben im fleisch gestochen.«[46]

Nicht in allen Fällen nahmen damals die betroffenen Patienten die qualvolle Behandlung, die ihnen von gutmeinenden Ärzten oder Wundärzten zugefügt wurde, widerspruchslos hin. Wer das Glück hatte zu überleben, der konnte beim Magistrat Klage einreichen. Im Todesfall taten es meist die nächsten Angehörigen. Nur wenige Betroffene reagierten so impulsiv wie der Bauer aus Siegburg, dessen Hodenbruch Meister Johann Brüssel operativ zu heilen versuchte, indem er ihm lediglich einen Hoden entfernte, ohne daß dadurch das »principall gebrech« geheilt wurde. Der so zum »Martir« (Märtyrer) wider Willen gewordene Patient soll, wie ein Zeuge glaubhaft berichtet, gesagt haben: »Hette ich dich vur der pfortzen [Stadtpforte], ich wulte dich machen, man sollte dich mit korben [Körben] hin[ein]dragen«.[47] Der Landmann machte allerdings seinen im ersten Zorn geäußerten Schwur nicht wahr, sondern einigte sich mit dem Barbier auf eine Rückzahlung des Honorars. Kunstfehler-Prozesse im heutigen Sinne gab es damals allerdings noch nicht. Behandlung und Heilung unterlagen dem allgemeinen Vertragsrecht; der Patient konnte den behandelnden (Wund-)Arzt also nur wegen Vertragsverletzung verklagen.[48]

Wie immer man auch diese oder andere Mißerfolge professioneller Heiler beurteilen mag, von denen in den Quellen naturgemäß häufiger die Rede ist als von erfolgreichen Kuren, so kann doch kein Zweifel daran bestehen, daß die Mehrzahl der Patienten offensichtlich mit dem zufrieden waren, was ihnen an Heilungschancen und Behandlungsmöglichkeiten geboten wurde. Allgemeine Aufschlüsse über den Heilerfolg (ob nun infolge der Therapie oder eher aufgrund der natürlichen Heilkräfte des Körpers, muß dahingestellt bleiben) läßt lediglich die Aussage eines Kölner Wundarztes über die während einjähriger Praxis zu verzeichnenden Todesfälle zu. In seiner Eingabe an den Rat der Stadt Köln warf Gerhard Eichhorn die zweifellos berechtigte Frage auf, ob es nicht normal sei und der allgemeinen Sterberate entspreche, wenn von zweihundert Patienten neun stürben.[49] Selbst wenn die Zahl der ihm sozusagen »unter den Händen« gestorbenen Patienten untertrieben und vielleicht in Wirklichkeit doppelt so hoch gewesen wäre, so läge diese Mortalitätsrate noch immer in der Größenordnung – nämlich ein Sterbefall auf zehn Behandlungsfälle –, die im 19. Jahrhundert als statistischer Durchschnitt einer ärztlichen Praxis festgestellt wurde.[50]

Warten auf ein Wunder:
Zaubermedizin und »geistliche Artznei«

Der »Untergang des Magischen«, wie es Keith Thomas[51] einmal genannt hat, ist kein geradlinig verlaufender Prozeß. Auch der modernen, naturwissenschaftlich ausgerichteten Medizin ist es nicht gelungen, Aberglauben und Zaubermedizin in unserer industrialisierten Welt völlig zu verdrängen. Gesundbeter und Spruchheiler erfreuen sich immer noch eines regen Zuspruchs.[52] Allerdings hat sich die Waagschale inzwischen zugunsten des neuen medizinischen Weltbilds geneigt. In der frühen Neuzeit war das noch anders. Im 16. und 17. Jahrhundert hat es trotz zunehmender Kritik von gelehrten Ärzten und Theologen »eine lange Periode der Koexistenz und bewußten gegenseitigen Verstärkung – zumindest auf ideologischer Ebene zwischen natürlichen und übernatürlichen Behandlungsmethoden gegeben«[53]. Der medizinische Pluralismus war damals noch fest verankert, die verschiedenen Therapieformen wurden weitgehend komplementär eingesetzt. Und so waren die Grenzen zwischen erlaubten und verbotenen Heilpraktiken lange Zeit recht fließend, wenn auch bereits Tendenzen zu erkennen sind, zumindest die in der Bevölkerung durchaus populären magischen Heilversuche im Zuge der frühneuzeitlichen Hexenverfolgungen mit einem obrigkeitlichen Bann zu belegen. Das erklärt auch die Anklage, die 1629 gegen den Kölner Harnischmacher Henrich Schurholtz erhoben wurde. Interessant ist, wie er in dieser heiklen Situation sein angeblich strafbares Verhalten gegenüber der Obrigkeit rechtfertigte. Auf die Frage, warum er wegen seines lahmen Sohnes ausgerechnet den Rat eines Wahrsagers in Anspruch genommen habe, gab er die bezeichnende Antwort: »er hette anfangs allerhandt zuleßige mitlen darzu gebraucht, welche, weil nit opperirten, were er endtlich aus mitleidens seines kindts nach dem wahrsager gangen«[54]. Von der Popularität solcher magischer oder alternativer Heilpraktiken in der Bevölkerung zeugt auch die Antwort einer Frau, die im Verhör angab, sie habe wegen ihrer Schluckbeschwerden »allerhandt zuleßiger und unzuleßiger mitlen darzu gebraucht«[55].

Uns erscheint das therapeutische Geschehen, wie es sich in den frühneuzeitlichen Quellen einer deutschen Großstadt widerspiegelt, als sehr komplex, wenn nicht gar als recht verwirrend. Verschiedenartige Krankheitsvorstellungen und Behandlungsmethoden stehen häufig wenig verbunden nebeneinander, so daß wir den Eindruck bekommen, daß Patienten bald in zeitlicher Abfolge, bald auch gleichzeitig von diesen therapeutischen Alternativen Gebrauch machten. Ein System oder ein bestimmtes Verhaltensmuster läßt sich nicht feststellen. Doch ist es naheliegend, daß bei einer ernsten Erkrankung neben der Behandlung mit »schulmedizinischen« Methoden auch Wahrsager befragt, volksmedizinische Heilmittel versucht sowie religiöse und magische Riten durchgeführt wurden.

Wie bereits erwähnt, glaubten die Menschen damals in noch sehr viel stärkerem Maße als heute an übernatürliche Krankheitsursachen. Dieses kausale Denken blieb nicht ohne Konsequenz für die jeweilige Therapie. Die krankmachende Ursache mußte durch spezifische Maßnahmen beseitigt werden, indem man entweder den Zauber unschädlich machte oder (nach christlichem Verständnis) durch Beten und Fürbitte Gott um Erlösung von dem Übel bat. Während das eine Verhalten seit der frühen Neuzeit mehr oder weniger kriminalisiert wurde, ist die Anrufung Gottes und der Heiligen bis heute eine verbreitete und allseits akzeptierte Form der Krankheitsbewältigung.

Wenden wir uns zunächst den magischen Heilpraktiken zu, die trotz der massiven Hexenverfolgungen nie ihre zahlreichen Anhänger verloren haben. Selbst die Vertreter der professionellen Medizin waren in der frühen Neuzeit teilweise noch fest davon überzeugt, daß sie nicht im Besitz der ganzen Wahrheit waren. Das bekam beispielsweise eine Kölner Bürgerin, die wegen plötzlicher Schmerzen an Kopf und Händen Rat in einer Apotheke suchte, zu hören. Die Frau des Apothekers gab ihr die bezeichnende Antwort, sie solle Rat »suchen bey leutten, die verstendiger als sie werren«[56]. Der geschäftstüchtige Gehilfe dagegen wollte ihr das Allheilmittel Theriak und »mastix« (Harz des Mastixbaums) verkaufen. Doch nahm sie sich schließlich den Rat der Apothekersfrau zu Herzen. Auf dem Nachhauseweg wurde sie dann auch noch von einigen Passanten angesprochen, die sich über ihr Aussehen wunderten. Denen zeigte sie bereitwillig ihre kranke Hand, worauf diese einhellig zu dem Schluß kamen, »das wer zauberwerck, so ihre durch boesen leutten angethan seye worden, und ihro geraten, sie solte nach den Capucineren gehen, welche darzu rath wißen«[57]. Diesen Rat, so berichtet die Frau weiter, habe sie dankbar angenommen. Die Kapuzinerpatres hätten ihr etwas gegen Zauberei gegeben, wodurch die Kopfschmerzen wenigstens etwas geringer geworden seien.

Wie in der wissenschaftlichen Heilkunde jener Zeit, so stand auch in der magisch-religiösen Medizin die Diagnose am Beginn des Heilrituals. Doch anders als den Arzt interessierte den Heiler zunächst nicht die Krankengeschichte, sondern die Krankheit. Es galt, so schnell wie möglich deren Wesen und Wirken herauszufinden und nach dem Verursacher zu forschen. Eher konventioneller diagnostischer Mittel bediente sich dagegen der bereits erwähnte Johann Ravenich, der ursprünglich das Posamentierhandwerk erlernt hatte. Ob Verzauberung vorlag, konnte er, wie er steif und fest behauptete, am Urin erkennen. Als ihm die Untersuchungsbeamten nicht so recht glauben wollten, gab er ihnen sein diagnostisches Patentrezept preis: »Wan die urin haar mit bringt, dan ist es gifft, im fall aber die urin weiß ist, dan ist es kalt gifft, und wan sie clar ist, so ist es hitzig gifft.«[58] Schadenzauber als eine äußere Einwirkung auf den menschlichen Körper wurde also von diesem Heiler als eine Art Vergiftung interpretiert.

Eine andere, in der Volksmedizin bis heute bekannte Methode wandte Ursula Horst, die Frau eines Kölner Lastträgers an. Sie hatte von ihrer Mutter gelernt, wie man Krankheiten aus Wachs- oder Talgfiguren erkennen konnte: »Wan die kranckheit St. Crin [Quirin] ist, dan setze das unxels [Unschlitt] bladern«.[59] Schlieren auf dem in eine Form gegossenen Talg wurden also durch Analogieschluß mit der nach dem Heiligen[60] benannten Haut- oder Knochenkrankheit in Verbindung gebracht.

Im Rheinland und in der Gegend von Trier war als Diagnose bei bestimmten Krankheiten das »Messen«[61] sehr verbreitet. Auf diese Weise wollte man vor allem herausfinden, ob jemand am sogenannten »Nachtgriff« litt. Hinter diesem volkstümlichen Krankheitsbegriff verbirgt sich eine Symptomatik, für die es in der damaligen Schulmedizin keinen eigenen Namen gab, so daß man diese Krankheit am ehesten mit einer in der Ethnomedizin bekannten Volkskrankheit namens »susto«, für die es ebenfalls keine wissenschaftliche Benennung gibt, vergleichen kann. Was die Zeitgenossen unter »Nachtgriff«[62] verstanden, hat eine wegen magischer Praktiken in Verdacht geratene Kölner Bürgerin wie folgt beschrieben:»Die leuth werden ahn ihren lenden und sonsten ahm gantzen leib lam und elenden.«[63] Eine eher wissenschaftliche Symptombeschreibung liefert uns der rheinische Arzt und Autor einer Schrift gegen den Hexenwahn, Dr. Johann Weyer. Danach wurden plötzlich auftretende Schmerzen im Rücken und in der Hüfte vom Volk häufig als Dämonenwerk oder »Nachtgriff« bezeichnet.[64] Da das Krankheitsbild nicht immer ganz eindeutig war, mußte von den für übernatürliche Krankheitsursachen zuständigen Heilern (meist alte heil- und zauberkundige Frauen) zunächst einmal festgestellt werden, ob »Nachtgriff« vorlag. Die ausführlichste Beschreibung dieser an die volkstümliche Theorie vom verlorenen Maß anknüpfenden Diagnosetechnik findet man wiederum bei Johann Weyer:

»Fuers erste wirt dem Krancken sein taeglicher und gewoehnlicher Guertel umb den blossen Leib gezogen in der laeng und breyte / wie braeuchlich / Und wenn derselbig wider abgenommen / wirdt dann an ein Nagel gehenckt / mit diesen Worten: ich bitte dich / Herr Gott / durch die drey Jungfrawen / Margaritam / Mariam Magdalenam und Ursulam / du woellst doch an dem Krancken ein Zeichen geben / ob er den Nachtgriff habe oder auch andere Maengel / in dem Namen deß Vatters / Sons / und H. Geistes. Als dise Wort gesprochen seyn / wirt der Guertel nachmals an Nagel auffgehenckt / Ist daß der Guertel dann kuertzer ist, dann er zuvor war / achtet man vor gewiß / daß es die Kranckheyt sey / nemlich der Nachtgriff / Als dann bereyt man sich zu der Huelffe.«[65]

Diese Angaben Weyers werden von den archivalischen Quellen bestätigt. Nach den Aussagen der in Zusammenhang mit magischen Praktiken verhörten Personen[66] wurden sowohl der Leib als auch die betroffenen Gliedmaßen gemessen. Als sicheres Anzeichen für den »Nachtgriff« galt offensichtlich eine Verkürzung des Gürtels von mindestens einer Daumenbreite. Wenn man bedenkt, welche unterschiedlichen Maße sich je nach gewähltem Ansatzpunkt für die Gürtellinie ergeben können, so wird man nicht überrascht sein, daß die »Messerin« sich bei der Diagnose eher auf ihre Menschenkenntnis als auf den Gürtel als »objektiven« Maßstab verlassen konnte.

Außerdem versuchte man, mit den in der Chiromantie bekannten und gebräuchlichen Mitteln Krankheiten zu diagnostizieren. Hilla Croß beispielsweise hatte gelernt, Schwangerschaft aus »den planeten und linien der henden«[67] zu bestimmen. Auch das Sieb, das Wahrsagerinnen benutzten, um damit in die Zukunft zu sehen, wurde gelegentlich als diagnostisches Mittel eingesetzt.[68]

Nach der Krankheitserforschung erfolgte im traditionellen Heilritual die symptomatische Therapie. Diagnostiziert wurde nämlich das Nächstliegende, das Auffälligste, das Symptom. Als wichtige heilende Zaubermittel galten Beschwörung, Zauberspruch und Gebet. Allerdings sind die Grenzen zwischen diesen drei Ausdrucksformen des wirkenden Wortes eher fließend.[69] Die Verquickung von Gebets- und Zauberriten, von Religion und Magie war aber den weltlichen und kirchlichen Obrigkeiten ein Dorn im Auge,[70] so daß recht bald entsprechende Gegenmaßnahmen (u. a. Strafverfolgung) getroffen wurden. So konnte eine Gesundbeterin schnell in den Ruf geraten, eine Hexe zu sein. Die Betroffenen waren sich dieser Gefahr durchaus bewußt. Als Feyen Deckers, die man später als Hexe zu Melaten verbrannte, gefragt wurde, ob sie Krankheiten nicht nur heilen, sondern auch den Menschen zufügen könne, antwortete diese dadurch implizit der Zauberei beschuldigte Frau, »sie konne es keinen anthuen, sondern durch gottes gnade mit dem gurtel helfen«[71].

Zu den christlichen Autoritäten, die von Gesundbetern oder Spruchheilern zur Hilfe gerufen wurden, gehören die Heilige Dreieinigkeit, Gott, Christus und Maria. Eine Berufung auf Heilige oder Engel kam ebenfalls vor, wobei selbstverständlich insbesondere dem lokalen Heiligenkult Rechnung getragen wurde. Magische Gebete und Zaubersprüche kamen bei einer Vielzahl von Krankheiten zur Anwendung. In den Kölner Kriminalakten findet man neben den üblichen Brand- und Wurmsegen[72] auch Segensformeln für »Nachtgriff«[73], »heupt kranckheitten«[74], »St. Crin«-Krankheit[75] und Bruchleiden[76].

Um die Anrufung der Heiligen Dreifaltigkeit und bestimmter Heiliger gruppieren sich magische Floskeln und poetische Formeln, die sich zu bestimmten Typen zusammenfassen lassen. Es gibt heidnische Formen mit christlichem Inhalt, wie beispielsweise in einem Segen bei Bruchleiden:

»daß man ein forsch [Frosch] ey in die erdt
under eine trup [Traufe?] graben, doch erstlich
uber den bruch streichen und folgende wort geprauchen solle:
Das walde gott und seine heilige funf wunden,
die seindt nit geplapert noch gebunden,
gleichwoll seindt sie geheilet zu grundt;
in nahmen des vatters des sohns und des heiligen geistes
und wie das ey als dan in sich verzert,
also schlust der bruch.«[77]

Noch andere Stilelemente des Zauberspruchs, wie zum Beispiel die Analogieerzählung, lassen sich in den Kölner Quellen nachweisen. Dazu gehört der in der Volksmedizin vor allem bei bestimmten Krankheiten gebrauchte Hiob-Segen[78], häufig in Form eines Wurmsegens[79], dessen biblische Grundlage die Stelle der Vulgataübersetzung des Alten Testament (Hiob 2, 7–8) ist, an der es heißt, Hiob liege voll mit (von Würmern verursachten) Schwären auf Strohmist.

Ergänzt werden der Zauberspruch oder das magische Gebet durch bestimmte Gebärden und Vorschriften über die Anwendung. So mußte der Zauberspruch von einer bestimmten Zahl[80] (meist 3, 5, 15, 45) christlicher Gebete in seiner Wirkung verstärkt werden. Diese Gebete hatten zu festgesetzten Zeiten zu erfolgen. Es war also nicht die empirisch erprobte (pharmakologische) Wirkung eines volksmedizinischen Heilmittels (Pulver, Wasser), die im Heilritual eine Rolle spielte, sondern das Wort oder Gebet, das die heilkräftige Wirkung entfaltete. Dazu war es notwendig, den Ritusanweisungen unbedingt Folge zu leisten. Wo das nicht geschah, trat der Heilerfolg nicht ein, oder es kam zu einem Rückfall.

Gelegentlich werden auch magische Handlungen ohne Segens- oder Zaubersprüche erwähnt. Die Hebamme Maria Reno(i)t wandte bei der Geburtshilfe verschiedene volksmedizinische Praktiken an. So riet sie zum Beispiel kranken Wöchnerinnen, Garn von einer Jungfrau, welches ohne Naßmachen gesponnen war, zu gebrauchen.[81] Eine andere Hebamme gab an, sich mit einem totgeborenen Kind ans Feuer gesetzt, eine Muskatnuß in den Mund genommen und »dem kind den adem« eingeblasen zu haben.[82] Ein Wunderheiler kurierte einen Mann von unerträglichen Schmerzen im Bein, indem er »mitt der handt ime beide bain von den knien an biß auff die fueß bestrichen und etliche creutze gemacht«[83] hatte. Ein 13 Jahre alter Lehrling, der von Kindesbeinen an Inkontinenz litt, erhielt von einem kundigen Mann den Rat, in der Christnacht um einen Kirchhof zu laufen und anschließend in der Kirche fünf Ave Maria zu beten.[84] Gegen Impotenz sollte dagegen folgendes Mittel helfen: »Wan du findest eine steeg uber einen zaun unnd wo die feuler eichen sein, so nim ein pfal, zihe ihnen heraus und lasse deinen harn darin, darnach stech das underst zu oberst in das loch«[85].

Zu den vorbeugenden, aber auch heilenden Mitteln der Zaubermedizin zählen nicht zuletzt Amulette. Ihre Anwendung ist für die frühe Neuzeit vielfach bezeugt. Der Kölner Johann Streck zum Beispiel hatte ein Stück Papier in Leinentuch gewickelt bei sich, als er verhaftet wurde. Dieses Mittel war nach seiner Aussage hervorragend geeignet, um Blut zu stillen, wie er vorher an einem Pferd ausprobiert habe.[86] Dr. Arnold Kempis, ein bekannter Alchimist, wollte 1631 auf dem Kölner Markt verdächtige Zettel (»contra febrem und den patienten an den hals [zu] hänken«) verkaufen, was ihm aber offensichtlich nicht gestattet wurde.[87]

Kein Amulett, aber eine Zauberwurzel, die gegen »alle zauberei, an roiß und rindt, an man, weib und kindt« helfen sollte, hielt dagegen der als Quacksalber bezeichnete Cyriacus Vense 1611 auf dem Markt feil. Ein Kölner Bürger hatte ihm, wie er im Verhör zugab, gleich sechs Wurzeln auf einmal abgekauft.[88] Bei diesen Wurzeln handelte es sich vermutlich um Alraunwurzeln, die wegen ihrer menschenähnlichen Gestalt seit dem Altertum als Zaubermittel zur Erlangung von Reichtum, Glück und Liebe galten.[89] Ein nicht näher genanntes Wundermittel erwarben – übrigens für einen horrenden Preis – zwei leichtgläubige Gesellen, nachdem ihnen ein gerissener Händler weisgemacht hatte, daß sie nach der Anwendung dieses Mittels nicht »gewondt [verwundet] oder durchgehauen«[90] werden könnten. An weiteren Zaubermitteln, die sich damals im gesamten Rheinland (und nicht nur dort) einer gewissen Beliebtheit erfreuten, werden noch geweihtes Wasser und gesegnetes Salz erwähnt. Wie Johann Weyer kritisch bemerkte, war die Tatsache, daß so viele Menschen »gesegnet Saltz und wasser in ehren halten«, ein deutliches Zeichen dafür, wie sehr ein ursprünglich religiöser Brauch zu einer magischen Handlung geworden war, mit der Hexen und Teufel gebannt werden konnten.[91]

Die Grenze zwischen der von der Kirche erlaubten »geistlichen Artzney« und abergläubischen Praktiken war fließend. Das zeigt der Fall des Dompredigers Pater Mohr. Mohn Entgen, die sich von einer Hebamme verzaubert glaubte, ging zu diesem Geistlichen, um Hilfe zu bekommen, nachdem sie vorher vergeblich bei einem Judendoktor in Deutz medizinischen Rat gesucht hatte. Im Verhör sagte sie aus, der Pater sei zu ihr gekommen, habe etliche christliche Gebete gesprochen und ihr auch gesegnetes Wasser und Salz gegeben, welches sie fleißig einnehmen sollte. Danach sei es ihr tatsächlich besser geworden.[92] Einem gleichfalls »verhexten« Kind hatte derselbe Pater wieder zur Gesundheit verholfen, indem er ihm ein Amulett (agnus dei) um den Hals hängen ließ.[93] Bereits einige Jahrzehnte zuvor war in Köln ein gewisser Pater Claes tätig gewesen, der vom Volk den bezeichnenden Beinamen »teuffelsfenger« bekommen hatte. Nach seinen eigenen Angaben hatte er einmal zwischen 30 und

40 Personen, die sich von einer Frau mit Namen Moen Eva bezaubert fühlten, mit geistlichen Mitteln geheilt. Wie obskur seine exorzistischen Praktiken teilweise waren, belegt eine Stelle in den Kölner Verhörprotokollen, wo der Schreiber die vom Pater gebrauchte unverständliche Beschwörungsformel in einer Marginalie festgehalten hat: »acha fara, foßa, kruka, tuta, mora, morsa, pax, max deus homo, imax.«[94]

Solche eher abergläubischen als religiösen Praktiken waren nicht nur einem kritischen Zeitgenossen wie dem rheinischen Arzt Dr. Johann Weyer ein Ärgernis. Vor allem ein protestantischer Besucher der Domstadt mußte sich über manche volksreligiöse Bräuche wundern, die zwar von kirchlichen Stellen in ihrem Wert angezweifelt, aber gleichwohl nicht ausdrücklich verurteilt wurden. Der aus Deventer stammende Arnold Buchelius hielt gegen Ende des 16. Jahrhunderts in seinem Reisetagebuch über seinen Besuch in Köln fest: »Das Volk sagt, auf dem Grabe der hl. Kordula stehe ein Baum, dessen Holz von verschiedenen Schmerzen heile. Ich habe ihn selbst gesehen und die Brüder gefragt, ob die Meinung des Volkes wahr sei. Sie sagten, sie wollten diesen frommen Volksglauben, wie sie sich ausdrückten, nicht gänzlich verurteilen; es schien mir aber, als ob sie selbst derartigen Einbildungen nur wenig Glauben beimässen.«[95]

Wenngleich die Unterscheidung zwischen »geistlicher Artzney« und Aberglauben in der Praxis nicht immer einfach zu treffen war,[96] so gab es doch Formen volksreligiösen medizinischen Brauchtums, deren Legitimation nicht oder selten umstritten war. Dazu gehörten beispielsweise das Krankengebet und die Fürbitte im Krankheitsfall.[97] Jedes der relativ zahlreich in Kölner Handschriften überlieferten Gebete beginnt denn auch mit der charakteristischen Bitte und nicht wie bei der magischen Beschwörung mit einem Befehl.[98]

Adressaten solcher Bitten sind meist Gott, Christus, der Heilige Geist, Maria oder bestimmte Heilige. Letztere werden häufig entgegen der offiziellen Lehrmeinung der katholischen Kirche als *unmittelbare* Helfer und nicht nur ihrer Fürbitte wegen angerufen, wie die in einem Kölner Gebetbuch überlieferte Anrufung der Pestheiligen St. Rochus und St. Sebastian beweist.[99] Neben Gebeten mit eher prophylaktischem Charakter stehen solche, in denen göttliche Mächte um Hilfe im Krankheitsfall angegangen werden. Zahlenmäßig überwiegen die Gebete, die bei todbringenden Seuchen Schutz und Hilfe erflehen sollten. Von diesen individuell verrichteten Gebeten zu unterscheiden sind die öffentlichen Fürbitten und Bittprozessionen. So heißt es in einer Kölner Handschrift des 17. Jahrhunderts, daß »man in pestilent zeyden beden und got den almachtigen omb abwendung seiner roeden [Zuchtrute] anlangen und bidden und processionen anstellen«[100] solle. Diesem Rat ist man in der Domstadt aus gegebenem Anlaß häufiger gefolgt. Für das Jahr 1540 beispielsweise vermerkt das Ratsprotokoll, daß in den Klöstern drei Tage lang Bittmessen abgehalten werden sollten, da Dürre und Pest drohten.[101] Auch für spätere Pestjahre sind Bittprozessionen und Bittmessen in den Quellen belegt.[102] Während der Magistrat an diesem christlichen Brauch bis weit ins 17. Jahrhundert festhielt, kamen Einwände bezeichnenderweise von seiten der Geistlichkeit, welche die damit verbundene Ansteckungsgefahr als erste klar erkannte.[103]

Doch nicht nur bei Pestepidemien veranstaltete man öffentliche Gebete. Als 1529 auch Köln von einer unbekannten Seuche heimgesucht wurde, die alsbald vom Volk den Namen »Englischer Schweiß« erhielt, sang man in den Kirchen und Klöstern der Domstadt ein Bittlied gegen die »sweissende soecht«[104]. Diese Bittgottesdienste waren Teil eines alten christlichen Rituals, das sich in der Öffentlichkeit vollzog. Sie waren an keinen besonderen Ort gebunden. Doch gab es in jeder Stadt einige Plätze, die für solche öffentlichen Fürbitten besonders geeignet schienen, wie z. B. Pestkapellen und Pestkreuze, die in bestimmten Kirchen und auch außerhalb der regulären Gotteshäuser zu finden waren.

Ähnliche Hilfe von Gottes Gnaden erhoffte man sich durch Wallfahrten. In diesem Zusammenhang gilt es nicht nur zwischen Einzel- und Kollektivwallfahrten zu unterscheiden, sondern auch den unterschiedlichen Zweck dieser Unternehmungen zu berücksichtigen. Einerseits konnte man mit einer Wallfahrt ein Gelübde erfüllen, welches man in der Krankheit, von der man genesen war, abgelegt hatte, andererseits nahm jemand den Pilgerstab in die Hand, weil er sich vom Besuch eines bestimmten Wallfahrtsorts Heilung seines Leidens versprach.

Zum ersten Typus zählt die Wallfahrt nach Trier, die Hermann Weinsbergs Bruder Christian 1561 gelobt hatte, als er am »roden bauch«[105] krank danieder lag. Eine solche individuelle Wallfahrt mußte nicht unbedingt persönlich ausgeführt werden. So schickte beispielsweise eine Frau ihre 25jährige Tochter mit einem »wachsenen bein und ein krantz von weisen wachs, ieder theil von einem viertel pfundt vors jesu kindtlein zu Trier«[106]. Ein Beispiel für den zweiten Typus von Wallfahrten findet man in den Kölner Gerichtsakten. 1628 sagte eine Frau namens Lisbeth Frowinckell aus, daß sie wegen ihres kranken Kindes ein Opfer für den (heute völlig vergessenen) St. Timerlinus[107] zu Ollesheim im Kreis Düren habe bringen wollen. Für die Bittfahrt habe sie eine andere Frau gewinnen können. Dieser habe sie als Honorar 6 Mark angeboten und ihr 12 Albus für die Messe und einen Weißpfennig für die Kerzen mit auf den Weg gegeben.[108]
Ein beliebtes Wallfahrtsziel in der Nähe Kölns, und zwar insbesondere für Epileptiker, war Kornelimünster. Der Hl. Cornelius, der zusammen mit Hubertus, Quirinus und Antonius zu den vier Schirmherren gehört, die im Rheinland die »Marschälle Gottes« genannt werden, galt als Patron der Fallsüchtigen. Vor allem in der Zeit vom 15. bis 26. September wallfahrtete man zur Reichsabtei Kornelimünster, welche die Reliquien dieses Heiligen besitzt. Dort angekommen erhielten die Pilger »Corneliusbrot« und gesegnetes Wasser aus dem sogenannten Trinkhorn des Heiligen, das gegen Epilepsie helfen sollte.[109] Bei Geisteskrankheiten half dagegen St. Hubertus, der im Rheinland unter anderem in Klein Büllesheim verehrt wurde.
Hilfe bei den verschiedensten Krankheiten erlangte man eben-

falls durch die Fürsprache der Gottesmutter. Der bekannteste Marienwallfahrtsort in der Nähe Kölns war und ist Kevelaer. Wunderheilungen Kölner Bürger sind in den dortigen Mirakelbüchern erst für das frühe 18. Jahrhundert bezeugt, doch gibt es in den Kölner Turmbüchern bereits für das Jahr 1646 einen Beleg dafür, daß an diesem Wallfahrtsort ein ungenannter Mann aus der Domstadt von Marias Gnaden geheilt wurde. Ein lahmer Bettler, der Augenzeuge dieses Ereignisses war, sagte aus, der Mann »seye auf den siebenten, nemblich auf St. Marietag ihm ambt der heiliger miß sub elevatione curirt worden, seine bein hetten angefangen zu krachen, der leib zu schwitzen, der mundt bludt zu speyen und habe folgents darauff die beßere empfunden«[110]. Zur »geistlichen Artznei« zählte nicht zuletzt der Exorzismus. Die Macht des Bösen und die Herrschaft des Teufels waren nämlich für unsere Vorfahren (entsprechend der bis heute gültigen offiziellen Lehrmeinung der katholischen Kirche) unumstößliche Tatsachen. Der böse Geist konnte, wie man gemeinhin glaubte, auch vom Menschen Besitz ergreifen. Viele Geisteskranke galten daher damals als »Besessene«. Ihnen war nur mit exorzistischen Mitteln zu helfen. Eine Magd aus Düsseldorf mit Namen Altegin wurde 1585 auf Befehl des Herzogs von Jülich nach Köln geschickt, da das Gerücht ging, »der bois geist hab seltzam dingen mit einer dumpen sprachen gesprochen [...] wan sie vor sich selbst redt«[111]. In der Kirche St. Ursula beteiligten sich, wie Hermann Weinsberg berichtet, eine ganze Anzahl von Geistlichen, unter ihnen auch Jesuiten, an der öffentlichen Teufelsaustreibung. Die Zahl der Zuschauer war so groß, daß man den Heilungsversuch schließlich an einem ruhigeren Ort fortsetzen mußte. Das Mädchen jammerte und weinte während des Rituals, aber alle Versuche, den Dämon auszutreiben, schlugen fehl. Da offensichtlich keine Gefahr für die Allgemeinheit von ihr ausging, ließ man das Mädchen wieder frei. Ein weiterer Fall von Exorzismus in Köln wird uns für das Jahr 1629 berichtet. Die »Besessene« war ein 19 Jahre altes Mädchen, das eine andere Person als Hexe beschuldigt hatte. Zur Gegenüberstellung mit der von ihr Beschuldigten nahm man vorsichtshalber einige Geistliche mit auf den Turm, und zwar mit der Begründung:»wan die energumena [die exorzierte Person] vom boesen angefochten wurde, daß sie als dan denselben exorcisiren und der persohn zur ruhe helfen«[112] sollten.

Während die Anwendung des Exorzismus auch in den Augen der Kirche nicht immer ganz unproblematisch war, konnte man mit gutem Gewissen den Kranken auf die häufig heilende Wirkung der Sakramente verweisen. So wird von einem Jesuitenpater berichtet, der nach dem Empfang der Hl. Kommunion von der Pest genesen sei.[113] Ein Verwandter Hermann Weinsbergs wurde gesund, nachdem man für ihn eine Messe hatte lesen lassen.[114] Messe, Beichte und Kommunion waren also in gewissem Sinne wichtige Komplementärtherapien, die das zu heilen versuchten, was sich mit konventionellen Heilmethoden nicht behandeln ließ.[115]

Diese und andere Beispiele der nicht immer mit kirchlicher Autorität ausgestatteten Volksreligiösität beweisen, wie bedeutsam damals im Krankheitsfall die »Ökonomie des Sakralen«[116] nicht nur für die kaum »medikalisierte« Landbevölkerung war, sondern auch für das frühneuzeitliche Bürgertum, das immerhin auf ein reichhaltiges und ausreichendes Angebot an professionellen Heilern zurückgreifen konnte. Dabei darf man allerdings nicht verkennen, daß nicht nur die kirchlichen und weltlichen Obrigkeiten häufig nicht genau wußten, wo die Grenze zwischen erlaubten und verbotenen Heilpraktiken religiös-magischen Ursprungs lag. Konflikte waren also unausweichlich und gewissermaßen vorprogrammiert. Die Nachfrage nach solchen therapeutischen Alternativen wurde aber durch solche eventuelle Risiken nicht unbedingt geschwächt. Im Gegenteil: es dürfte nicht wenige gegeben haben, die sich die unklare Lage zunutze machten, sei es, daß sie sich selbst als Wunderheiler berufen fühlten, oder sei es, daß sie in ihrer Not zu einem Zauberpriester, Geisterbeschwörer oder Wahrsager gingen. Die »Entsakralisierung der Schmerzen und Krankheiten« (Robert Muchembled) ist ein langsamer Prozeß, der auch am Ende des Ancien Régime noch längst nicht abgeschlossen ist. Wie neuere Studien[117] zeigen, gab es auf diesem Gebiet auch keine starre Grenze, die die Volksmassen von den aufgeklärten Eliten trennt. Die einen wie die anderen wenden sich nacheinander oder auch gleichzeitig an Ärzte, Wundärzte, Weise Frauen und Quacksalber, ja selbst an »Teufelsfänger«, Wahrsager, Warzenbesprecher und Wunderheiler.

»kum ich zu ir und wil ains schimpfen [spielen]
so krümpt sie sich und wirt sich rimpfen [winden]
und sagt sich krank und macht sich schwach.«

*Klage eines Mannes über seine unwillige Frau in
einem frühneuhochdeutschen Fastnachtsspiel*

6. Die Krankenrolle

Bettruhe und Krankenlager

Unter dem Datum 18. Oktober 1589 findet sich im ›Gedenk-buch‹ des Kölner Ratsherrn Hermann Weinsberg die Bemerkung, daß er sein Bett um eine Paneele schmaler und auch niedriger machen ließ, um im Krankheitsfall leichter von seiner Familie umringt werden zu können. Gleiches berichtet er auch von seiner Schwägerin.[1] In der Tat fehlt es in der Druckgraphik des 16. und 17. Jahrhunderts nicht an bildlichen Darstellungen, die den Kranken auf dem Bett liegend, umringt von Verwandten und Heilern (Arzt, Barbier, Apotheker, Pfleger), zeigen.

Bettruhe ist nicht nur eine Begleiterscheinung der Krankheit, sie ist gleichsam ein Synonym für den Zustand, für das Kranksein schlechthin. Immer wieder stoßen wir in den Quellen auf Sätze wie »krank gewest, daß sie zu bedde gelegen« oder »kranck, daß er zu bedde lach«, die einen deutlichen Hinweis darauf geben, wie damals die Legitimation der Krankenrolle erfolgte. Bezeichnend ist die Frage der Untersuchungsbeamten an einen Kölner Bürger, der sich über mehrere Tage andauernde Schmerzen

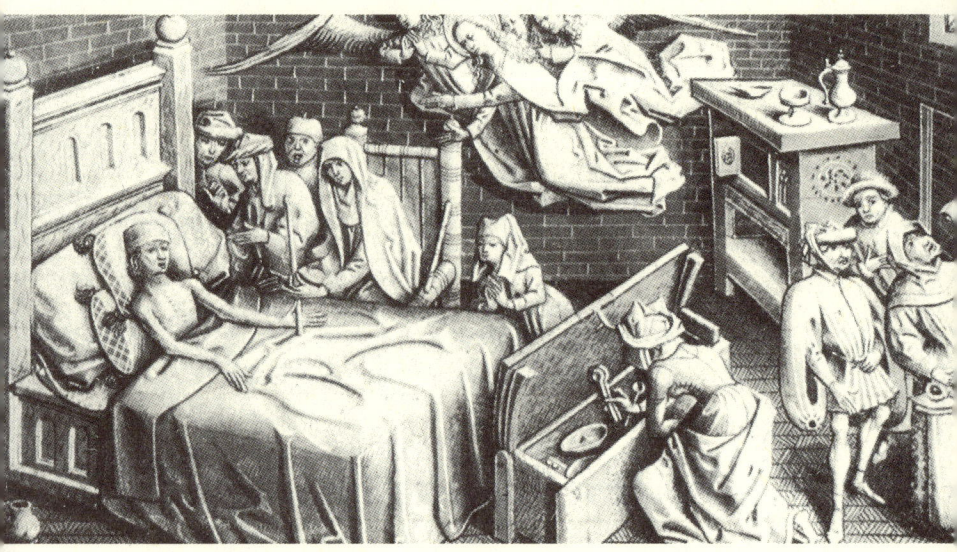

*Einblick in eine spätmittelalterlich-frühneuzeitliche
Krankenstube*

Der Kranke liegt in einem geräumigen Bett und wird von Besuchern umringt.
Außerdem sind alle Utensilien (Eßgeschirr und Trinkgefäße) vorhanden, die
für ein Krankenlager notwendig sind. Sogar einen Besuchersessel gibt es.
Links in der unteren Bildhälfte ist der Arzt bei der Harnschau zu sehen. Daß
aber nicht der Arzt, sondern nur »geistliche Arznei« Hilfe bringt, soll die
Jungfrau Maria, die von zwei Engeln begleitet in die Krankenstube ein-
schwebt, andeuten (Aus einer Bilderhandschrift des 15. Jahrhunderts).

beim Wasserlassen nach dem Geschlechtsverkehr mit seiner
Frau beklagte, »ob er dan desfals bedtleggich gewesen«[2] sei,
worauf dieser antwortete, er habe deswegen fünf Wochen das
Bett gehütet.

Wer sich tagsüber ins Bett begab, signalisierte also seiner
sozialen Umgebung, daß er ernsthaft krank war. Er hatte sich
gewissermaßen selbst die Krankenrolle zugewiesen. Dieses Fak-
tum wurde im allgemeinen von der Umwelt als legitimes Verhalten akzeptiert. Nur selten hören wir, daß es – wie heute üblich –

der endgültigen Legitimation durch den Arzt bedurfte. Blieben Symptome längere Zeit bestehen und verschlechterte sich das Allgemeinbefinden so stark, daß der Betreffende die Alltagsroutine nicht aufrechterhalten konnte, war die Annahme der Krankenrolle geradezu unausweichlich, auch wenn die Schwelle, die dabei überwunden werden mußte, damals wegen der wirtschaftlichen Folgen eines zeitweiligen Ausscheidens aus dem Arbeitsprozeß verständlicherweise höher lag. Nur selten wurde diese schwerwiegende Entscheidung überprüft, und zwar meist nur dann, wenn ungewöhnliche Privilegien (z. B. Strafverschonung) mit der Krankenrolle verbunden waren. Als 1662 ein Gefangener in einem der Kölner Stadttürme vorgab, krank zu sein, »gestalt er dan im beth ligent und verschiedene hochverdechtige zeichen an seinem leib habendt, befunden worden«, schickte man sogleich nach dem städtischen Wundarzt, der feststellen sollte, ob die Krankheit »etwo simuliert sein möchte«[3].

Es lassen sich zahlreiche Beispiele dafür anführen, wie Menschen damals die Annahme der Krankenrolle hinausschoben, indem sie sich erst auf das Krankenlager begaben, wenn es gar nicht mehr anders ging. Fabry von Hilden führt in seiner Fallsammlung zwei typische Krankengeschichten an. Eine vierzigjährige Frau, die an einem äußerst schmerzhaften Abszeß im Bereich der Ohrspeicheldrüse litt, versorgte noch 14 Tage den Haushalt, bis schließlich hohes Fieber und heftige Schwindelanfälle sie zwangen, sich ins Bett zu legen.[4] Ähnlich verhielt sich ein zehnjähriges Mädchen, bei dem ständige Gewichtsabnahme trotz normalen Appetits Schlimmes befürchten ließ. Fabry bemerkte über diese Patientin: »war auch etliche Jahr für ihrem Tod nicht bettlägerig, und wann sie schon ein Feberlein und Husten hatte, konte sie doch in der Haußhaltung der Eltern etlichermaßen dienen, biß ungefähr sieben Wochen für ihrem christlichen Abscheidt«[5].

Wer sich krank fühlt, begibt sich auch heute nicht sogleich ins Bett. Möglicherweise leugnet er die Beschwerden zunächst ab oder zögert die Annahme der Krankenrolle hinaus, indem er sich selbst behandelt. Ein Beispiel für das zuletzt genannte Verhalten liefert Hermann Weinsbergs zweite Frau, die zunächst bei einem fieberartigen Anfall zu allerhand Arzneien griff, aber als alles nicht half, »sich in den leger moist begeben«[6]. Die Furcht, daß man vom Krankenbett nicht wieder aufstehen würde, war damals sicherlich begründeter als heute. So ist es nur zu verständlich, daß sich mancher Hoffnung auf Genesung machte, indem er, wenn es ihm nur eben physisch möglich war, vom Bett aufstand, im Haus herumging, an den Mahlzeiten teilnahm oder, falls er erschöpft war und ein Ruhebedürfnis verspürte, sich auf einem Raststuhl niederließ, statt wieder ins Bett zu gehen.

Wie sah nun das Krankenlager unserer Vorfahren aus? Erste Hinweise findet man bereits in der frühneuzeitlichen medizinischen »Fachliteratur«. Neben dem bereits mehrfach erwähnten Philipp Begardi geht vor allem der Arzt Dr. Johann Daniel Longolius (1677–1740) ausführlich darauf ein. In der von ihm verfaßten Aufklärungsschrift für den medizinischen Laien heißt es beispielsweise: »Jeder Patiente leget mit seiner Niederlage gleichsam eine neue Oeconomie an, welche mehr oder weniger nett und weitlaufftig ist.«[7] Ausstattung und Räumlichkeiten werden ausführlich beschrieben. So solle der Kranke in einem gut temperierten Raum auf einem richtigen Bett liegen und nicht etwa auf Matratzen, die man auf dem Fußboden ausgebreitet hat, oder gar auf losem Stroh gebettet werden. An weiterer Ausstattung nennt er: ein Tischlein, um die Arznei darauf zu stellen, einen Besuchersessel (!) und einen Stuhl für die »natürlichen Unreinigkeiten des Leibes«, der allerdings möglichst unauffällig plaziert werden sollte, damit er den Besuchern nicht gleich ins Auge springe. Ein dezenter Ort war gleichfalls für den Nachttopf und das obligatorische Uringefäß zu finden. Bildschmuck in der Krankenstube erachtete Longolius als überflüssig. Kein Luxus dagegen sei eigenes Geschirr für den Kranken, insbesondere wenn dieser an einer ansteckenden Krankheit litt. Aus dem gleichen Grund empfahl er einen eigenen Kamm und Zahnstocher für den Kranken. Solange der Kranke nicht die ganze Zeit das

Bett hüten müsse, solle er normale, aber warme Kleidung tragen. Falls er im Bett liege, soll zumindest der Oberkörper gut gegen Kälte geschützt sein. Im Falle von entstellenden und ekelerregenden Krankheiten schien es Longolius angebracht, daß der Kranke eine Maske oder Handschuhe trug, um zarte Gemüter unter den Besuchern nicht durch seinen Anblick zu erschrecken. Ein Großteil dieser Ratschläge war bereits lange vor Longolius Teil der häuslichen Krankenpflege. In der Familie Weinsberg beispielsweise, über deren Alltagsleben wir besonders gut informiert sind, richtete man den kranken Haushaltsmitgliedern meist eine separate Krankenstube ein. Mit Sorgfalt bedachte man, wie wir eingangs gesehen haben, die Größe und die Plazierung der Bettstatt. Entstellte Gliedmaßen versuchte man mit besonderer Kleidung zu verbergen. Die kranken Familienmitglieder trugen, wenn sie auf dem Bett sitzend Besuch empfingen, normale Kleidung. Für die bettlägerigen Kranken war also, wie diese Familienchronik beweist, den guten finanziellen Verhältnissen entsprechend gesorgt.

Wer bettlägerig wird, muß einen Großteil seiner Alltagsroutine aufgeben. Die Welt beschränkt sich für ihn plötzlich auf die vier Wände der Krankenstube. Im Unterschied zu heute fand damals die Behandlung einer ernsthaften und langwierigen Krankheit nicht im Krankenzimmer eines Spitals statt, sondern in der Regel in einem eilig hergerichteten Raum im eigenen Haus oder bei Freunden und Verwandten. Trotz aller Aufmerksamkeit und Pflege, die ihm zuteil wird, leidet der Kranke darunter, wie medizinpsychologische Untersuchungen auch für die heutige Zeit nachgewiesen haben, vorübergehend oder vielleicht sogar dauernd auf fremde Hilfe angewiesen zu sein. Von Hermann Weinsberg wissen wir beispielsweise, was er empfand, als ihn in seiner Studentenzeit einmal ein heftiges Fieber an das Bett fesselte: »Der mont stank mir, das heubt war ronzumb [rundherum] vol leus [Läuse] und placks [Ausschlag] wie ein korst [Kruste]. Ich bleif [blieb] ein weil platt zu bedde ligen und konne nit gain noch stain; lach do ganse tag und nachten allein, hat

wenich troist, dan min wirtfrau dede ir best, was sei kont.«[8]
Obwohl seine Hauswirtin sich, wie er schreibt, rührend um ihn
kümmerte und ihn pflegte, fühlte er sich offensichtlich in der
Krankenstube einsam und verlassen.

Trost und Abwechslung vermittelten – wie unsere Vorfahren
zu schätzen wußten – allein die Besucher. Der Besuch am Krankenbett[9] gehört zu den festen Ritualen, die damals noch ausge-
prägter und auch selbstverständlicher waren als heute. Der Besuchersessel, den Longolius für die ideale Krankenstube vorsah,
symbolisiert den Stellenwert, den unsere Vorfahren solchen Soli-
daritäts- und Mitleidsbekundungen zumaßen. Doch waren nicht
alle Besucher gleichermaßen willkommen. Nicht ganz zu
Unrecht fürchtete man sich vor Erbschleichern, welche die Gelegenheit nutzen wollten, den Letzten Willen des Kranken zu ihren
Gunsten zu beeinflussen. Das Gesprächsthema »Testament«
war, sofern es nicht vom Kranken selbst angeschnitten wurde,
aus verständlichen Gründen am Krankenbett tabu.[10] Dafür bot
sich aber meist reichlich Gelegenheit, über andere Dinge zu
sprechen, die den Kranken berührten, nämlich seine Krankheit
und den Heilungsverlauf. Wie wir später noch sehen werden,
waren es gerade die Besucher am Krankenbett, die von den
behandelnden Ärzten am meisten gefürchtet wurden, denn diese
ließen es sich nicht nehmen, die eingeleiteten therapeutischen
Maßnahmen zu kommentieren und ihrerseits Alternativvor-
schläge zu unterbreiten, oder wie es ein Zeitgenosse, der Wormser Stadtarzt Philipp Begardi, einmal treffend ausdrückte: »So
eyner zu beth ligt [...] geht jederman ab und zuo / do die freund /
do die nachbawern / und gibt jederman radt / seins verstandts.«[11]

Stigmatisierung durch Krankheit

In jeder Gesellschaft gibt es verschiedene Formen von Stigmata.
Da sind zunächst die durch Krankheit verursachten physischen
Deformationen, die bei den Nichtbetroffenen, den sogenannten

»Normalen«, Abscheu erregen.[12] Krankheit als Stigma ist also ein jahrtausendealtes Phänomen. Bereits die Bibel beschreibt den Aussätzigen als einen Menschen, der von den anderen wegen seines Aussehens gemieden wird. Später kommen noch andere Krankheiten (z. B. Syphilis[13]) hinzu. Heute sind es insbesondere AIDS[14] und teilweise auch Krebs[15], die ähnliche Stigmatisierungsprozesse in Gang setzen.

Bleiben wir aber bei den in der frühen Neuzeit bekannten Krankheiten. Geisteskrankheit war damals noch nicht so eindeutig mit einem Stigma verbunden wie heute.[16] Die meiste Abscheu hatte man zweifellos vor Lepra- und Syphiliskranken. Ein Kölner Bürger namens Antonius Schwartz beispielsweise wurde 1612 Opfer übler Nachrede, als man ihm nachsagte, »er solte oder möchte mit den abschewlichen pocken oder frantzosen [...] behafftet sein«[17]. Er ließ sich deshalb amtsärztlich untersuchen und über das negative Untersuchungsergebnis eine notarielle Bescheinigung ausstellen. So wie Antonius Schwartz reagierten damals viele Opfer solcher Verleumdungskampagnen. Ihr Verhalten wird verständlich, wenn man weiß, welche Konsequenzen diese Gerüchte hatten. Die Frau eines Weißgerbers beispielsweise berichtete, daß sie wegen der ihr unterstellten Syphiliserkrankung die Amtsstube nicht betreten durfte.[18] Einem Bauhandwerker, den man verdächtigte, die »Franzosen« zu haben, wurde »die abholunck des wassers, feuers und anderer sachen bey den nachbahrn verbotten«[19]. Ein Mann, dessen Frau wegen Syphilis bei einem Barbier in Behandlung war, weigerte sich, aus demselben Glas Wein zu trinken, aus dem vorher seine Frau getrunken hatte.[20] Den Kranken mit einer solchen »abschewliche(n) kranckheitt«[21] wurde sogar die Aufnahme in eines der beiden Kölner Krankenhäuser in der Regel verweigert.

Stigmatisiert waren auch Pestkranke und solche, die Umgang mit ihnen hatten. Peter von Merrem, der nach eigener Aussage neun Monate die Kranken im Pesthaus gepflegt hatte, beklagte sich beim Rat darüber, daß er »nunmehr geschewt werde«[22], und bat darum, ihn als Soldat in städtische Dienste zu übernehmen, was ihm allerdings ohne nähere Begründung abgeschlagen wurde. So überrascht es auch nicht, daß man gleich mit Verleumdungsklagen reagierte, wenn jemandem fälschlicherweise nachgesagt wurde, er habe Umgang mit Pestkranken gehabt.[23] Die sozialen Folgen eines solchen Vorwurfs waren beträchtlich. Der Betreffende wurde – wenngleich nicht wie bei Lepra auf Lebenszeit – zum Außenseiter.

Nicht anders, vielleicht sogar noch schlimmer erging es Menschen, die im Verdacht standen, aussätzig zu sein. Hermann Weinsbergs Knecht hatte lange Zeit ein »bois bein«, das nicht zuheilte. Das kam den Nachbarn suspekt vor, und man redete bereits darüber, ob das nicht vielleicht ein Zeichen von Lepra sei. Um den Gerüchten ein Ende zu bereiten (»das folk wonderten sich, das mir in an unserem disch zogen [Tisch behielten]«[24]), ließ er sich schließlich zu Melaten untersuchen und wurde für rein erkannt. Wie schwer es war, dem Verdacht auf Lepra und der damit verbundenen Stigmatisierung zu entrinnen, zeigen die Fälle, in denen der »Freibrief« der medizinischen Sachverständigen nicht anerkannt wurde. Wegen eines solchen Vorgangs entspann sich einmal sogar ein Streit zwischen der Kölner Medizinischen Fakultät und dem Rat der Stadt Bonn.[25]

Eine wichtige Rolle im sozialen Ausgrenzungsprozeß spielen die Stigmasymbole.[26] Man achtete vor allem auf auffällige und relativ stabile Körpermerkmale. Wer also Geschwüre[27] oder gar eine Glatze[28] hatte, geriet leicht in den Verdacht, geschlechtskrank zu sein. Jedenfalls werden solche äußerlich sichtbaren »malzeichen« immer wieder in Verleumdungsklagen als Auslöser des Stigmatisierungsprozesses genannt.

Ähnliches gilt für den Verdacht auf Lepra.[29] Häufig genügten bereits eine rote Nase, ein paar Pusteln im Gesicht, rote Gesichtsfarbe, eine Bartflechte, Heiserkeit oder ein Nasenpolyp, um jemanden des Aussatzes zu verdächtigen. Während die medizinischen Experten gemeinhin auf die Ausprägung und Intensität einzelner Körpermerkmale sowie auf das Zusammentreffen mehrerer dieser Zeichen achteten, reichte für den Laien bereits das Vorhandensein einer einzigen pathologischen Hauterscheinung aus, um seine »Diagnose« zu stellen. Ein entstelltes Äußeres wirkte vermutlich auf die Menschen damals kaum weniger abstoßend als auf uns heute[30], nur kamen sie häufiger mit solchen für das Leben »gezeichneten« Personen in Kontakt, da die plastische Chirurgie und andere Errungenschaften der modernen naturwissenschaftlichen Medizin noch unbekannt waren.

Es gab auch äußerliche Stigmasymbole, die den Betroffenen von anderen förmlich aufgezwungen wurden. Dazu zählen bei Leprakranken die Kleidung und die obligatorische Klapper. Pestkranke und Personen, die mit ihnen Kontakt hatten, wurden dagegen aus der Menge hervorgehoben, indem man ihre Häuser besonders kennzeichnete, was allerdings viele Betroffene nicht als sinnvolle Quarantänemaßnahmen, sondern − nicht ganz zu Unrecht − als Stigmatisierung empfanden.[31] Andererseits findet man gelegentlich auch Beispiele für eine »freiwillige« Annahme des Stigmasymbols. Darunter fallen in der frühen Neuzeit vor allem diejenigen Bettler, »die da kloepperlin tragen als ob sie ussetzig weren unnd doch nit sind«[32]. Oft fingierten Bettler mit allerlei Tricks körperliche Stigmasymbole (Verstümmelungen und ekelerregende Körpermale), um so leichter und schneller in den Genuß eines Almosens zu kommen.

Ein Stigma muß, um eine soziale Wirkung zu erzielen, sichtbar oder sonstwie wahrnehmbar sein. Eine aussätzige Person mit einer Klapper gab nach den damals geltenden gesellschaftlichen Konventionen ein unmißverständliches Signal ab, auch wenn die spezifischen Körpermerkmale für den Nichtfachmann auf den ersten Blick nicht deutlich ausgeprägt oder erkennbar waren. Im Gegensatz zu dieser meist von der Obrigkeit erzwungenen Identifizierung gab es allerdings auch so etwas wie eine freiwillige Offenlegung oder gar bewußte Zurschaustellung des Stigmas. Mit dem gewissermaßen zeitlosen Interesse an Horror und dem Ekelgefühl der Mitmenschen ließen sich nämlich auch Geschäfte machen.[33] So erhielt im Jahre 1600 ein Mann vom Kölner Magistrat die Erlaubnis, sein Kind, »welches schier einem monstro [...] gleich sein soll«[34], gegen einen Obolus von einem Schilling pro Person öffentlich auf dem Markt zu zeigen. 1664 bewilligte man einem Mann, der mit vier Füßen geboren worden war, daß »er sich publice besichtigen laßen« möge.[35] Zu dieser Kommerzialisierung des Stigmas gehört in gewissem Sinne auch die öffentliche Zurschaustellung von Geisteskranken, indem man diese entweder an Ketten auf Märkten und Straßen herumführte[36] oder sie zur Besichtigung in den Irrenhäusern oder Spitälern freigab.[37]

Für diejenigen, die an einer stigmatisierenden Krankheit leiden, gibt es verschiedene Möglichkeiten, sich situationsgemäß zu verhalten.[38] Es ist menschlich nur zu verständlich, daß die Betroffenen häufig versuchten, das Stigma – so es nicht offen zutage lag – nach Möglichkeit zu verheimlichen oder über dessen Existenz hinwegzutäuschen. Die Verheimlichung wurde auch dadurch begünstigt, daß Ärzte, Wundärzte und Apotheker bereits damals an die Schweigepflicht gebunden waren.[39]

Mit Verschwiegenheit rechneten vor allem die Syphiliskranken, die ein starkes Interesse daran hatten, daß ihr Leiden nicht einer größeren Öffentlichkeit bekannt wurde. Nach der Aussage eines Kölner Wundarztes baten selbst geheilte Patienten, »die kranckheit nicht als franzosen [zu] offenbahren«[40]. Außerdem war es üblich, daß der behandelnde Barbier selbst auf besondere Nachfrage hin keine Auskunft an dritte Personen gab. Wollte man also gewährleisten, daß die Syphiliskranken weiterhin das offizielle Heilersystem in Anspruch nahmen und nicht, wie gelegentlich berichtet wird[41], ihr Glück bei einem medizinischen Laien versuchten, so mußte der behandelnde Barbier auf absolute Diskretion achten. Das führte oft dazu, daß die in schweren Fällen vorgeschriebene Untersuchung durch die Amtsmeister umgangen wurde, indem man das Gremium erst gar nicht über eine begonnene Behandlung in Kenntnis setzte. Manche Syphiliskranke hielten ihr Leiden selbst vor den nächsten Angehörigen geheim.[42]

Auf ähnliche Versuche, eine stigmatisierende Krankheit

geheimzuhalten, trifft man bei Pestkranken und ihren Kontaktpersonen. So ließ sich Hermann Weinsbergs Bruder Christian
heimlich die Ader schlagen, als er sich einmal schlecht fühlte und
es mit der Angst bekam, da so mancher Verwandte und Bekannte
bereits kurz zuvor von der Seuche hinweggerafft worden war.[43]
Später, als die Pestbeulen offen zutage traten, war jedes Leugnen
sinnlos. Welche Reaktion in diesem Stadium von der nächsten
Umgebung zu erwarten war, hatte bereits Hermann Weinsbergs
Schwester während der Epidemie von 1553 erfahren müssen. Als
sie, die dann unerwarteterweise doch mit dem Leben davonkam,
»b(e)ulen« an ihrem Leib bemerkte, soll sie ausgerufen haben:
»Nu werde ich vur uch allen gescheut!«[44] Auch die noch nicht
erkrankten Personen, die mit Pestkrankheiten in häuslicher
Gemeinschaft lebten, versuchten nach Möglichkeit, über Pest-
fälle in ihrer unmittelbaren sozialen Umgebung hinwegzutäuschen, indem sie beispielsweise »nit allein die salvatoris bilder,
alß ein verordnetes kenzeichen inficyrter heuser, auff welche
solche angeschlagen worden«[45] abrissen, sondern sich auch ohne
jede Scheu in den Straßen und auf öffentlichen Plätzen zeigten.

Wie immer man diese Form des »Stigma-Managements« aus
ethischer Sicht auch beurteilen mag, es war für die Betroffenen
vielfach die einzige Möglichkeit, einer Vielzahl von Diskrimini-
rungen zu entgehen. Grund genug, Krankheiten und ihre äußeren Zeichen nicht nur um ihrer selbst willen, sondern zugleich
auch wegen ihrer verheerenden sozialen Wirkungen zu fürchten.
Oder wie es Hermann Weinsberg mit Verweis auf seine durch
Pockennarben entstellte Stieftochter lapidarisch ausdrückte:
»die uffsprach [das Gerede] hat sie neben irem smertz und ver-
derbnis«[46] gehabt.

Isolierung und Quarantäne

Eng verbunden mit der Stigmatisierung bestimmter Krankheiten ist die räumliche und soziale Isolierung der Betroffenen. Die Krankenrolle entbindet zwar von vielen gesellschaftlichen Pflichten, bedroht aber gleichzeitig die sozialen Bindungen des Kranken. Indem sein Tagesablauf anders ist als der eines Gesunden, tritt automatisch eine gewisse Isolation ein. Im Normalfall bedeutet diese Absonderung aber auch eine Annäherung, denn plötzlich rückt der Kranke in den Mittelpunkt der Familie, die ihm Pflege und Hilfe angedeihen läßt.[47]

Allerdings gab und gibt es noch Krankheiten, die zu einer totalen Isolierung führen, weil die Gesellschaft sich von ihnen bedroht fühlt. Was gegenwärtig AIDS-Kranken widerfährt oder auch nur angedroht wird, ist ein bekanntes Muster sozialer und räumlicher Isolierung, die in früheren Jahrhunderten vor allem Aussätzige, Geschlechts- und Geisteskranke zu spüren bekamen.

Da man früher keine wirksamen Heilmittel gegen Lepra kannte und die Ärzte der Krankheit hilflos gegenüberstanden, blieben als einzige Möglichkeit rigorose Maßnahmen, wie sie bereits im Alten Testament angedeutet werden (3. Mose 13,

Auf der linken Bildhälfte der nebenstehenden Abbildung sieht man oben, wie ▷
Personen, die sich für aussätzig halten oder von ihren Mitmenschen als leprös
angesehen werden, von zwei Ärzten – an der weichen Rundkappe erkenntlich
– untersucht werden. Nur diejenigen, die offiziell als Aussätzige anerkannt
worden waren, hatten in der Regel Anspruch auf einen Platz im Leprosenhaus und Teilnahme am jährlichen üppigen Spendenmahl (siehe Bankett-
szene). An einigen Orten war es üblich, daß bei der Aufnahme in die Gemeinschaft der Leprosen eine Messe für den Betreffenden gehalten wurde, die
eine Art Übergangsritus von der Welt der Lebenden in das Reich der noch
lebenden Toten darstellt (vgl. rechte Bildhälfte). Die Aussätzigen, deren
Symptome (deformierte Nasen, Hautausschläge, Gehbehinderung) auf diesem Holzschnitt grob angedeutet werden, galten als ansteckend, daher hält
der in der Bildmitte sitzende Arzt zum Schutz ein Tuch vor das Gesicht. Die
auf dem Boden liegende Siechenklapper sollte die Gesunden vor der Annäherung warnen (Nürnberger Holzschnitt aus dem Jahre 1493).

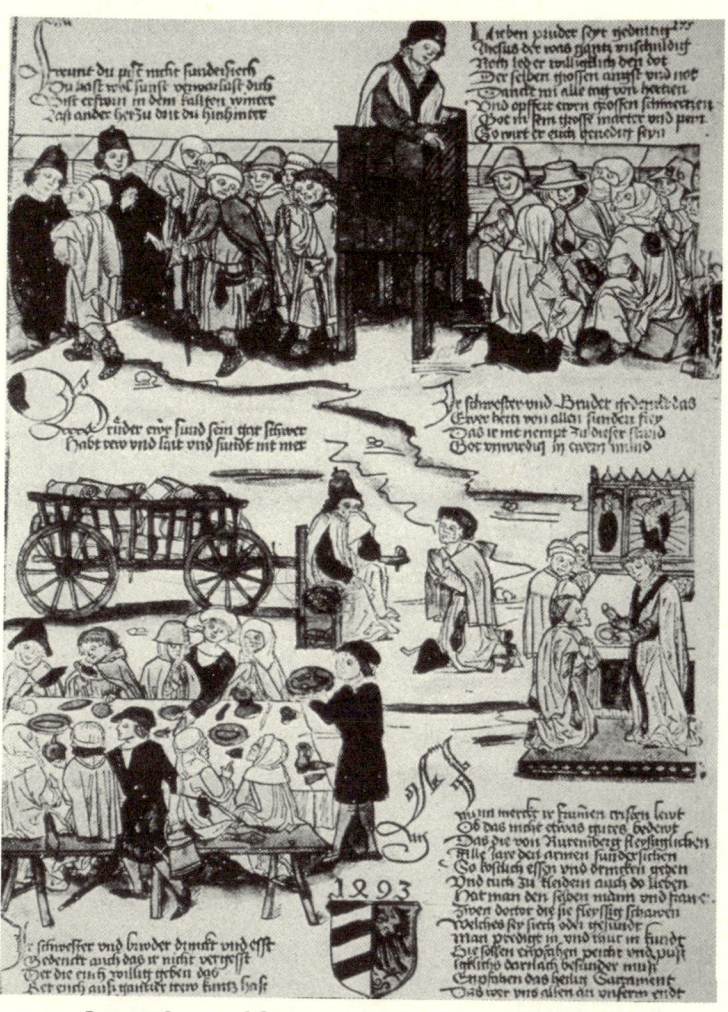

Lepraschau und Speisung der Aussätzigen in Nürnberg

45–46).[48] Wer an Lepra litt oder vom zuständigen Expertengremium als aussätzig diagnostiziert wurde, wußte um die seine soziale Existenz bedrohenden Konsequenzen, denn dem Urteil »aussätzig« (immundus) folgte gleich die verbindliche Anweisung, den betreffenden Kranken von der Gesellschaft abzusondern. Wer genügend Mittel hatte, war gezwungen, sich eine Pfründe in einem der vor den Toren der Stadt gelegenen Leprosenhäuser zu kaufen. Unbemittelte Kranke wurden meist kostenlos dort aufgenommen. Gleichwohl gab es, zumindest außerhalb der großen Städte, genügend Leprakranke, die allein vom Bettel lebten und als Obdachlose von Ort zu Ort zogen.[49] Aber selbst in den Städten, die mit bürgerlichen Armenstiftungen reichlich gesegnet waren, bestand kein Anspruch auf die Aufnahme in ein Aussätzigenspital. Als 1574 in Köln eine Frau namens Tryn von Vrechen von den Ärzten für rein, von dem Laiengremium zu Melaten aber für aussätzig erklärt wurde, verwandten sich Dr. Bernhard Dessen von Cronenburg und Dr. Dietrich Birckmann für die ihrer Meinung nach zu Unrecht des Aussatzes verdächtigte Frau und baten, sie in dem Frauenkonvent, dem sie angehörte, wohnen zu lassen und die offensichtlich widerwilligen Mitbewohnerinnen zu ermahnen, die Frau nicht weiter zu behelligen, denn wenn man sie aus der Stadt weisen würde, müßte sie aus Armut sterben.[50] Die Leprosen, die ein gewisses Eigeninteresse daran hatten, daß es genügend Pfründner zu Melaten gab, sahen natürlich die Konsequenzen, die ihre Diagnose für den betreffenden Kranken hatte, mit anderen Augen als die Ärzte, die wohl nicht allein aus Standesdünkel heraus die Auffassung vertraten, daß eine »solche hohe sach, domit ein mensch der gemein und etwo seiner wolfart verwisen solt werden, billicher naech altem brauch professioni medicae als solchen slechten idioten solt committiert werden«[51]. So überrascht es nicht, daß ausweislich der Dekanatsakten im Zeitraum 1491–1664 nur in 10 von insgesamt 174 von der Medizinerkommission behandelten Fällen das Urteil »immundus et sequestrandus« lautete, zum letzten Mal übrigens 1556.[52]

Als 1572 in Nürnberg ein Mann wegen des Verdachts auf Aussatz untersucht wurde, stellten die Ärzte bei ihm fest, daß er »mit der Seuch der Frantzosen verunreinet, wiewol abschewlich vnnd zu fliehen, jedoch derhalben Er von Gemeinschaft der Menschen nit sol abgesondert werden«[53]. Nachdem für die Zeitgenossen die venerische Natur der Syphilis recht bald feststand und die Ansteckungsgefahr[54] erkannt worden war, wandelte sich auch die Einstellung zu den von der »Lustseuche« betroffenen Kranken. Die Syphilis erhielt das Stigma des Sündhaften, das sich bei den Geschlechtskrankheiten zum Teil bis heute erhalten hat.[55] Das hatte, je nach sozialem Stand, gravierende Konsequenzen für die geschlechtskranken Männer und Frauen. Sie gerieten in die Isolation. Teilweise wurden sie – wie vor ihnen bereits die Aussätzigen und Pestkranken – von der Gesellschaft abgesondert, indem man spezielle »Blatternhäuser« für sie einrichtete, nachdem man sie zunächst in Leprosen- bzw. Pesthäusern zwangsweise untergebracht hatte.[56] In einigen Städten sah dagegen die räumliche Einschließung etwas anders aus. Entweder verhängte man über die Syphiliskranken, wie in Luzern[57], eine Art Hausarrest oder Quarantäne, oder man überwies sie wegen ihrer »abschewlichen kranckheit« nicht wie üblich an die allgemeinen Krankenhäuser, sondern an die zahlreichen, auf Syphiliskuren spezialisierten Heiler, wobei die Armen unter ihnen meist mit einem kleinen Unterstützungsbetrag für die anfallenden Therapiekosten rechnen konnten.[58] Aus den Kölner Akten wissen wir, daß die Patienten während einer solchen Kur weitgehend von ihrer sozialen Umgebung isoliert waren. Sie empfingen nur selten Besuch von Familienangehörigen oder Freunden und lagen meist allein in einer ungemütlichen Kammer, die der Barbier für sie hergerichtet hatte.[59] Diese »Privatkuren« unterschieden sich also von der Unterbringung in speziellen Spitälern höchstens durch ihren »freiwilligen« Charakter, nicht aber in der daraus resultierenden vorübergehenden Absonderung von der Gesellschaft.

Ein Teil der bereits von den oberitalienischen Städten wäh-

rend des späten Mittelalters angeordneten Vorbeugungsmaß-
nahmen läßt sich auf die damals weitverbreitete Miasma-Lehre
zurückführen. Man meinte nämlich, daß aus dem Boden durch
Zersetzungs- und Fäulnisvorgänge Dünste aufsteigen, die
»Miasma« (griech. »Verunreinigung«) enthielten und dadurch
Krankheiten und Epidemien verursachten. Gegen den Pesthauch sollten schützen: reinigende Feuer, Parfums, Schutzmas-
ken, Reinigung der Straßen, Schließung der infizierten Häuser
und nicht zuletzt die Isolierung der Kranken. Die letztere Maßnahme war ein gravierender Eingriff in die Privatsphäre der
Bürger und entsprechend unpopulär. In der frühen Neuzeit gab
es kaum eine europäische Stadt, die nicht im Verlauf einer Pestepidemie die Infizierten und ihre Kontaktpersonen unter Quarantäne stellte.[60] Allerdings mußte die Isolierung der Pestkranken in deren Häusern oder im eigens dafür hergerichteten Pest-
spital vielfach zwangsweise erfolgen. Kaum jemand gehorchte
freiwillig dem Gebot der Vernunft, wie es der Verfasser eines
Kölner Pesttraktats gerne gesehen hätte:

> »Weiters ist zu wissen / daß diejenigen / so entweder mit dieser
> Seucht behafft seyn / und damit gehen und stehen können /
> oder aber noch frey seyn / vnd dannoch auß Noth / Lieb / oder
> eigenem Willen / (welches nit zu rathen) in den Pesthäussern
> bleiben, daß selbige verpflicht seyen in ihren Häusseren / so
> viel möglich / sich einzuhalten / vnd nicht vnder andere
> gesunde Leuth zu gehen / oder mit ihnen zu essen / zu trincken
> / vnd gemeinschafft zu halten.«[61]

Die Wirklichkeit sah meist anders aus. Die Verstöße gegen die
von der Obrigkeit angeordneten Quarantänemaßnahmen sind
Legion. Selbst durch empfindliche Geldstrafen ließen sich die
Bürger offenbar nicht abschrecken, die Isolierung der Pestkranken zu durchbrechen. So kam dem Magistrat der Stadt Köln am
8. März 1666 zu Ohren, daß ein Bäcker auf der Weyerstraße
seinen Laden geöffnet hatte, obwohl zwei seiner Kinder kurz
zuvor an der Pest gestorben waren. Als der städtische Haupt-

mann, wie in einer Ratssitzung berichtet wurde, ihn zur Schließung des Geschäfts aufforderte, habe der »becker nit allein keine schuldige folg geleistet, sondern seinen hauptmann mit ungebuhrlichen widrigen worten«[62] beschimpft. Auch die Nachbarn hinter St. Apern beklagten sich einige Monate später über eine Witwe und die bei ihr wohnenden fremden Personen, die »den krancken in inficyrten heuseren nit allein dienen, sondern auch aus denselben allerhandt sachen bey nächtlicher weil ausschaffen, auch sogar mit der contagion behaffte anderwerts vertriebens einnehmen«[63].

Wenn auch vielleicht die Quarantäne in Privathäusern nicht immer funktionierte, so sollte man annehmen, daß im städtischen Pesthaus die Isolierung der Kranken konsequenter gehandhabt wurde. Doch weit gefehlt! Während der Pestepidemie von 1665/66 wurden in Köln immer wieder Klagen über den »nächtlichen verbleib gesunder und ins pesthaus nit gehöriger«[64] Personen laut. Außerdem beschuldigte man wiederholt den Pestmeister und seine Bediensteten, ohne Rücksicht auf die von ihnen ausgehende Ansteckungsgefahr die Wirtshäuser in der Stadt aufgesucht zu haben. Durchaus sinnvolle Maßnahmen, wie hier die Isolierung der Pestkranken, scheiterten also an dem Widerstand der Betroffenen, die soziale Nähe offensichtlich höher schätzten als die Furcht vor einer sehr realen Ansteckungsgefahr.

Gelegentlich berichten die Quellen auch über die erfolgreiche Durchführung beschlossener Quarantänemaßnahmen. Ein Soldat, bei dem man 1634 die Pest diagnostiziert hatte, wurde nicht in eines der beiden allgemeinen Kölner Krankenhäuser (»Weite Tür« bzw. »Revilien«) eingeliefert, sondern »zustundt in das pesthaus«[65] gebracht, wo er wenig später verstarb. Auch Isolierung ohne behördlichen Zwang kam natürlich vor. So berichtet Hermann Weinsberg, daß ihn einmal die Frau seines jüngst an der Pest verstorbenen Neffen gebeten habe, sie bei sich aufzunehmen. Als guter Hausvater[66] lehnte er dieses Ansinnen ab, stellte ihr aber das abgelegene, in seinem Besitz befindliche

Weingartenhäuschen in der Achterstraße als Krankenquartier zur Verfügung. »Des war sie frohe, gynge denselben tag dahyn, war des zu fryden«[67], wie der Chronist damals in seinem ›Gedenkbuch‹ notierte. Seine Befürchtungen erwiesen sich übrigens als begründet, denn vier Tage nach dem Einzug in dieses »private« Pestquartier starb die Frau an der Seuche.

Eines darf man übrigens nicht verkennen, wenn man auf markante Vollzugsdefizite bei den damals beschlossenen seuchenpolizeilichen Maßnahmen hinweist: Die Pest selbst isolierte die Menschen nicht weniger als die Mechanismen, die sich eine fürsorgliche Obrigkeit zur ihrer Kontrolle und Eindämmung erdacht hatte. Die Kranken wurden nämlich, wie so häufig in zeitgenössischen Berichten beklagt, von Freunden und Verwandten im Stich gelassen. Wer sich aber gleichwohl aus Pflichtbewußtsein oder anderen Gründen um die Infizierten kümmerte und nicht sein Heil in der Flucht suchte, wahrte zumindest räumliche Distanz. In Köln wurde den Pestkranken beispielsweise Essen und Arznei durch eine eiserne Klappe in der Tür gereicht.[68] Nicht einmal ihren Letzten Willen konnten die von der todbringenden Seuche heimgesuchten Personen in der gewohnten Weise bekunden. Wie aus Zusätzen in mehreren Kölner Testamenten eindeutig hervorgeht, stand der Notar mit zwei Zeugen vor dem Haus des Kranken auf der Straße und hörte sich aus sicherer Distanz an, was der Erblasser testamentarisch zu regeln wünschte.[69]

Nur einige Geistliche, die als Seelenhirten den Kranken und Sterbenden in bewundernswerter Weise beistanden und ihnen die Sakramente spendeten, durchbrachen diesen von der Gesellschaft selbst oder sonst von der Obrigkeit eingerichteten *cordon sanitaire* und damit die soziale Isolierung der Pestkranken. Allerdings bezahlten sie diesen Dienst am Nächsten, zu dem sie laut kirchlicher Vorschrift[70] nicht verpflichtet waren, in vielen Fällen mit dem eigenen Leben. Von den Alexianerbrüdern, die sich in Köln intensiv um die Pestkranken kümmerten und die Leichen zu Grabe trugen, starben im Juli 1665 drei, im August fünf, im

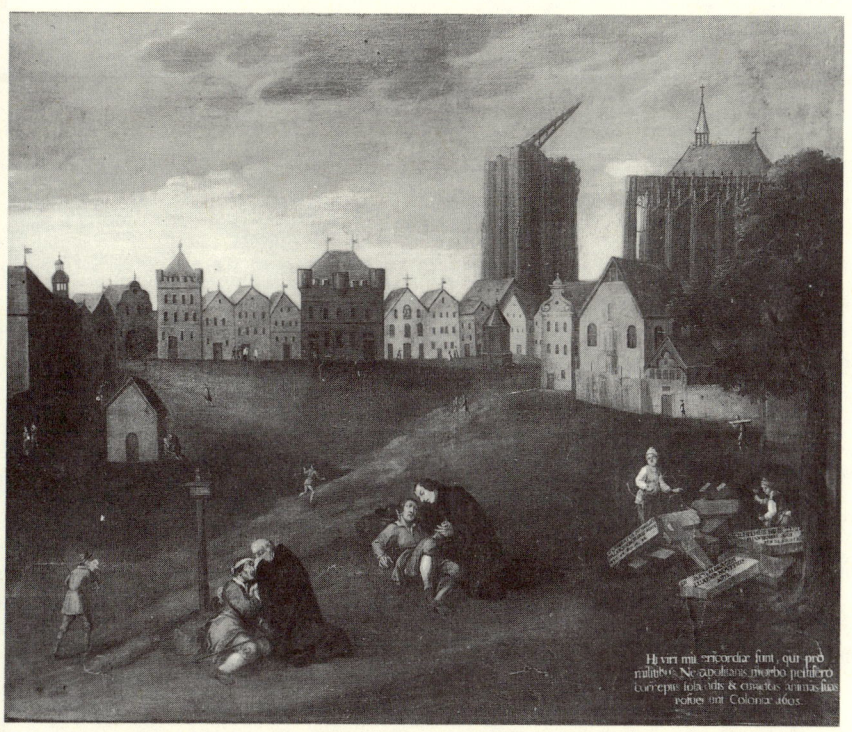

Hi viri mi~ ~ricordi~ funt, qui pr~
~llihi~ Neapolitanis morbo peltifero
correpti~ foldndis & ~maclis animas fuas
~otdeu~ uit Coloni~ 1605

Mitglieder des Alexianer-Ordens kümmern sich um zwei an der Pest
erkrankte neapolitanische Adlige. Im Hintergrund sind die noch unvollende-
ten Türme des Kölner Doms zu erkennen. Links im Vordergrund sieht man
einen Passanten, der sich ein Tuch vor den Mund hält, an den krank danie-
derliegenden Fremden vorbeieilen (Gemälde eines unbekannten Malers des
17. Jahrhunderts aus dem Besitz des ehemaligen Kölner Alexianer-Klosters).

September sieben, im Oktober fünf, im Dezember zwei, so daß schließlich von den Mitgliedern dieses Konvents nur einer am Leben blieb. Dieser breitete zuletzt die Ordenskleider der verstorbenen Brüder in der Kapelle des Alexianerklosters über die Kommunionbank aus und versuchte auf diese spektakuläre Weise opferbereite junge Männer zum Eintritt in das Kloster zu bewegen.[71]

Beistand *und* Isolierung waren Facetten des damaligen Verhaltens gegenüber Pestkranken. Vereint dargestellt sind diese beiden Verhaltensweisen auf einem Kölner Gemälde, das an die Pest im Jahre 1605 erinnern soll. Die Szene spielt auf dem Domhof. Im Hintergrund erblickt man den Domkran, während im Vordergrund drei Steinmetze bei der Anfertigung von Grabkreuzen zu sehen sind. In der Mitte des Platzes liegen zwei neapolitanische Soldaten, die ganz offensichtlich an der Pest erkrankt sind und im Sterben liegen. Neben ihnen knien zwei Alexianerbrüder, die ihnen in der letzten Stunde beistehen. In sicherer Entfernung sieht man einige Passanten, die aus Furcht vor Ansteckung essiggetränkte Tücher vor ihr Gesicht halten. Dieses Bild war als Lobpreis auf den unermüdlichen und wagemutigen Einsatz der geistlichen Krankenpfleger gedacht, für uns aber ist es heute ein eindrucksvolles bildliches Zeugnis von der sozialen Isolation der Pestkranken und dem Nebeneinander von Furcht und Heldenmut im Angesicht des Todes.

Die Einstellung zu den Geisteskranken hat sich vom Mittelalter bis heute grundlegend gewandelt. Während heute zum Teil immer noch der »verwaltete Wahnsinn«[72] als Grundmuster kollektiven Umgangs mit psychisch Kranken vorherrscht, kannte die frühneuzeitliche Gesellschaft eine Ausschließung und Isolierung nur im Einzelfall, und zwar nur dann, wenn der betreffende Kranke sich selbst oder andere durch sein abweichendes Verhalten gefährdete.[73] Wenn also im folgenden immer wieder von Einsperren und Ausgrenzung die Rede ist, so muß man dabei stets im Auge behalten, daß es sich in diesen Fällen nicht um die Regel, sondern um die Ausnahme im Umgang mit Geisteskranken handelt. Eine typische Krankengeschichte wird uns beispielsweise im Ratsprotokoll des Jahres 1651 berichtet. Der Kölner Magistrat wurde damals um Hilfe angesucht, weil ein »wahnsinniger mensch bey S. Severin [...] mit großem geschrey und angreiffung der leuth«[74] für Aufregung sorgte. Der Magistrat gab, wie schon bei früheren Vorfällen[75] dieser Art, den Befehl, ihn durch die Gewaltrichter in Verwahrung zu nehmen. Man brachte also entweder die betreffende Person, von der Gefahr für die Gemeinschaft ausging, in eines der Stadtgefängnisse und verwahrte sie dort, bis eine vorübergehende Besserung des Geisteszustandes eintrat, um sie dann abzuschieben[76] (falls sie nicht das Bürgerrecht besaß) oder sie, wenn keine Aussicht auf Besserung bestand, in das Krankenspital »Revilien« einzuliefern.[77]

Die Isolierung der Geisteskranken von den übrigen Spitalinsassen war in den städtischen Spitälern nahezu perfekt. Jede Zelle war durch eine mit einem Schloß gesicherte starke Tür abgesperrt, auf die jeweils eine Nummer geritzt war. Die Insassen erhielten ihr Essen in eisernen Schüsseln gereicht, die durch Ketten gesichert waren.[78] Jede Zelle hatte ein »heimliches Gemach« oder einen Abort, der gelegentlich gereinigt werden mußte. Viermal im Jahr, und zwar jeweils an den Quatembertagen, wurden die Geisteskranken aus ihren »Hundhäusern« herausgeholt und gründlich von dem eigens dafür ins Spital bestellten Barbier und seinen Gesellen gereinigt. Auch wurden ihnen bei dieser Gelegenheit die Haare und Fingernägel geschnitten. Dazu waren besondere Sicherheitsvorkehrungen nötig, denn diese als gemeingefährlich eingestuften Kranken ließen diese Prozedur offensichtlich nur unwillig über sich ergehen. So war man oft auf die tatkräftige Hilfe der Büttel, die in Köln Gewaltrichterdiener hießen, angewiesen. Die genannten Gerichtsboten waren auch beim Wiedereinschließen behilflich. Daß diese strenge Absonderung im Interesse der Gemeinschaft im Falle einer schweren Geisteskrankheit unbedingt geboten war, beweist unter anderem ein Eintrag im Rechnungsbuch des Spitals »Revi-

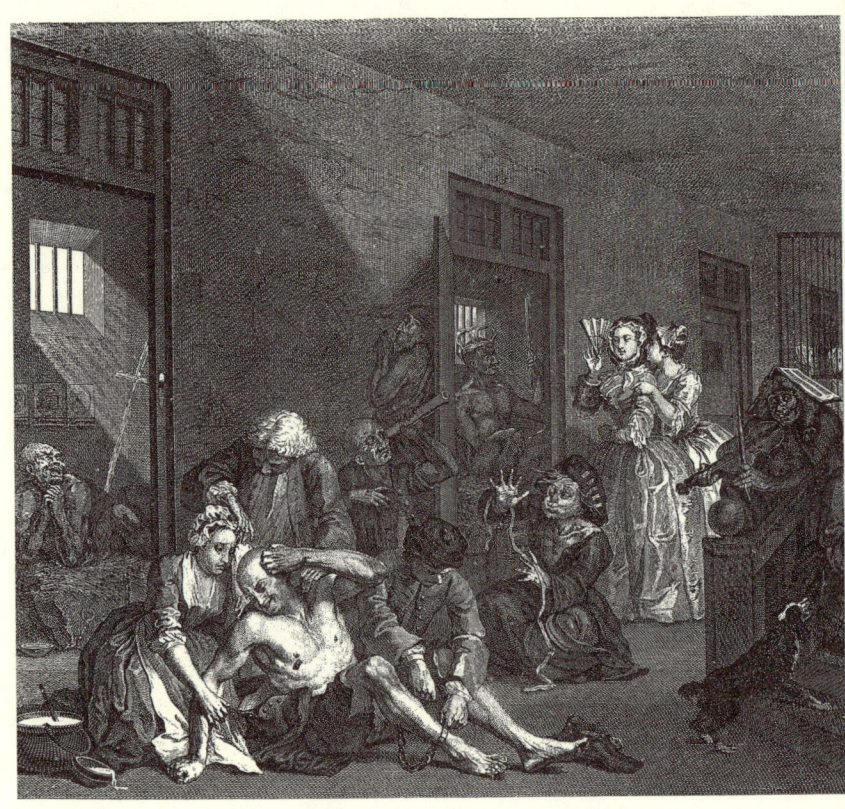

Szene aus einem Irrenhaus des frühen 18. Jahrhunderts
Ähnlich wie im berühmten Londoner Bedlam-Hospital waren auch in Köln
und anderen deutschen Städten die Geisteskranken in Zellen eingesperrt.
Die beiden gutgekleideten Damen sind Besucherinnen, die sich an den Irren
»ergötzen«. Solche Sonntagsvergnügungen waren damals nicht nur bei der
bürgerlichen Oberschicht, sondern auch im Volk äußerst beliebt (Kupferstich
von William Hogarth, 1735).

lien« vom 7. Juli 1623: »seindt meiner h. gewaltrichters dieneren alheir im hospitall gewesen, einen dollen menschen zu visiteren und außzulassen, welcher bey seich gehapt ein messer, ein beissel undt etliche stein aus dem heußgen gebrochen.«[79]

Doch nicht immer kam es bei Formen schweren Wahnsinns zu einer Einweisung in das dafür vorgesehene städtische Spital. »Revilien« war sozusagen nur eine Notlösung, wenn andere Möglichkeiten zur Sicherheitsverwahrung nicht bestanden. So genehmigte der Rat der Stadt Köln 1570 ohne zu zögern den Antrag etlicher Nachbarn, ein »gemach« zur Unterbringung eines Wahnsinnigen zu errichten. Aus diesem Grund lehnte es der Magistrat 1577 auch ab, einen unsinnigen Knecht zu »Revilien« aufzunehmen, und machte statt dessen den Verwandten die sichere Verwahrung des betreffenden Kranken zur Auflage. Wie wir von Hermann Weinsberg erfahren, lebten damals viele wahnsinnige (»dolle«) Personen abgeschirmt bei ihrer Familie.[80] Auch in einigen der Kölner Klöster hatte man besondere Zellen für geisteskranke Mitbrüder sowie für Bürger, die von ihren Verwandten dort gegen Entgelt untergebracht worden waren.

Für den Historiker ist es nahezu unmöglich herauszufinden, wie die eingesperrten Irren – soweit diese überhaupt noch ihre Umwelt wahrnahmen – die Isolierung von ihrer normalen Umgebung empfanden und wie sie schließlich – außer vielleicht mit Aggressionen – darauf reagierten. Insofern ist es ein ausgesprochener Glücksfall, daß sich das Protokoll von einem Verhör eines geistesgestörten Jesuiten in den Beständen des Kölner Stadtarchivs erhalten hat.[81] Gerhard Pesch von Kempen, wie der betreffende Pater hieß, gelangte zu trauriger Berühmtheit, weil er drei Mitbrüder, darunter den Prior, in einem Anfall von Verfolgungswahn erstochen hatte. Bereits einige Jahre zuvor war man im Orden auf das seltsame Verhalten Pater Gerhards aufmerksam geworden.[82] Erst als er dann »seher gedollet und bei nächtlicher weilen von einem orth zum anderenn gelauffen unnd alsolch geschrey und unrhow angestalt, daß niemandt rasten noch schlaffen khunnen, und auch der ursachen halber, daß sie, die herrn, sich besorget, daß bestimpter Gerhardt sich selbst oder andern ungemach thun sollen, [...] haben sie mit beschwertem gemüte denselben müssen allein in einem feinen gemach und guter stuben an der erdenn bei dem hoff staende, bewaren lassen«[83]. Der hier zitierte Zeuge fügte ausdrücklich hinzu, daß es sich dabei nicht um eine Zelle oder ein Gefängnis, sondern lediglich um eine besondere Stube gehandelt habe. Dort sei der geistesgestörte Pater von seinem ebenfalls im Kloster wohnenden Bruder mit Speis und Trank versorgt worden. Weiterhin erfahren wir, daß der Kranke häufig die Nahrung verweigert und in die »schusselen seinn wasser unnd sunst opus natura gemacht«[84] habe. Doch nicht nur durch diese Absonderung hoffte man, den wahnsinnigen Mitbruder allmählich wieder zur Besinnung bringen zu können. Der obenerwähnte Zeuge gab auf Befragen schließlich zu, daß »die herrn ein oder zweimall Gerhardt, wanne derselber zu seher unrewig [unruhig] gewesen und viel gedollet, gleich den kinderen geschicht, mit rutten gestrafft, umb zu versuchen, ob er als solche straff mhe [mehr] als daß er allein in einem gemach verhaltenn wurde ein mhe [hier: größere] abschew truge«[85]. Wie allerdings der jahrelange Arrest und die gelegentliche Prügeltherapie auf den Betroffenen tatsächlich gewirkt haben, läßt sich in diesem Fall nicht nur vermuten. Im Verhör rechtfertigte nämlich der geistesgestörte Gerhard Pesch seine Bluttat damit, daß er gegeißelt worden sei und »vur zweien jarn in einem chammergenn [Kämmerlein] gefenglich leiden und ligen mussen«. Und er vergaß nicht hinzuzufügen, daß er, wie er sich ausdrückte, eine »halbe helle [Hölle] in berurter [der besagten] camer gehatt« habe[86]. Allerdings nahmen ihm die städtischen Untersuchungsrichter diese recht rationale Erklärung (Rache für angetanes Leid) nicht ganz ab, weil er zwischendurch im Verhör allerlei »fantasei« von sich gab. Wie immer man die Aussage des verhafteten geistesgestörten Mörders auch beurteilen mag, sie zeigt, daß selbst bei Formen schweren Wahnsinns der Kranke die von der Gesellschaft als notwendig erachtete Isolation als bedrückend empfinden konnte.

Krankheit entbindet auch heute noch von vielen Pflichten in der Gesellschaft, fordert aber gleichzeitig vom Kranken ein bestimmtes Verhalten, das die ihm zugebilligte Sonderstellung verdeutlicht und gleichzeitig rechtfertigt.[87] Dieses Verhalten wiederum unterliegt einer Kontrolle. Die sozialen Normen, die vor mehr als vierhundert Jahren die Krankenrolle konstituierten, besitzen allerdings heute nur noch teilweise Gültigkeit. Das hängt nicht zuletzt mit der Veränderung des Krankheitsspektrums zusammen. Akute, epidemisch auftretende Infektionskrankheiten (Pest, Ruhr, Cholera) spielen heute keine Rolle mehr, hingegen dominieren langwierige, oftmals chronisch verlaufende, aber dank der Fortschritte auf dem Gebiet der Medizin nicht unbedingt immer schmerzhafte Erkrankungen mit nicht eindeutig zu stellender Diagnose das Krankheitspanorama. Diese Veränderungen haben Folgen für die Zuweisung der Krankenrolle; denn krank ist nur derjenige, der in bestimmter Hinsicht, d. h. in den Augen der jeweiligen Gesellschaft, anders ist als die übrigen.

Wenn sich jemand seiner sozialen Umgebung gegenüber als »krank« erklärt und ein entsprechendes Krankheitsverhalten an den Tag legt (z. B. seinen Aufgaben und Pflichten nicht mehr in der gewohnten Weise nachkommt), so geht sein Befinden nicht mehr nur ihn selbst an. Aus der subjektiven Wahrnehmung von Symptomen ist ein sozialer Sachverhalt geworden. Die Gesellschaft ist aufgefordert, darüber zu entscheiden, bei welchen Befindlichkeiten jemand legitimerweise den Krankenstatus fordern darf.[88] Für die vorindustrielle Gesellschaft mit ihrem epidemiologisch geprägten Krankheitsspektrum waren es in der Regel die elementaren, intersubjektiv erfahrbaren Symptome, wie z. B. Fieber, Schmerz, Bewegungseinschränkung, die bei der für die Zuweisung des Krankenstatus wichtigen Laiendiagnose die maßgeblichen Kriterien lieferten.

Während damals also in der Regel die soziale Gruppe bestimmte, was als normal und was als krank gelten durfte, ist diese Entscheidung heute meist dem Arzt überlassen. In der vorindustriellen Gesellschaft, in der die medizinische Professionalisierung noch in ihren Anfängen steckte, hatte der Ärztestand die soziale Kontrolle über legitimes Kranksein noch nicht für sich monopolisiert. Als Kontrollinstanzen fungierten vor allem die unmittelbaren Bezugspersonen wie Familienmitglieder, Freunde und Bekannte.[89] Sie registrierten eine Änderung im normalen Verhalten und überprüften anhand ihres Alltagswissens, ob als Ursache eine ernsthafte Gesundheitsstörung in Frage kam. War ihr Eindruck negativ, so gab es entsprechende Reaktionen. Diese reichten vom einfachen Übersehen und Negieren der »Leiden« einer Person bis hin zum Verdikt, dieser oder jener sei gar nicht krank, sondern simuliere nur.

Gelegentlich wird in den Quellen darüber berichtet, daß jemand eine Krankheit oder ein Leiden nur vortäuschte und alsbald als Simulant entlarvt wurde. Auch Hermann Weinsberg wurde einmal, wie er in seinem ›Gedenkbuch‹ schreibt, das Opfer einer solchen Täuschung. Seine zweite Frau, mit der er häufig in Streit geriet, wollte ihn glauben machen, sie sei schwanger gewesen und die Leibesfrucht eines Nachts von alleine abgegangen.[90] Der Chronist war allerdings mißtrauisch; denn am selben Tag, an dem sie ihm mitteilte, ihre Regel sei ausgeblieben, entsprach ihr Krankheitsverhalten offensichtlich nicht den damals herrschenden sozialen Normen. Sie blieb nämlich nicht zu Hause (auch nicht an den folgenden Tagen) und signalisierte somit, daß sie eigentlich gesund war. Der Verdacht erhärtete sich, als Hermann Weinsberg gefaltetes Papier in ihrem Nachttopf fand und daher annehmen mußte, daß der angeblich abgetriebene Embryo, den ihm seine Frau in der Dunkelheit gezeigt hatte, ein papiernes Machwerk gewesen war. Als diese fingierte Krankheitsepisode vorüber und der Ehestreit beigelegt war, kam es bei Weinsbergs Frau abermals zu einem Eifersuchtsanfall. Sie gebärdete sich wie eine Geisteskranke und drohte sich zu erstechen.[91] Weinsberg brachte sie zur Räson, indem er ihr damit drohte, »nach iren kindern schicken und den sulchs [solches] klagen« zu wollen. Daraufhin beruhigte sie sich, denn sie hatte vermutlich eingesehen, daß sie mit ihrem vorgetäuschten Krankheitsverhalten vor einem größeren Kreis von Zeugen nicht bestehen würde.

Unter den Simulanten, denen von sekundären Kontrollinstanzen (Magistrat, Kirche, Zunft etc.) vorgeworfen wurde, daß sie, ohne krank zu sein, unter bewußter Täuschung der Umwelt die Privilegien der Krankenrolle (Befreiung von der Arbeitspflicht, Mitleid und materielle Anteilnahme) anstrebten, waren damals – wie wir bereits gesehen haben – vor allem Bettler. Der ›Liber vagatorum‹ (ca. 1510 verfaßt), das wohl berühmteste Gaunerbüchlein der frühen Neuzeit, kennt allein zehn verschiedene Typen von Simulanten, die mit ihren angeblichen Krankheiten den Leuten ein Almosen abschwindelten.[92] Die »klenckner« gaben sich beispielsweise als ehemalige Gefangene aus und täuschten Verstümmelungen und Körperschäden vor. Die »grantner« simulierten Fallsucht und Ergotismus. Die »zikkusse« gaben sich als Blinde aus. Die »vopper« täuschten Geisteskrankheiten vor. Die »dutzbetterinnen« behaupteten von sich, Wöchnerinnen zu sein. Die »biltregerinnen« fingierten eine Schwangerschaft. Die »jungfrawen« gaben sich das Aussehen von Aussätzigen. Die »seffer« täuschten mit Salben allerlei (Haut-)Krankheiten vor. Die »schweiger« simulierten Gelbsucht. »Burckhart« war die Bezeichnung für diejenigen Bettler, die behaupteten, sie litten am Antoniusfeuer (Ergotismus). Wer nun glaubt, diese bunte Schar von Simulanten sei der Phantasie eines Schriftstellers entsprungen, wird durch die archivalischen Quellen eines Besseren belehrt. Einige Beispiele mögen genügen, um den Einfallsreichtum dieser Simulanten zu zeigen.

Besonders häufig wurde – was wir uns heute kaum vorstellen können – eine stigmatisierende Krankheit, nämlich Lepra, vorgetäuscht. Dazu bedurfte es in der Regel keiner großartigen Verstellungskünste. Meist genügten eine Klapper und die entsprechende Kleidung, um als angeblicher Aussätziger in den Genuß eines Almosens zu kommen.[93] Andere Krankheiten erforderten raffiniertere Täuschungsmanöver. 1631 wurde in Köln Philipps de Matt aus Utrecht, zum Zeitpunkt seiner Verhaftung 35 Jahre alt, verhört. Auf die Frage, »ob er nit sein heubt verbunden und sich angenomen gehabt als wan er kranck, dha er doch frisch und gesont gewesen?«, gab er die folgende Antwort: »thette vor diesem das feber und derhalben das thuech umbgebunden, sonsten seye willig gewesen, diesen tagh zu verreisen«.[94] Ein anderer Bettler, den man ungefähr zur gleichen Zeit aufgegriffen und ins Gefängnis gebracht hatte, gab dagegen unumwunden zu, daß er simuliert habe. Gefragt, »warum er dan sein angesicht angestriechen und mit den henden und armen gezittert und sich kranck angenomen als wan er kranck were, dha er doch frisch und gesondt?«, antwortete er ganz unverblümt: »Habe solches gethan, umb die leutt zur barmhertzigkeit zu bewegen und prauchen zu solcher farben den safft aus den brenneßeln.«[95] Einige Jahre später ertappte man einen aus Halberstadt gebürtigen siebenunddreißigjährigen Mann dabei, wie er Körperlähmung vortäuschte, indem er auf Händen und Füßen kriechend die Passanten um ein Almosen für eine Wallfahrt ansprach. Den Bettelvögten war dieses Verhalten verdächtig vorgekommen, und so holte man Zeugenaussagen ein. Unter anderen wurde auch der Herbergswirt befragt. Dieser bestätigte, daß er den Bettler bereits vor der angeblichen Wunderheilung in Kevelaer dabei beobachtet hatte, wie sich dieser »auf seine knehen aufgerichtet und das abgefallene hew zusammengekert«[96] habe.

Fast in jedem der hier geschilderten Fälle zog die unrechtmäßige Inanspruchnahme der Krankenrolle Sanktionen nach sich. Die Bettler wurden nicht nur, wie üblich, der Stadt verwiesen, sondern ihre Strafe wurde beispielsweise durch eine zusätzliche Tracht Prügel oder eine Verurteilung zu acht Tagen Arrest bei Wasser und Brot noch verschärft.

Noch von einer anderen Form vorgetäuschten Leidens berichten die Kölner Quellen. Bereits 1577 erschien Johann Weyers kleine Schrift über das »Angebliche Fasten« (›De commentitiis jejuniis‹)[97], in welcher der rheinische Arzt und Bekämpfer des

Hexenwahns gegen die Leichtgläubigkeit und Wundersucht seiner Zeitgenossen zu Felde zog. Er schildert dort den Fall der zehnjährigen Barbara Kremers aus Unna, von der die Eltern behaupteten, sie habe über ein Jahr weder Speise noch Trank zu sich genommen, noch Stuhl oder Harn gelassen. Weyer ließ sich jedoch von den schriftlichen Zeugnissen, die das Mädchen bei sich hatte, nicht beeindrucken und erreichte vom Herzog von Kleve, daß das Mädchen für einige Zeit zu ihm in Logis gegeben wurde. Mit Hilfe seiner Frau entlarvte Weyer alsbald die Simulantin, und nach knapp einer Woche speiste das angebliche Wundermädchen am gemeinsamen Mittagstisch. Während Barbara Kremers und ihre Eltern auf Weyers Fürbitte hin glimpflich davonkamen, mußten andere enttarnte Betrüger, die solch wunderbares Fasten von sich behauptet hatten, mit schweren Leib- und Ehrenstrafen rechnen.[98] Doch die Hoffnung des milde gestimmten Herzogs, daß in Zukunft die Menschen klüger sein und solche Täuschungsmanöver eher durchschauen würden, erfüllte sich nicht. Wenige Jahre später brachte man, wie Fabry von Hilden berichtet[99], ein etwa vierzehnjähriges Mädchen aus dem Herzogtum Jülich nach Köln, wo man es im Gasthof »Zum Weißen Roß« zur Schau stellte. Die Eltern erklärten, ihre Tochter habe drei Jahre lang ohne jegliche Speise und Trank gelebt, und untermauerten ihre Behauptung mit glaubwürdigen Zeugenaussagen. Auch Fabry ließ sich, obwohl er das Mädchen näher in Augenschein nehmen konnte, von der offensichtlich perfekten Mimikry täuschen. Allerdings verwunderte ihn, daß das junge Mädchen so unbekümmert mit ihren Altersgenossinnen spielte und auch keinerlei Beschwerden beim Atmen und Sprechen hatte. Das Mädchen blieb noch einige Monate in Köln und wurde von den Bürgern der Stadt, die täglich in Scharen zum Gasthof pilgerten, gehörig bestaunt. Während Fabry 1603, als er dieses Ereignis aufzeichnete, keine weiteren Angaben über das spätere Schicksal des Mädchens machen konnte, erfahren wir aus einer der späteren ›Observationes‹, daß das Mädchen mit dem wunderbaren Fasten 1619 noch am Leben gewesen sei.[100]

191

Diese und andere Fälle von Simulation, die sich zufällig in den Quellen erhalten haben, beweisen, daß informelle Normen im Bereich des Krankheitsverhaltens damals bereits existierten, während die formellen Normen in Gestalt von gesetzlichen Vorschriften, wie sie heute die Annahme der Krankenrolle bestimmen, kaum ins Gewicht fielen. Denn Krankheit befreite zwar – und daran hat sich bis in die Gegenwart nichts geändert – von der Arbeitspflicht, machte aber den Menschen gleichzeitig arbeitslos. Während in der modernen Industriegesellschaft der Arbeiter oder Angestellte im Krankheitsfall meist einen Versicherungsanspruch geltend machen kann, ist der Handwerker oder Bauer unter den Bedingungen vorindustrieller oder vorwiegend agrarischer Produktion auf eigene finanzielle Ressourcen, erworbenes Sozialkapital oder die Barmherzigkeit der Gesellschaft angewiesen. Eine gewisse Ausnahme bilden die Vorformen der betrieblichen Krankenversicherung einzelner Firmen sowie die Hilfskassen der Zünfte und Gesellenverbände. Auch dort war genau geregelt, wer die Hilfe im Krankheitsfall in Anspruch nehmen durfte. Bevor die Kasse Unterstützung leistete, wurde zunächst die Bedürftigkeit des Antragstellers überprüft.[101]

Krankheit wurde also aus den genannten Gründen nur in Fällen akuter, kurzdauernder Erkrankungen als Aufgaben- und Rollenbefreiung betrachtet. Längere Krankheit dagegen bedeutete damals vor allem Leistungsunfähigkeit und beschwor die Gefahr herauf, die Familie in Armut zu stürzen. Die Krankenrolle[102], wie wir sie aus der modernen Industriegesellschaft kennen, widersprach den damaligen Lebens- und Arbeitsbedingungen. Die Einstellung der Gesellschaft dem Kranken gegenüber und die Bewertung von Krankheit und Gesundheit haben sich, wie wir gesehen haben, im Laufe der Geschichte gewandelt, wenngleich die Unterschiede nicht so groß sind, wie man gemeinhin vermutet. Der kranke Mensch nimmt in jeder Gesellschaft eine gewisse Sonderstellung ein. In der frühen Neuzeit bedurfte es im Unterschied zu heute noch einer gewissen »Lesbarkeit« der Zeichen. Da die Zubilligung der Krankenrolle

damals noch nicht von der professionellen Medizin monopolisiert worden war, mußte sich die Gesellschaft auf äußere Zeichen
wie Bettruhe (Normalfall) sowie bestimmte Rituale und Stigmasymbole (bei einzelnen Krankheiten), die jedermann einsichtig
waren, verlassen. Diese äußeren Codes erfüllten ähnliche Funktionen wie die diversen Kleiderordnungen, die die ständische
Gliederung in der frühen Neuzeit sinnfällig zum Ausdruck
brachten.

»Ein Artzt habe dreyerley Angesichter
das erste eines Engels /
wann er zum Krancken kompt /
das zweyte eines Gottes /
wann er ihn curirt
und das dritte eines Teufels /
wann er bezahlt sein wolle«.

H. J. Ch. von Grimmelshausen,
Simplicissimus Teutsch (1669)

7. Krankheitsbewältigung

Krankheit als Kostenfaktor

Die krancken unsers volcks foerchten den kosten / und kommen dadurch in grosse geferligkeyt / dann sie woellen eyntwerders bald genesen oder sterben / mit kleynem kosten«[1], schrieb im Jahre 1539 der Wormser Stadtarzt Philipp Begardi in seiner medizinischen Aufklärungsschrift und spielte damit auf ein in der Medizingeschichte bisher vernachlässigtes Problem an: die Kosten einer Behandlung und die Möglichkeiten ihrer Finanzierung. Anders die Ärzte, die im 16. und 17. Jahrhundert medizinische Abhandlungen für einen breiteren Leserkreis verfaßten. Sie wußten aus eigener Erfahrung und Beobachtung, daß ein Großteil der Bevölkerung sich den Schritt, die Hilfe professioneller Heiler in Anspruch zu nehmen, aus finanziellen Gründen wohl überlegen mußte. Longolius gab beispielsweise seinen Lesern den Rat mit auf den Weg: »Arme Leute thun dannenhero nicht unrecht, wenn sie bey gesunden Tagen, was moeglich ist, zurueck legen, um daran in krancken einen Ritter Pfennig zu haben und von dem Ihrigen zu leben.«[2]

Selbst für Arme und Minderbemittelte waren Arztbesuch und Arznei damals keinesfalls kostenlos. Die Gratisbehandlung[3] der Armen war zwar Teil der Dienstverträge der von den Städten angestellten Physici und Wundärzte, beschränkte sich aber in der Regel auf eine kleine Schicht von Bedürftigen, die bereits als Almosenempfänger anerkannt und legitimiert waren. Sie erreichte also nicht die große Masse der Menschen, die in »sekundärer« Armut lebten. Gleichwohl nutzte diese finanziell sehr schlecht gestellte Gruppe, die jederzeit damit rechnen mußte, durch Krankheit oder Tod eines Familienmitglieds völlig mittellos zu werden, ihre begrenzten Möglichkeiten, im absoluten Notfall medizinische Hilfe zu bekommen. Das »Sesam-öffne-dich« zum Arzneischatz war das »Sozialkapital«, das sie sich im Laufe der Zeit erworben hatten. Dazu gehören beispielsweise Familienbande, Verwandtschaft, Patenschaft, Freundeskreis, Arbeits- und Mietverhältnisse. Nur so war es einem Großteil der Bevölkerung doch möglich, die Dienste professioneller Heiler in Anspruch zu nehmen. Doch bevor wir die Rolle dieser Hilfe auf Gegenseitigkeit näher beleuchten, gilt es herauszufinden, in welchem Verhältnis die Kosten für Arzthonorare und Arzneien zu den Einkommen oder übrigen Ausgaben standen.

Für das frühneuzeitliche Köln sind lediglich Arzneitaxen[4] überliefert. Behördlich festgelegte Honorare für ärztliche Leistungen, wie wir sie aus anderen Regionen und Städten kennen[5], scheint es in der Domstadt zumindest im 16. und 17. Jahrhundert nicht gegeben zu haben. Allerdings stößt man in den Quellen gelegentlich auf tatsächlich geforderte oder gezahlte Honorare (vgl. Tabelle 8). Um diese richtig einschätzen und sozial »verorten« zu können, braucht man einen Vergleichsmaßstab. Ein österreichischer Medizinhistoriker hat den auf den ersten Blick etwas merkwürdigen Vorschlag gemacht, die Kaufkraft und damit die realen Kosten über den Eierpreis zu bestimmen.[6] Warum gerade Eier und nicht ein anderes Konsumgut oder gar Löhne? Eier zählten damals nicht zu den Grundnahrungsmitteln, sondern ergänzten zu bestimmten Gelegenheiten den kargen Speisezettel eines Großteils der Bevölkerung. Entsprechend elastisch war die Nachfrage, wodurch extreme Preisschwankungen wie bei Getreideprodukten, die ständig, auch bei knappem Angebot nachgefragt wurden, kaum vorkamen. Die Eier waren damals zwar kleiner als heute, doch im Unterschied zu anderen Nahrungsmitteln waren die Qualitätsschwankungen gering, so daß sich unter Berücksichtigung aller dieser Faktoren die Umrechnung auf Eier als recht sinnvoll erweist, um die in verschiedenen Regionen und Jahrhunderten gezahlten Honorare besser vergleichen zu können.

In Einzelfällen lassen sich jedoch auch die tatsächlichen Kosten im Verhältnis zum Einkommen ermitteln, wie bei Hermann Weinsbergs Nichte Elisabeth Horns. Von ihr wissen wir, daß sie 1555 geboren wurde, ledigen Standes und stark religiös (»jesuitisch«) war, feste Einkünfte in Höhe von 80–90 Talern im Jahr hatte und sich durch Nähen noch etwas hinzuverdiente. Wie ihr Haushaltsbuch zeigt, sparte sie im Krankheitsfall nicht an Medizin und Ärzten. Im Jahre 1595 machte dieser Haushaltsposten immerhin knapp ein Viertel (23,5 %) der Gesamtausgaben aus und erreichte damit fast die Höhe des jährlichen Kostgeldes an ihren Pflegevater. Im Jahr darauf verbesserte sich offensichtlich ihr Gesundheitszustand, und die Ausgaben für Medikamente und Arzthonorare sanken entsprechend, erreichten aber immerhin noch 5,4 Prozent des Gesamtbudgets. Elisabeth Horns scheute, obwohl sie ein eher bescheidenes Jahreseinkommen hatte (zum Vergleich: ein Neffe Hermann Weinsbergs verdiente als Zimmermannsgeselle im Jahr umgerechnet 73 Taler), nicht davor zurück, teure Arzneien zu kaufen und Ärzte oder Wundärzte aufzusuchen. Für die Wiederherstellung ihrer Gesundheit war sie auch bereit, in einem Jahr (z. B. 1595) mehr auszugeben, als auf der Haben-Seite zur Verfügung stand. Daß an Medizin nicht gespart wurde, beweisen auch die teilweise recht hohen Arzt- oder Apothekerrechnungen[7], die sich im Kölner Stadtarchiv bis auf den heutigen Tag erhalten haben.

Das Arzt- oder Wundarzthonorar wurde im übrigen zwischen

den betreffenden Parteien frei ausgehandelt, denn eine Medizinaltaxe, wie sie z. B. in Nürnberg üblich war, gab es im 16. und 17. Jahrhundert in Köln nicht. Noch vor Beginn der Behandlung traf der Patient mit dem Heiler seiner Wahl meist mündliche Abmachungen über das später fällige Honorar.[8] Dabei galt auch für Köln, was andernorts bis ins 18. und sogar 19. Jahrhundert Gültigkeit besaß,[9] daß nämlich der Preis sich danach richtete, was oder auf welche Weise der Patient bereit war zu bezahlen, wobei die Konkurrenz der Anbieter medizinischer Leistungen untereinander ebenfalls eine nicht unwichtige Rolle spielte. So erkundigte man sich oft bei verschiedenen Wundärzten nach den Gesamtkosten einer Therapie. Dieses tat beispielsweise Eva Fogelsanck, die einen »mangel am leib« hatte, für dessen Kurierung der Barbier mindestens 25 Reichstaler haben wollte. Diese Summe konnte sie offensichtlich nicht aufbringen und ging deshalb nach Deutz zu einem nichtprofessionellen Heiler, der ihr vermutlich einen günstigeren Kostenvoranschlag machte.[10] Bezeichnend ist auch das Argument eines nichtzünftigen Barbiers, der in einer Eingabe an den Rat der Stadt Köln darauf hinwies, daß die dem Amt angehörigen Meister zwar alles kurieren könnten, doch daß es den Bürgern »unmoglich solches zu bezalen, hingegen aber niemandt uber mich klagen kann, daß jhenigen patienten so wohl ahm curiren als ahn der bezahlung betrubt«[11].

Die Honorarvereinbarung war häufig explizit an das Versprechen des behandelnden Arztes oder Wundarztes gebunden, den betreffenden Patienten zu heilen. Trat der Heilerfolg nicht oder nur teilweise ein, so hatte der Patient (im Todesfall die Familie) das Recht, die Zahlung des vereinbarten Entgelts zu verweigern oder eine Minderung des Rechnungsbetrages zu fordern. Ein typischer Fall ist der des Franziskus Marcellis aus Gymnich, der in einen Keller gefallen war und sich einen komplizierten Unterschenkelbruch zugezogen hatte. Der Verletzte begab sich bei einem Kölner Barbier in Behandlung, nachdem dieser ihm zugesagt hatte, daß er wieder »ohn stock gehen könne«. Doch nach

geraumer Zeit konnten die als Gutachter herbeigerufenen Amtsmeister immer noch keine Besserung erkennen und verpflichte-
ten den behandelnden Wundarzt, da er es »woll bißer gewist,
wißen können oder sollen«, das bereits gezahlte Honorar zurück-
zuerstatten.[12] Es gab auch Fälle, in denen der behandelnde
Wundarzt die Behandlung kostenlos fortsetzen mußte, weil
innerhalb einer angemessenen Frist keine Besserung eingetreten
war.[13]

Wie wir bereits gesehen haben, mußte das Honorar damals
nicht unbedingt bar gezahlt werden. Neben Getreide wird auch
Kleidung als Zahlungsmittel erwähnt. So erzählte beispielsweise
ein in Köln verhafteter Soldat, daß er in der Nähe von Saarbrük-
ken verwundet worden und dort drei Wochen bei einem Wundarzt in Behandlung gewesen sei. Als Honorar habe er ihm seinen
Mantel gegeben.[14] Selbst in gehobeneren Kreisen war es durchaus üblich, ärztliche Dienste ganz oder teilweise mit Naturalien
zu honorieren. Wie wir gesehen haben, überließ Hermann
Weinsberg seinem Hausarzt häufig ein bestimmtes Quantum
Ratswein (»Ratszeichen«) als Teil des Gesamthonorars. Der mit
ihm verwandte Arzt Dr. Acht mußte sich sogar mit dieser Form
der Honorierung begnügen, während sein Kollege Dr. Cronenburg immerhin noch für die Konsultation zusätzlich einen Taler
bekam.[15]

Das damals übliche Aushandeln des Arzthonorars bei langwierigen Behandlungen ermöglichte es dem Patienten, die für ihn
günstigste Form der Finanzierung zu finden. So mußte man
beispielsweise das Entgelt für ärztliche Leistungen nicht gleich
in voller Höhe auf den Tisch legen. Es war üblich, das Honorar
erst nach erfolgter Behandlung und dann teilweise mit erhebli-
cher Verspätung zu zahlen. Durch Zahlungsaufschub oder auch
Ratenzahlung wurde den Patienten eine Art Kredit eingeräumt,
der sowohl von einkommensschwächeren Schichten als auch von
eher begüterten Personen weidlich ausgenutzt wurde, wie die
Hinweise auf entsprechende Schulden in Nachlaßverzeichnissen
und ähnlichen Quellen zeigen. Selbst der Erzbischof von Köln

ließ in Apotheken anschreiben. So hatte beispielsweise der Kurfürst Hermann von Wied Apothekerschulden in Höhe von 82 Talern.[16]

Natürlich wußten die Ärzte bzw. Wundärzte meist, ob sie einen zahlungskräftigen Patienten vor sich hatten oder nicht. Doch selbst armen Kranken wies man nicht die Tür, verlangte aber von ihnen gewisse Sicherheiten, meist in Form einer Anzahlung in Verbindung mit einer Bürgschaft. Auf solche Bedingungen einigte sich etwa der Barbier Johann Brüssel mit einem auswärtigen Patienten, weil dieser auf ihn den Eindruck gemacht hatte, daß er »unvermugens und nit woll bezallen khonnen«[17].

Nicht wenige Patienten verpfändeten Kleidung und Hausrat, um die Arztrechnung begleichen zu können. Häufig war der behandelnde Arzt selbst der Pfandnehmer, wie bei Entgen Krewinckel, die dem Barbier Franz Wilwartz für die Kur »vor 16 thaler pfendt geben mußte«[18]. Andere Patienten versetzten Kleider und Hausrat bei einem Pfandleiher, um so kostspielige Therapien wie zum Beispiel eine Syphiliskur zu finanzieren.[19] Von einer Bäckerin wird berichtet, daß der behandelnde Barbier ihr eingeredet habe, »ehr moeß haben 2 loit perlen 2 lot korall, so hat de armselige frauw pendt [Pfänder] moysse [müssen] versetzen unnd hat beyeinander gemacht 4 daler und 7 alb[us]«[20]. Wer nichts hatte, was er verpfänden konnte, war gezwungen, sich das nötige Geld für die Heilung auf andere Weise zu beschaffen. Eine Bettlerin stahl zum Beispiel einen Mantel, um die Barbierrechnung bezahlen zu können.[21] Andere bettelten sich, wenn es sein mußte, das Arzthonorar zusammen.[22]

Arme und bedürftige Kranke konnten vom Magistrat oder von Seiten karitativer Institutionen Zuschüsse zu den Heilungskosten erwarten, so zum Beispiel bei auswärtigen Kuren in einem der benachbarten Heilbäder.[23] Während der Pestepidemie von 1665 wurden die Rechnungen des Pestapothekers größtenteils aus städtischen Mitteln beglichen.[24] Außerdem veranstaltete man damals eine öffentliche Kollekte, um die Armen unter den Pestkranken finanziell unterstützen zu können.[25]

Nur wenige Kranke konnten jedoch damit rechnen, daß ihnen die Behandlungskosten voll oder teilweise erstattet wurden. Zu den privilegierten Kranken zählten diejenigen, die in städtischen Diensten verwundet oder verletzt worden waren[26] oder für die der Magistrat als Gerichtsherr eine Verantwortung übernommen hatte, wie z. B. die Gefangenen[27]. Für ihre Behandlung kam die Stadtkasse auf. Anspruch auf kostenlose Behandlung hatten auch die Insassen der städtischen Wohlfahrtseinrichtungen (Spitäler, Waisenhaus usw.),[28] allerdings mit Ausnahme der Pfründner, die für Arzt- und Arzneikosten laut Vertrag selbst aufkommen mußten.

Wer durch die Schuld eines anderen verletzt worden war, hatte das Recht, den Schädiger auf Ersatz der Arzt- oder Barbierkosten zu verklagen. Daß dies für den Betroffenen häufig mit Ärger und zusätzlichen Kosten verbunden war, zeigt der Fall des Diederich Dressler, der von Engelbert Brandt verwundet worden war. Der Vater des Täters drohte dem Verletzten damit, wie aus einem Eintrag im Ratsprotokoll hervorgeht, ihn in Stücke zu hauen, wenn er nicht den Schadensersatzprozeß sofort einstelle.[29] Andere Geschädigte mußten ebenfalls den Magistrat bitten, ihnen bei Durchsetzung der Zivilklage behilflich zu sein.[30] Daß man damals nicht nur die Erstattung der Behandlungskosten forderte, sondern auch Verdienstausfall geltend machte, zeigt der Prozeß Wilhelm Bilsteins gegen Johann Dietrich von Efferen. Er stellte dem Beklagten außer dem Wundarzthonorar in unbekannter Höhe noch folgende Posten in Rechnung: 15 Reichstaler (Rtl.) und 52 Albus (alb.) für Medikamente, 8 Rtl. 16 alb. für 40 Tage Verdienstausfall (pro Tag 16 alb.) und 200 Rtl. Schmerzensgeld (»vor meinen schmertzen unn pein«).[31] Die Gesamtforderung beläuft sich damit ungefähr auf das Dreifache des Jahreseinkommens dieses vermutlich der gehobeneren Mittelschicht zuzurechnenden Kölner Bürgers.

In allen anderen Fällen kam, wenn die finanziellen Rücklagen nicht ausreichten, das bereits erwähnte Sozialkapital zum Tragen. In der Verwandtschaft half man sich aus, wenn jemand aus eigenen Mitteln eine teure Behandlung nicht bezahlen konnte. Hermann Weinsberg beglich beispielsweise die Arztrechnungen seines Neffen, der ihm im Haushalt und bei seinen Geschäften ein wenig zur Hand ging.[32] Finanzielle Unterstützung durch die gesamte Verwandtschaft war vor allem dann unumgänglich, wenn jemand wegen Geisteskrankheit auf Dauer in einem Spital untergebracht werden mußte. Für die Verpflegungskosten (mindestens 50 Kölnische Taler pro Jahr) galt das Subsidiaritätsprinzip, d. h. die Angehörigen mußten – soweit es in ihren Kräften stand – für die anfallenden Kosten aufkommen.[33] Wer nicht im Spital lag, sondern längere Zeit zu Hause ans Krankenlager gefesselt war, konnte froh sein, wenn er neben engsten Angehörigen noch weitere Verwandte hatte, die ihn aufopferungsvoll und ohne materielle Gegenleistungen pflegten. Solcher selbstloser Hilfe im Krankheitsfall wird gelegentlich in Testamenten dankbar gedacht. So erhielt die Magd, die Adelheidis van Wundorff bis zum Tode zweieinhalb Jahre gepflegt hatte, aus dem Nachlaß der Verstorbenen zwei Paar Schuh, ein neues Hemd und noch einen kleinen Betrag an Bargeld.[34]

Wer keine oder nur arme Verwandte hatte, war auf die Hilfe von Freunden und Nachbarn[35] angewiesen. Ein geistesgestörtes junges Mädchen, das auf Bitte des Kölner Lizentiaten Ludwig Falckenberg im Spital »Revilien« untergebracht wurde, kam offensichtlich aus einer mittellosen Familie, so daß in diesem Fall die Verwandten vom Rat aufgefordert wurden, »bie den reichen kauffheren zu Ambsterdam so viell alß funff und funffzich daler jeden ad 52 alb[us] gerechnet in usum huius hospitalis [zum Nutzen dieses Spitals, R. J.] erpetten laßen«[36] Eine andere Form von Freundschaftsdienst erwies Belen Isenberg, die Witwe eines Bartscherers, einer Frau namens Christine Pottgießer. Jene hatte der besagten Christine, während sie an der Pest krank danieder lag, über ein halbes Jahr »große trew ihn ihrer kranckheitt erzeiget«[37]. Auch wissen wir, daß Freunde und Nachbarn Kranken mit Rat und Tat zu Hilfe kamen, indem sie beispielsweise nicht die Mühen und Kosten einer Supplikation an den Rat scheuten, wenn es etwa darum ging, einen Judendoktor aus Deutz oder einen anderen auswärtigen Heiler an das Krankenbett zu holen. Besonders wichtig war die Hilfe von Freunden, wenn jemand in der Fremde krank wurde. Als Hermann Weinsbergs Bruder Hieronimus 1553 in Hamburg schwer erkrankte und schließlich starb, half ihm dort ein Freund der Familie. Dieser streckte das Geld für alle Ausgaben, die Hieronimus im Krankenlager bei seinem Meister tätigen mußte, mit großer Selbstverständlichkeit vor, unter anderem einen halben Taler und 8 Schilling für Arznei, 1 Taler für den Arzt sowie einen halben Taler für den behandelnden Barbier.[38]

Auch durch ein Arbeitsverhältnis ließ sich Sozialkapital für den Krankheitsfall erwerben. Das gilt allerdings weniger für den handwerklichen Bereich, denn die Fürsorge für erkrankte Lehrlinge oder Gesellen gehörte normalerweise nicht zu den Verpflichtungen des Arbeitgebers.[39] Sie war entweder Sache der Angehörigen des betreffenden Patienten oder – im begrenzten Umfang – der Gesellenverbände. Anders bei Dienstmägden oder Dienern. Diese hatten zwar keinen Anspruch auf Hilfe im Krankheitsfall, wurden aber gleichwohl von ihren Arbeitgebern häufig während der Zeit ihrer Krankheit unterstützt. Schließlich war dabei so etwas wie Hilfe auf Gegenseitigkeit im Spiel, denn in einigen Testamenten wird die weit über dienstliche Verpflichtungen hinausgehende Krankenpflege durch Dienstmägde und Hausangestellte ausdrücklich erwähnt.[40] Was in Privathaushalten eher eine Ermessenssache gewesen zu sein scheint[41], war in städtischen Anstalten jedenfalls die Regel: Die Dienstmägde in diesen Institutionen hatten offensichtlich ein Anrecht darauf, im Krankheitsfall auf Kosten des Dienstherrn verpflegt zu werden.[42]

Sogar Mietverhältnisse waren damals keine reinen Geldbeziehungen. Das wußten insbesondere Studenten zu schätzen. Hermann Weinsberg bedankte sich beispielsweise bei seiner Wirtin für die Treue, die sie ihm während einer langwierigen Krankheit im Frühjahr 1553 erwiesen hatte, als er zu Emmerich an der Hohen Schule studierte. Mit Hilfe einer Nachbarin kurierte sie ihm »das heubt mit weschen, drogen, smeren algemach«[43], so daß er alsbald wieder genas.

Es kann also kein Zweifel daran bestehen, daß bis zur Einführung der Sozialversicherung gegen Ende des 19. Jahrhunderts materielle Unterstützung im Krankheitsfall – vor allem bei den unteren Gesellschaftsschichten – sich aus Beziehungen ergab, die durch Familienbande, Freundschaft, Nachbarschaft, Arbeits- und Mietverhältnisse begründet wurden. Nur selten hat diese Form der Krankenhilfe in den Quellen Spuren hinterlassen, so daß der Eindruck entstehen konnte, daß ein Großteil der Bevölkerung bis in die Neuzeit hinein aus Geldnot keinen Zugang zum offiziellen Gesundheitssystem gehabt habe. Die Kölner Quellen vermitteln uns dagegen ein lebendiges Bild des sozialen Netzes, auf das auch die einkommensschwachen Schichten im Krankheitsfall zurückgreifen konnten.

Die psychische Bewältigung von Krankheit

Familie, Verwandte, Freunde und Arbeitskollegen bilden nicht nur das »soziale Netz« des Kranken, sie stellen auch das zentrale Bezugssystem für die Interpretation von Krankheit dar. Wie wurde die Krankheit erlebt? Wie reagierte man auf die eigene Erkrankung oder auf Krankheits- und Todesfälle im engeren und weiteren Familien- und Freundeskreis? Reiches Anschauungsmaterial bietet uns auch hierfür das ›Buch Weinsberg‹. Es überrascht nicht, daß die Mehrzahl der geschilderten Krankheitsepisoden (45,7 %) Hermann Weinsberg selbst und seine unmittelbare soziale Umgebung, vor allem die Angehörigen seines erweiterten Familienhaushaltes, nur knapp ein Drittel dagegen die weitere Verwandtschaft betreffen. Auf den Bekanntenkreis entfallen immerhin noch etwas über 20 Prozent der Fälle. Doch ist für diese Abstufung der Betroffenheit bezeichnend, daß im »äußeren Ring« die Zahl der Krankheiten mit tödlichem Ausgang alle anderen Krankheitsepisoden überragt. Das heißt,

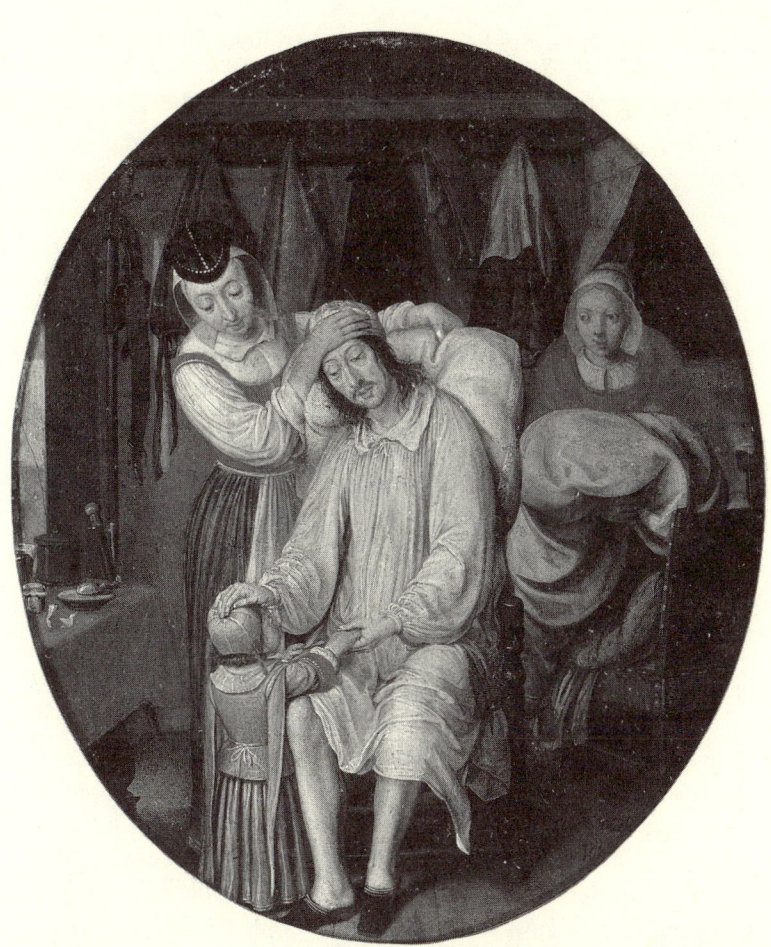

»Wo keine Frau ist, da seufzet der Kranke«
heißt es in einer frühen deutschen Übersetzung von Rabelais Roman ›Gargantua und Pantagruel‹. Was der familiäre Beistand für den Kranken bedeutet, ist in dieser Szene durch den Zuspruch, den der sitzende Kranke durch seine Frau und seine kleine Tochter empfängt, sinnfällig zum Ausdruck gebracht. Heute wird in gesundheitspolitischen Reformprogrammen die Bedeutung der Familienpflege gleichsam wiederentdeckt (Gemälde von Wolfgang Heimbach, um 1670).

nicht so sehr die Krankheit und deren jeweilige Umstände, sondern der Tod der betreffenden Person war dem Chronisten eine kurze Notiz wert.

Zweifellos bestimmte enge Blutsverwandtschaft maßgeblich den Grad der Betroffenheit. Dabei mußte das Familienmitglied nicht unbedingt im selben Haushalt wohnen. Als junger Scholar in Emmerich erfuhr Hermann Weinsberg die familiäre Anteilnahme an seiner schweren Krankheit durch die aufmunternden Briefe, die ihm sein Vater aus Köln schickte.[44] Auch in Zeiten der Pest, wo gemeinhin die Familienbande leicht zerbrachen, hielt die Familie Weinsberg, soweit sie unter einem Dach vereint lebte, zusammen. Anders sah es aus, wenn jemand aus der weiteren Verwandtschaft von dieser häufig rasch tödlich verlaufenden Krankheit befallen war. Weinsberg schildert, wie er sich 1541 während einer Pestepidemie in Dormagen aufhielt, wo er viele Verwandte hatte. Als sein Onkel Wilhelm Kort an der Pest erkrankte, mied der Chronist den unmittelbaren Kontakt mit dem vom Tode gezeichneten Oheim: »vur schrecken dorft ich in nit ansprechen, doch schreib ich im einen troistlichen breif, erbaut mich alles deinst [Dienste] und fruntschaft«[45].

Persönliche Zuneigung war jedoch offenbar immer dann ausschlaggebend, wenn Familienangehörige mit gleichem Verwandtschaftsgrad unterschiedlich auf Krankheit und Tod eines der ihren reagierten.[46] Wenn es die beengten Wohn- und Familienverhältnisse erlaubten, ging die Betroffenheit häufig sogar so weit, daß auch entfernteren Verwandten ein Krankenquartier im Haus in Aussicht gestellt wurde.[47] Selbst Wind und Regen konnten beispielsweise jemanden nicht davon abhalten, zu dem offensichtlich geliebten und geschätzten kranken Schwager zu gehen, um ihm bei Tag und bei Nacht Beistand zu leisten.[48] Anders stand es mit weitläufigen Verwandten oder gar Bekannten. Weinsberg gibt indirekt zu verstehen, daß deren Krankheit ihn nur insofern betroffen machte, als er entweder die Erkrankung mit seinen eigenen Leiden in Verbindung bringen konnte[49] oder dieser allgemeines Interesse[50] zubilligte.

Das ›Gedenkbuch‹ gibt auch über die Möglichkeiten und Grenzen mitleidender Erfahrung im 16. Jahrhundert Auskunft. Häufiger werden dort vor allem Grunderfahrungen wie »Angst«, »Verzweiflung«, »Gleichmut«, »Mitleid« und »Trost« erwähnt. Angst konnte verschiedene Formen annehmen. Am meisten fürchtete man sich verständlicherweise vor der Pest. Luther hat diese sehr reale Angst und ihre Auswirkungen auf das soziale Verhalten der Familie beschrieben: »Es flieht einer vor dem andern, und man kann weder einen Aderlässer noch einen Diener mehr finden. Ich halt, der Teufel hat die Leute besessen mit der rechten Pestilenz, daß sie so schändlich erschrecken, daß der Bruder den Bruder, und der Sohn die Eltern verläßt.«[51] So fuhr auch dem Ritter Hans von Schweinichen der Schreck in die Glieder, als er im Jahre 1576 in Köln weilte und von dem nach einem amourösen Abenteuer (ausgerechnet auf dem Melaten-Friedhof!) glücklich zurückgekehrten Zimmergenossen erfuhr, daß dieser auf der Suche nach einem geeigneten Liebesnest in das Massengrab für die Pesttoten gefallen war.[52] Sobald die Seuche in einer Stadt heftig grassierte, flohen viele Bürger daher aufs Land zu Verwandten. Neben Beispielen von Furcht findet man gelegentlich auch solche von erstaunlichem Heldenmut. So kehrte Hermann Weinsberg einige Male in die von der Pest heimgesuchte Stadt zurück, weil dringende Familienangelegenheiten sowie dienstliche Pflichten dies erforderten.[53] Als jedoch sein eigener Bruder 1564 an der Pest erkrankte, bestimmte eher Furcht und Präventionsdenken das weitere Handeln. So schickte man beispielsweise die schwangere Ehefrau sicherheitshalber gleich zu ihrer Schwiegermutter. Allerdings konnten auch weniger angsteinflößende Krankheiten als die Pest die Menschen damals in Schrecken versetzen. Selbst ein ansonsten nicht weiter beachteter Husten wurde unter Umständen als ein mögliches Anzeichen der gefürchteten Schwindsucht gedeutet.[54] Ein relativ harmloser Hautausschlag konnte von den Betroffenen leicht als Beginn der damals in vielen Fällen zum Tode führenden Wassersucht interpretiert werden.[55]

Von der Angst war es meist nur noch ein kleiner Schritt bis zur Verzweiflung oder zum Hadern mit dem Schicksal. Weinsberg gibt selbst zu, daß er als junger Student in einer schweren Krankheit fast verzweifelt wäre. Seine Mitstudenten in Emmerich hatten ihn bereits aufgegeben und redeten ganz offen davon, daß er Köln nicht mehr wiedersehen würde. Im Rückblick kommentiert der Chronist diese Erfahrung mit den ironisch gemeinten Worten: »Diss hort ich zu zeiten; was freud mir disse reden prachten, kan ein jeder merken.«[56] Allerdings konnte eine solche Verzweiflung alsbald in Gleichmut oder Demut umschlagen.[57] Bezeichnend für diesen oft abrupten Stimmungsumschwung ist das Verhalten von Weinsbergs Schwester Catharina, die Anzeichen der Pest bei sich feststellte und entsetzt ausrief: »Nu werde ich vur uch allen gescheut und verwirft mich unser here gott, doch, was sin gotlich will, ist!«[58]

Hadern mit dem Schicksal war damals vermutlich eher die Ausnahme, gefordert war nach der christlichen Ethik ein geduldiges Erleiden der Krankheit, die von Gott geschickt war.[59] Es fehlte in der frühen Neuzeit nicht an Erbauungsschriften, in denen mehr oder weniger ausführlich beschrieben wurde, »wie sich einer in der kranckheit mit Gott trösten und seinen geistlichen nutzen schaffen könne«[60]. Wenngleich Hermann Weinsberg zahlreiche Fälle aus seiner Familie schildert, in denen jemand geduldig sein Leiden bis zum Schluß ertrug,[61] so war ihm das gegenteilige Verhalten allem Anschein nach nicht ganz unbekannt. Er hielt es beispielsweise für erwähnenswert, daß seine zweite Frau, Drutgin Barß, am Ende »ohn gebeir [Gebärden] und verstellung stilliglich verscheiden und gestorben«[62]. Andere Familienangehörige starben dagegen qualvoll und ließen die Umstehenden durch Worte und Gebärden wissen, welche Schmerzen sie litten.[63] Der »sanfte und selige Tod«, von dem in Leichenpredigten und Erbauungsbüchern so häufig die Rede ist, nahm sich in der Wirklichkeit meist anders aus. Angesichts der geringen Möglichkeiten der damaligen Medizin, die Leiden wirksam zu lindern, blieb nur der Appell an den »homo patiens«, sich in Geduld zu üben und so die Schmerzen leichter zu ertragen. Die »Patientia« galt demnach damals nicht nur als eine Tugend, sondern auch als eine Art Medizin, die dem Kranken Erleichterung und Trost verschaffen konnte.[64]

Zu den wichtigsten Funktionen der Besucher am Krankenbett zählte es zweifellos, dem Patienten Mut zu machen und ihn zu trösten.[65] Diesen Beistand vermißten all diejenigen besonders schmerzlich, die fern von zu Hause schwer erkrankten und auf die Hilfe von Freunden und Bekannten angewiesen waren. Trost und Mitleid halfen dem Kranken, sein Leid und seine Schmerzen besser zu ertragen. Doch manchmal vermochten auch tröstende Worte aus dem Munde der engsten Familienmitglieder den Patienten nicht aus seiner Niedergeschlagenheit zu reißen.[66] Immerhin empfanden nicht wenige Verwandte diesen psychischen Beistand offensichtlich als hilfreich, auch wenn sie sich über den wahren Zustand ihres kranken Körpers mit Worten nicht täuschen ließen.[67]

Arzt-Patienten-Beziehungen

Das Arzt-Patienten-Verhältnis sah in einer Zeit, als die Krankenhausmedizin und der berühmte »ärztliche Blick« (Michel Foucault) noch keine Rolle spielten, naturgemäß anders aus als das uns heute bekannte. Der Arzt mußte damals vom Patienten lernen, wenn er richtig und erfolgreich behandeln wollte. Es war, wie es Gerd Göckenjan einmal ausgedrückt hat, »eine ambivalente Machtbalance aus sozialen und ökonomischen Gründen, aber auch eine spezifische Kenntnisbalance«[68]. Während heute der Kranke meist nur darüber entscheidet, ob er einen Arzt aufsucht, dann aber alles seinen (diagnostischen und therapeutischen) Gang nimmt, und zwar unter weitgehend passiver Darbietung des kranken Körpers, lag die »Patientenkarriere« damals noch weitgehend in der Hand des Kranken bzw. der ihn beratenden Laien (Verwandte, Freunde, Kollegen). Das Arzt-Patienten-Verhältnis basierte auf einem Dialog, wodurch der professionelle

Heiler stark vom Willen und den Launen des Kranken abhängig wurde.

Dieses Angewiesensein auf die Kooperation und Kommunikation mit dem Patienten war den zeitgenössischen Medizinern als Problem durchaus bewußt, und sie wurden deshalb nicht müde, die Notwendigkeit dieses Diskurses zu betonen. So ermahnte beispielsweise der uns bereits mehrfach begegnete Arzt Johann Daniel Longolius den Patienten, daß »er den Verlauff seiner Kranckheit wohl wahrnehme, und dem Medico, was er inmittelst fuer Aenderungen an seinem Leibe empfindet, mit der Treue und Gelassenheit eroeffne, als er beym Anfange derselben gethan hat«[69]. Der Arzt mußte also nach Möglichkeit alles vom Kranken erfahren, nicht nur um die richtige Diagnose zu stellen, sondern auch um den Verlauf der Therapie überhaupt beurteilen zu können. Michel Foucault[70] und nach ihm auch einige Wissenschafts- und Medizinhistoriker[71] haben gezeigt, daß seit dem 18. Jahrhundert der »ärztliche Blick« diesen verbalen Diskurs weitgehend überflüssig machte. Der Arzt als Naturforscher befragt in erster Linie den kranken Körper, nicht mehr so sehr seinen Besitzer. Dadurch ändert sich auch die Rolle des Kranken, dessen Denken, Erleben und Fühlen nun nicht mehr im Mittelpunkt stehen.

Die Gesellschaft schafft die äußeren Rahmenbedingungen für das Arzt-Patienten-Verhältnis. Man spricht in diesem Zusammenhang von zwei Gesellschaftstypen, in denen entsprechend der jeweiligen sozialen Struktur die Beziehung zwischen Heiler und Patient unterschiedlich ausfällt.[72] In traditionellen oder auch vorindustriellen Gesellschaften sind die sozialen Beziehungen von langer Dauer und gruppieren sich um die Familie und deren Wohnort, in der modernen bürgerlichen Gesellschaft sind sie eher kurzfristig angelegt, unpersönlicher und auch heterogener. Dadurch ergeben sich auch unterschiedliche Formen von Wissenserwerb und sozialer Kontrolle im Gesundheitsbereich.

Der Arzt ist in der traditionellen Gesellschaft ein Mittler zwischen zwei Welten.[73] Sein Expertenwissen kommt von »außen«

und wird mit lebensweltlichem Wissen seiner lokalen Klientel, das von »innen« kommt, konfrontiert. Anders als in der modernen Industriegesellschaft schließen sich diese beide Wissens- und Erfahrungsformen in der noch kaum medikalisierten Welt des 16. und 17. Jahrhunderts nicht aus. Sie rivalisieren miteinander, ergänzen sich aber auch in bestimmten Bereichen. In der medizinischen Praxis treffen diese beiden Traditionsstränge aufeinander. Es ergibt sich daher eine komplexe Interaktionsbeziehung, die vom Arzt eine gewisse Anpassungsfähigkeit verlangt und – wo diese nicht gegeben ist – immer wieder zu Konflikten zwischen Arzt, Patient und Gesellschaft führt.[74] Medizinisches Handeln nimmt deshalb in einer noch nicht oder kaum medikalisierten Gesellschaft, wie z. B. der frühen Neuzeit, andere Formen und Symbole an.

Zunächst ist der Ort des Diskurses ein anderer. Das Sprechzimmer des Arztes existiert noch nicht. Die Behandlung ist daher auch nicht an einen bestimmten Raum gebunden. Schwierige Operationen werden nicht deshalb im Spital durchgeführt, weil es dort bessere Bedingungen gibt, sondern weil der Patient sich »zufällig« (das heißt wegen eines bestimmten sozialen Profils) dort aufhält. Selbst die wundärztliche Praxis, die Barbierstube, ist ausweislich bildlicher Darstellung aus jener Zeit weitgehend multifunktional.[75] Becken, Scheren, Seifenbehälter und Laßbinden weisen im Verein mit Mörser, Prothesen und chirurgischem Handwerkszeug darauf hin, daß es zwischen der Barbier- und Wundarztstube meist keine räumliche Trennung gab. Doch der eigentliche Ort der Behandlung ist in der frühen Neuzeit immer noch die Wohnung des Kranken. Während heute in der Sprechstunde Arzt und Patient sich gleichsam unter Ausschluß der Öffentlichkeit begegnen, ist in der medizinischen Praxis des 16. und 17. Jahrhunderts eine spezifische Öffentlichkeit gegeben, indem der Arzt ans Krankenbett gerufen wird und dort in Gegenwart von Augenzeugen aus dem Kreis der Verwandten und Freunde auskunftspflichtig gemacht wird. Auch wenn der Arzt, was damals häufig vorkam, nicht immer selbst am Krankenbett die Diagnose stellte und therapierte, so sorgte eine indirekte Kommunikation durch Boten und Schriftwechsel für eine ständige Kontrolle ärztlicher Leistungen durch das Laiensystem. Diese Art von Öffentlichkeit zwang den Medicus oder Wundarzt dazu, jeden Schritt der Behandlung nicht nur abzuwägen, sondern auch vor dem Patienten und der Familie zu rechtfertigen. Aus diesem Grunde mußte der Arzt die Erwartungen, die an ihn gestellt wurden, mehr oder minder erfüllen. Weil es die Patienten zum Teil nicht anders kannten, verordnete er – was ihm die »Außenseiter« der Zunft, so z. B. die Anhänger des Paracelsus, zum Vorwurf machten – unverdrossen Therapien wie Aderlaß, Purgieren, Brechmittel, Schwitzkuren und Pflaster, auch wenn ihm vielleicht selbst Zweifel an der Wirksamkeit der Behandlung kamen. Nur selten riet ein behandelnder Arzt von einer Therapie, die der Patient wünschte, ausdrücklich ab. Das Kölner Beispiel zeigt, daß Wundärzte auch unter Umgehung behördlicher Vorschriften bereit waren, bestimmte Eingriffe (wie beispielsweise Amputationen) vorzunehmen, nur um den Klienten nicht zu verlieren. Ähnliches Entgegenkommen bewies man bei therapeutischen Maßnahmen, die sich damals beim Volk keiner besonderen Beliebtheit erfreuten, wie zum Beispiel Klistiere. Diese galten nach landläufiger Meinung als »letztes« Hilfsmittel und waren als Zeichen dafür, daß der Tod bereits vor der Tür stand, verrufen. Von diesem Vorurteil konnte sich, wie wir gesehen haben, selbst ein gebildeter und weitgereister Mann wie der Kölner Bürgermeister Gerhard Pilgrum auf dem Krankenbett nicht freimachen. Auch er hörte in dieser Situation lieber auf den Rat der kritischen Öffentlichkeit, die sich an seinem Krankenlager einfand. Dies legten ihm die behandelnden Ärzte – immerhin angesehene Professoren und Leibmedici – verständlicherweise als Vertrauensbruch aus. Aber längst nicht alle ihre Kollegen waren so stolz und von der Richtigkeit ihrer Therapievorschläge überzeugt, daß sie auf ein solch unkooperatives, gar provozierendes Verhalten des Patienten mit Entschiedenheit reagiert und den Kranken seinem Schicksal überlassen hätten.

Das Nichtbefolgen ärztlicher Anweisungen ist so alt wie das Arzt-Patienten-Verhältnis. Die Mediziner waren immer schon skeptisch im Hinblick auf die Folgsamkeit und Kooperationswilligkeit ihrer Patienten. Im 16. und 17. Jahrhundert fehlt es daher ebenfalls nicht an Ermahnungen, vom Arzt kein bindendes Versprechen auf Genesung zu verlangen und während der Behandlung folgsam und geduldig zu sein. Man solle auch nicht, so Philipp Begardi in seiner medizinischen Aufklärungsschrift, auf die Ratschläge der Basen und Vettern hören und, wo es um Essen und Trinken gehe, allemal erst seinen Arzt fragen.[76] Hier scheint der Wormser Stadtarzt aus Erfahrung gesprochen zu haben. Sein Eindruck wird übrigens von einem Kollegen, Jakob Horst (1537–1600), bestätigt. Dieser schätzte die damalige Nichtbefolgungsrate sehr hoch ein:»das unter zehen krancken kaum einer ist / der also machet / das er nichts an seinem Leib und Leben verwerloset«[77].

Aus Repräsentativ-Befragungen, die allerdings bereits einige Jahre zurückliegen, geht hervor, daß in der Bundesrepublik die ärztlichen Anordnungen nur zum Teil befolgt werden. Auf die Frage»Nehmen Sie alle Medikamente, die der Arzt Ihnen verschreibt, auch tatsächlich ein?« antworteten 1963 nur 47 Prozent der Befragten mit »Ja«.[78] Jüngeren Datums sind die Ergebnisse einer Patienten-Befragung in einer Allgemeinpraxis. Danach befolgten lediglich 41 Prozent der Diabetiker und 49 Prozent der Patienten, die an Bluthochdruck litten, die Anweisungen des behandelnden Arztes.[79] Die zahlreichen Klagen von Ärzten und Chirurgen über gleichgültige und nachlässige Patienten, die sich wenigstens zum Teil in ärztlichen Fallsammlungen der frühen Neuzeit erhalten haben, beweisen, daß es auch bei unseren Vorfahren mit dem von der Medizinsoziologie als »compliance« bezeichneten Verhalten nicht zum besten, ja vermutlich eher noch schlechter bestellt war.

Beginnen wir zuerst mit den wenigen Zeugnissen, die von einem kooperativen und damit vorbildhaften Verhalten des Patienten berichten. Der zeitweilig in Köln praktizierende

Wundarzt Fabry von Hilden hielt es beispielsweise für erwähnenswert, daß ein achtzehnjähriges Mädchen, das von ihm über ein Jahr wegen eines Augenleidens behandelt wurde, die beschwerliche Behandlung nicht abbrach.[80] In einem anderen Fall hebt er hervor, daß ein gleichaltriges Mädchen drei Wochen lang die vorgeschriebenen Medikamente einnahm, obwohl erst allmählich eine Besserung der Schmerzen im Kniegelenk eintrat.[81] Einen anderen Patienten vermochte er sogar davon zu überzeugen, daß es für ihn besser sei, daß eine Wunde offen bleibe, nachdem der Kranke zunächst den gegenteiligen Wunsch geäußert hatte.[82]

Als Ausdruck des Vertrauens in die ärztliche Behandlungskunst, aber auch als Beweis für kooperatives Verhalten können die Eingaben von Kölner Bürgern an den Magistrat gewertet werden, in denen sich Patienten für die Zulassung eines bisher noch nicht approbierten Wundarztes einsetzen. In einem dieser Schreiben sprechen fünf Kölner Bürger dem auswärtigen Chirurgen Johann Schnis ihren Dank und Anerkennung dafür aus, daß sie durch »sonderliche bedien- und anweisung [...] in hochgeferlich und fast desperater schaden zur zimbliche prosperitet und wolstandt gerathen sein«[83]. Solche und ähnliche Treuebekundungen lassen auf eine gute Zusammenarbeit zwischen Arzt und Patient schließen. Denn ein wichtiger »compliance«-Faktor war und ist das Vertrauen zum behandelnden Arzt.

Ein Kranker, der sich in ärztlicher Behandlung befand, hatte damals – nicht anders als heute – die Pflicht, alles zu tun, um wieder gesund zu werden, insbesondere auch mit dem Arzt zu kooperieren. So jedenfalls argumentierten bereits einige medizinische Schriftsteller des 16. und 17. Jahrhunderts,[84] die im Zuge der Professionalisierungsbestrebungen ihres Standes die Überzeugung vertraten, daß der medizinische Experte (neben Gott dem Allmächtigen selbstverständlich!) für die Heilung von Krankheiten zuständig sei, während die Patienten zwar von der Krankheit betroffen, aber zu ihrer Heilung inkompetent seien und daher den Anweisungen des behandelnden Arztes unbe-

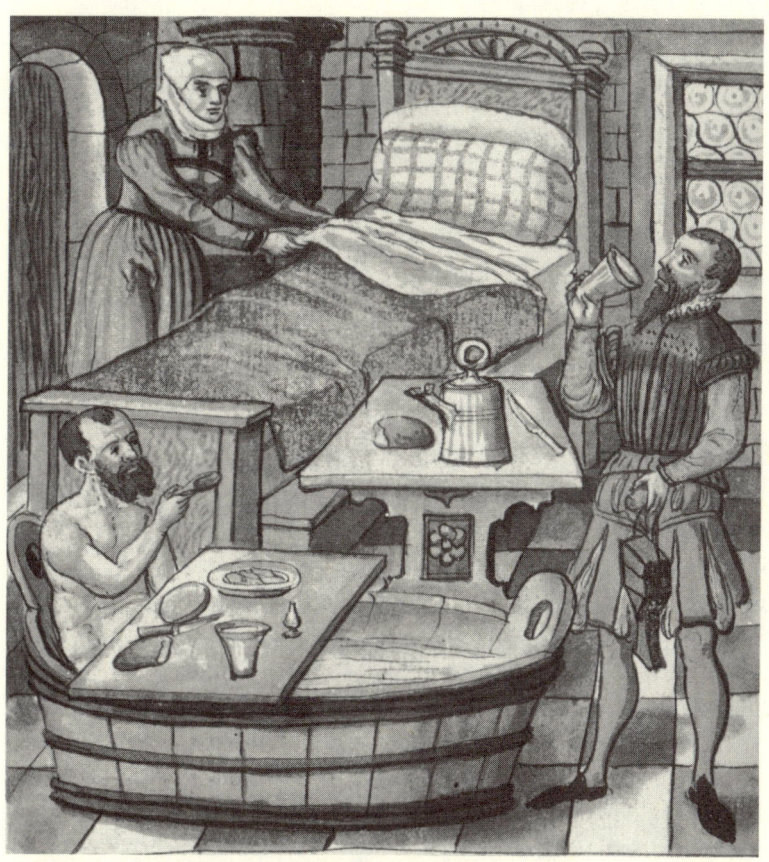

Zur Nachsorge des an einem Hodenbruch operierten Patienten gehört auch
die ärztliche Anweisung an die Frau oder Pflegerin, dem Genesenden am
Tag nach der Operation ein Kräuterbad zu bereiten, um das Pflaster aufzu-
weichen. Außerdem ordnete der Chirurg an, daß dem Patienten ein feuchter
Umschlag (mit Wasser und Wein getränkt) auf die Wunde gelegt werden
solle. Als Hinweis darauf dient der Trinkbecher, den der Wundarzt in der
Hand hält. Während des Bades kann der Kranke eine stärkende Mahlzeit
einnehmen. Anschließend wird er wieder zu Bett gebracht, das inzwischen
von einer Frau gelüftet und zurechtgemacht worden ist. Wie seine Kollegen
geht auch Stromayr selbstverständlich davon aus, daß seine detaillierten
Anweisungen vom Patienten selbst und vom Pflegepersonal bzw. von den
Familienangehörigen gewissenhaft befolgt werden (Illustration aus Caspar
Stromayr, ›Practica Copiosa‹, 1559).

dingt Folge zu leisten hätten. Ein medizinischer Schriftsteller des frühen 18. Jahrhunderts, Johann Daniel Longolius, sah sich aus diesem Grunde genötigt, den zeitgenössischen Patienten zu ermahnen, daß er dem Arzt »in allem, was er im raeth, getreulich folge, und, wo ihn ja ein natuerlicher Abscheu vor was zurueck haelt, lieber den Medico bey Zeiten Nachricht gebe, als, durch Zuruecksetzung der Artzney, oder heimliche Unterlassung des Anbefohlenen, seine Muehe fruchtlos mache«[85]. Zumindest in der Theorie sah also das Arzt-Patienten-Verhältnis in diesem Punkt damals bereits ähnlich aus wie heute.

Eine ungefähre Vorstellung von dem tatsächlichen Ausmaß der Nichtbefolgung ärztlicher Verordnungen und den Gründen hierfür vermitteln die einschlägigen Klagen der Kölner Wundärzte und die persönlichen Aufzeichnungen ihrer Patienten. Ein typisches Beispiel für die Weigerung, die vom Arzt verordneten Medikamente einzunehmen, wird im ›Buch Weinsberg‹ berichtet. Nach Rücksprache mit einer »Weisen Frau« (»passiva medica«) nahm Hermann Weinsberg nicht die von seinem Arzt verschriebenen Purgantien und »heubtpillen« ein, sondern versuchte es statt dessen mit »carden benedicten pulver«, von dem er zehn Tage lang täglich eine bestimmte Menge zusammen mit Rhabarber und Wein einnahm.[86] Bei der Medikamentenverweigerung spielte damals vermutlich der schlechte Geschmack der meisten Rezepturen eine Rolle. Die Quellen berichten von abscheulich oder bitter schmeckenden Arzneien sowie stinkenden Pharmaka in Gestalt von rotem oder grünem Öl. Während es heute dem Kranken von der Pharmaindustrie so leicht wie eben möglich gemacht wird, Tabletten und Säfte zu schlucken, hatten die Patienten damals ihre Probleme mit den Pillen und Pülverchen aus der Apotheke. Oder wie Longolius bereits treffend bemerkte: »Es gibt Patienten, welche mit dem Arzt besser als mit der Artzney umzugehen wissen, denn die Pulver bleiben ihnen zwischen den Zaehnen stecken [...], die Pillen wollen nicht hinunter.«[87]

Daneben gab es laut Longolius noch eine andere Sorte von

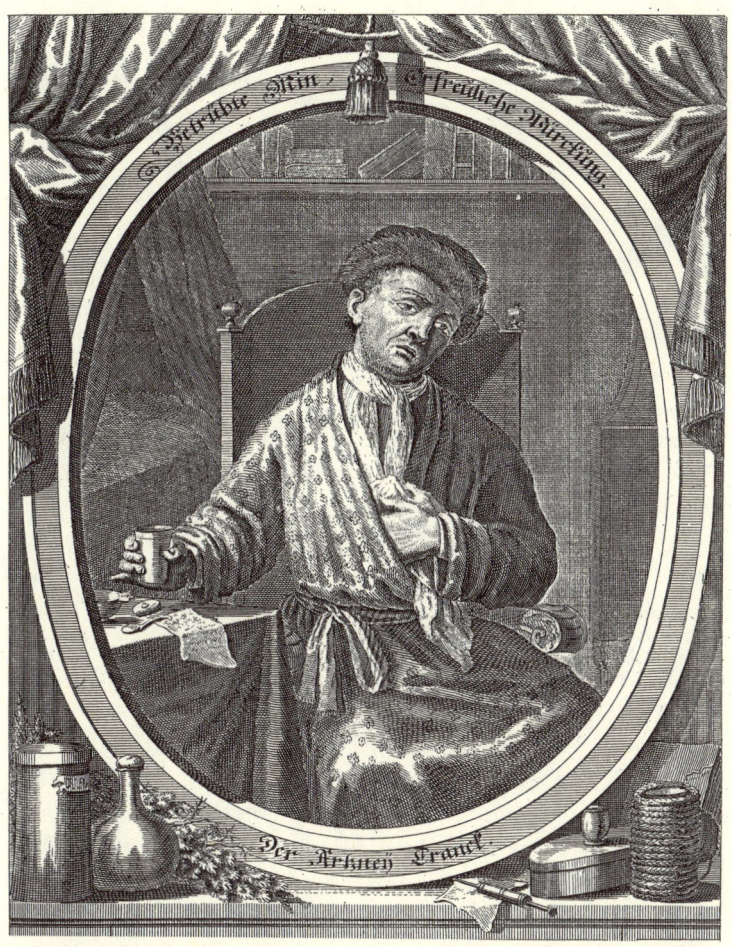

Arzneien schmeckten damals trotz Honig- oder Zuckerzusatz bitterer als heute. Mit diesem Kupferstich soll der Patient dazu gebracht werden, seinen Widerwillen zu überwinden und den Arzneitrank gemäß der Vorschrift des Arztes einzunehmen. Auch heute noch machen sich Ärzte und Pharma-Unternehmen Gedanken, wie sie den Kranken zu einer regelmäßigen Einnahme der nicht immer gut schmeckenden Medikamente veranlassen oder überreden können (Kupferstich von Martin Engelbrecht, um 1750).

Patienten: »So schlecht manche Patienten dem Medico in Erwehlung und im Gebrauche der Artzney-Mittel Folge leisten, so schlecht folgen ihm hingegen andere in die Diaet.«[88] Am meisten werden in den Klagen der Kölner Wundärzte über unfolgsame Patienten Verstöße gegen Anweisungen zur Lebensführung getadelt. Insbesondere scheinen viele Kranke die diätetischen Anordnungen nicht befolgt zu haben. So beklagte sich beispielsweise der Wundarzt Johann von Gladbach 1605 über einen Patienten mit Namen Wilhelm van Soertt, der wegen einer schweren Kopfverletzung bei ihm in Behandlung war, weil dieser »im nit wollt folgen mit eßen und drincken und wollt sich auch nit in oder stil haltten«[89]. Ein anderer Meister führte ebenfalls Beschwerde über einen Patienten, der eine Stichverletzung in der Schulter bei ihm auskurierte, seinen Genesungsprozeß aber gefährdete, weil er »ein boiss regiment gehalten mit drincken«[90].

Schon damals wurden die Ärzte nicht müde, auf die schlimmen Folgen eines solchen Ungehorsams hinzuweisen. Die Liste der Komplikationen, die sie auf Diätverstöße zurückführten, ist lang: Der eine bekam ein hohes Fieber, weil er entgegen dem Rat seines Arztes heftig dem Alkohol zugesprochen hatte[91], der andere geriet in eine Art »dollheit«[92], weil er trotz einer noch nicht ausgeheilten Schädelverletzung einen Wirtshausbesuch unternommen hatte; wiederum andere bezahlten solchen Leichtsinn gar mit ihrem Leben, wie ein Patient namens Joergen Kull, der – wie der behandelnde Barbier jedenfalls behauptete – durch Fressen und Saufen sowie Umgang mit »unnutzen frauwen«[93] einen höchstwahrscheinlichen Behandlungserfolg vereitelt habe. Nicht nur durch übermäßiges Essen und Trinken oder falsche Ernährung gefährdeten viele Patienten also den allseits erwarteten Gesundungsprozeß; ähnlich böse Folgen zeitigten Verstöße gegen eine verordnete sexuelle Enthaltsamkeit[94] oder etwa gegen den ärztlichen Rat, keine schweren Lasten zu heben.[95]

Andere Patienten wiederum brachen eine Therapie ab oder verkürzten ohne Zustimmung des behandelnden Arztes oder

Chirurgen eine stationäre Behandlung. Die Zunftakten berichten beispielsweise von einem Zimmermannsknecht, dessen Beinbruch sich verschlechterte, weil er sich, ohne seinen Wundarzt zu fragen, aus dem Krankenbett begeben hatte.[96] Damit bestätigt sich auch hier das alte Sprichwort »Wer nicht hören will, muß fühlen.«

Mit Gleichgültigkeit reagierten nicht wenige Patienten auf den Ratschlag ihres Medicus, einen Chirurgen zu konsultieren. Diese Vorform der »Überweisung« an den Spezialisten wurde häufig in den Wind geschlagen, weil man sich vor den Folgen eines operativen Eingriffs fürchtete. So schrieb bereits Longolius am Anfang des 18. Jahrhunderts: »Am allerwunderlichsten stellen sich manche Patienten an, wenn ihnen der Gebrauch eines Chirurgi angerathen wird, so gar, daß sie sich offtmahls so arg fuer ihm entsetzen, als ein armer Suender fuer dem Nachrichter [Henker].«[97] Aus der Konsiliensammlung des berühmten Wundarztes Wilhelm Fabry von Hilden kennen wir den Fall eines toskanischen Adligen, der von Ärzten in Italien den Rat erhalten hatte, sein mit dem Auge verwachsenes Oberlid operativ behandeln zu lassen; der Patient schob diesen Eingriff aber immer wieder hinaus, weil er ihm »verdächtig« erschien und er fürchtete, daß beim Abtrennen der Hornhaut die Flüssigkeit ausfließen und er damit für immer entstellt würde.[98]

Verschiedene Faktoren beeinflussen die Bereitschaft des Patienten, die ärztlichen Anordnungen zu befolgen. Zum einen spielt die Einstellung zur eigenen Gesundheit eine Rolle. Das Gesundheitsverhalten ist heute und war auch damals nicht einheitlich. Es kann kein Zweifel daran bestehen, daß ein großer Teil der damaligen Patienten durchaus bereit war, etwas für die eigene Gesundheit zu tun. Die soziale Distanz zwischen Patient und Arzt mag aber in dem einen oder anderen Fall eine objektive Barriere dargestellt haben. Auch konnte Geldmangel (in Anbetracht einer fehlenden Sozialversicherung) das Gesundheitsverhalten beeinflussen, indem der Patient mit geringen finanziellen Ressourcen alsbald gezwungen war, auf billigere und alternative

Formen medizinischer Hilfe auszuweichen. Schließlich war (was übrigens auch heute noch gilt) die Zugehörigkeit zu einer bestimmten Berufsgruppe oder sozialen Schicht für das Gesundheitsverhalten maßgebend. So konnte man beispielsweise von einem Landsknecht kaum erwarten, daß er im Krankenlager ein anderes Verhalten als im normalen Alltag an den Tag legte: Ein Soldat, der sich bei einem Kölner Wundarzt in Behandlung befand, wurde ausdrücklich ermahnt, den »corper styll zu haltten, keynnen zornh bey sich uff zu werffen, noch fyll hytzich dranck noch speyß nydt zu gebrauchen«[99]. Auch eine schwere organische Erkrankung oder eine lebensbedrohliche Wunde führte keineswegs zwangsläufig zu einem gesundheitsorientierten Verhalten. Der medizinische Fatalismus war angesichts der begrenzten Möglichkeiten der galenisch-hippokratischen Medizin damals vermutlich noch stärker ausgeprägt als heute im Zeitalter der apparativen Medizin.

Zum anderen hängt die Bereitschaft, auf ärztliche Anweisung zu hören, vom jeweiligen Leidensdruck ab. Einen typischen Fall berichtet uns das Protokollbuch der Kölner Barbiere für das Jahr 1581. Ein Faßbinder namens Meister Clais begab sich damals wegen Lähmungserscheinungen am rechten Bein in wundärztliche Behandlung. Nachdem er offensichtlich ein wenig Besserung verspürt hatte, hielt er sich nicht mehr an die Anweisungen des Arztes und ging wieder in der Stadt spazieren. Dabei passierte ihm aber ein Mißgeschick (die gerechte Strafe für sein Fehlverhalten, wie man zwischen den Zeilen lesen kann!), er stürzte in ein Kellerloch und zog sich dabei einen komplizierten Beinbruch zu, so daß man schließlich keinen anderen Rat wußte, als das betreffende Glied zu amputieren.[100] Ähnliches Fehlverhalten zeigte ein junger Schifferknecht, der über dem rechten Ohr verwundet worden war. Als er beinahe geheilt war und wohl keine Schmerzen mehr verspürte, schlug er alle ärztlichen Ratschläge in den Wind und bekam dadurch einen »Zufall« (in diesem Fall ein Wundfieber).[101]

Auch ein gestörtes Arzt-Patienten-Verhältnis kann das Krankheits- und Gesundheitsverhalten nachhaltig beeinflussen. Die Problematik dieser Beziehung, auf die wir bereits oben eingegangen sind, war den Zeitgenossen durchaus bekannt. So klagt Longolius über die Ungeduld der Kranken, die sich verständlicherweise einen raschen Heilungserfolg versprechen:

> »Viele Patienten bilden sich ein, sobald sie einen Medicum zu sich fordern lassen, muesse es auch mit ihnen besser werden; und wenns nicht so gehen will, so taugen die Artzneyen hinten und vorne nichts, und der Medikus wird scheel angesehen, auch wohl offenbahr getadelt [...] und ein andrer geholet, der die Cur von neuen anfaengt«[102].

Dieser Vorwurf traf beispielsweise einen Jungen namens Theyß, der von Meister Bernd Urbach wegen einer Augenverletzung behandelt wurde. Nach zwei Tagen brach der Patient die Behandlung ohne Vorankündigung ab und begab sich zu einer »Weisen Frau«, von der er sich schnellere Heilung erhoffte. Aber nach vier Tagen bereits kehrte er wieder zu Meister Bernd zurück und bat ihn erneut um ärztliche Hilfe.[103]

Aber es waren eben nicht nur die falschen oder zu hochgesteckten Erwartungen, die auf die Dauer das Arzt-Patienten-Verhältnis zu trüben vermochten. Ein ärztliches Verhalten, das nicht dem allgemeinen Arztbild entsprach, war gleichfalls ein Anlaß, eine Kur abzubrechen und sein Glück bei einem anderen Heiler zu versuchen. Nehmen wir den Fall des Pastors Daniel Mörchen, der sich wegen eines Beinleidens bei Meister Reymund in Behandlung begeben hatte. Trotz einer hohen Anzahlung auf das Honorar schickte der Wundarzt lediglich seinen Gesellen zu ihm. Als schließlich seine Schmerzen größer wurden, beklagte er sich persönlich bei dem Meister über die ihm zuteil gewordene Behandlung, worauf ihm dieser zu Antwort gab: »Wan [wenn] ich schon sein vatter were, konte ehr mir doch nith mehr thun, als geschehen thete, müste anderen furnhemen leuten zu dienst sein und seinen kindern ein stuck brott verdienen.«[104] Auf die vorsichtige Frage des Patienten, wie er dann weiterhin das Leiden zu heilen hoffe, antwortete der betreffende Wundarzt trotzig, »ehr lasse sich nichts furschreiben«. Außerdem verspottete er noch seinen Patienten, indem er ihn als Hypochonder bezeichnete. Damit war für den Pastor das Vertrauensverhältnis zu dem Arzt seiner Wahl vollends zerstört. Er verklagte den Barbier auf Rückzahlung des Honorars und begab sich – so steht zu vermuten – bei einem anderen Wundarzt in Behandlung.

Solche und ähnliche Patientenklagen über mangelnde Zuwendung und Betreuung seitens des behandelnden Arztes trifft man häufiger in den Akten an. Sie zeigen, daß der Patient – obwohl in einer Notsituation – dieses ärztliche Fehlverhalten auch damals nicht einfach hinnahm, sondern sich auf unterschiedliche Weise (Arztwechsel, Klage vor Gericht etc.) dagegen zu Wehr setzte.

Die Erwartung oder gar Erfahrung von Nebenwirkungen der therapeutischen Maßnahmen beeinflußt ebenfalls die Bereitschaft, die Anweisungen des Arztes oder Heilers zu befolgen. So berichten die Kölner Wundarzt-Protokolle über einen Meister, der einer Frau mit Namen Margareta van Hamel »vell salven [Salben] in dei hut [Haut] geschmert al velle drenck, pyllen und ander tzuchg [Zeug] ingeven«[105], aber dadurch offenbar mehr Schaden angerichtet als geheilt hatte. Eine vermutlich kaum weniger angenehme Roßkur mußte sich ein kranker Landsknecht von Meister Conrad auf dem Steinweg gefallen lassen. Dieser hatte ihn, wie es im Visiteprotokoll heißt, »so hart purgirt, das man im al sein geistlich recht«[106], d. h. bereits die Letzte Ölung geben mußte. Daraufhin verließ er diesen Wundarzt und begab sich bei Meister Laurenz van Arweiler in Behandlung.

Wie sehr die Befolgung medikamentöser Anordnungen auch von der Umgebung des Patienten, von der Meinung seiner Freunde und Verwandten über das Medikament abhängig war, zeigt sehr schön der Fall, den Fabry von Hilden in seiner Konsiliensammlung schildert. Es handelt sich dabei um einen berühmten Patienten, nämlich den damaligen Bürgermeister der Stadt Köln, Gerhard Pilgrum. Dieser litt 1592 an einer Entzündung des Mageneingangs und wurde zunächst von Dr. Arnold Manlius, Primarprofessor der Medizin an der Kölner Universität, und Dr. Heinrich Botter, Leibarzt des Landgrafen von Hessen, behandelt. Als sich die Symptome verschlimmerten und das Schlucken beschwerlicher wurde, rieten die beiden Ärzte zu abführenden Mitteln. Nachdem ihm das erste Klistier verabreicht worden war, erschien, wie Fabry schreibt, eine »alte Vettel« am Krankenbett und kritisierte diese therapeutische Maßnahme. »Durch solche falsche Einrede«, so Fabry weiter, »geriet der Kranke in wütenden Zorn gegen Herrn Botter, welcher hauptsächlich dieses Mittel angeregt hatte, und als die Ärzte gegen Abend wieder zu ihm kamen, schalt und beschimpfte er Herrn Botter schmählich. Herr Botter, der sich bewußt war, alles nach der Kunst verordnet zu haben, nahm solche Kränkung übel auf, widersprach dem Herrn Bürgermeister entschieden, verließ ihn und wollte ihn nicht länger mehr besuchen, worauf der Kranke immer mehr in Zorn geriet.«[107] Die Folgen dieses Streits zwischen Arzt und Patient um die »richtige« Therapie waren für letzteren – so erschien es zumindest den Zeugen dieses Vorfalls – fatal. Fabry berichtet, daß Pilgrum wenige Tage später an seinem Leiden verstarb.

Wie die oben angeführten Beispiele deutlich gemacht haben dürften, war auch den Menschen damals durchaus bewußt, daß die Zufriedenheit und die Genesungsfortschritte des Patienten größer waren, wenn der Arzt auch die psychosoziale Seite der Krankheit berücksichtigte. Der Grad der Befolgung ärztlicher Anweisungen war damals nicht anders als heute von der störungsfreien Verständigung und der reibungslosen Interaktion mit dem behandelnden Arzt abhängig.

8. Ausblick

Der realen und symbolischen Vielgestaltigkeit des physischen Körpers entspricht«, wie Barbara Duden es einmal auf den Punkt gebracht hat,»die Vielgestaltigkeit des sozialen Körpers der Heilpersonen oder derer, die helfend Hand an ihn legen.«[1] Neuere Studien zur Professionalisierung des ärztlichen Standes haben gezeigt, daß sich Ende des 18. Jahrhunderts und zu Beginn des 19. Jahrhunderts der Übergang vom beruflichen Pluralismus zur Expertenherrschaft vollzog. Die weitreichenden Kompetenzen des modernen Arztes im Bereich der wissenschaftlichen Diagnose und Therapie werden durch den Besuch einer medizinischen Fakultät ausreichend legitimiert und gesellschaftlich abgesichert. Leitbild für die vielen Spezialfächer der technisch-naturwissenschaftlichen Medizin ist die Vorstellung vom Körper als biochemischem Organismus. Krankheit ist in diesem Denkmodell eine räumlich lokalisierbare Störung, eine Art Betriebsschaden, der sich meist mit gezielten chirurgischen und medikamentösen Eingriffen beheben läßt. Die Rolle des Arztes ist somit die eines technischen Experten, dem der Patient als ahnungsloser Laie seinen Organismus zur »Reparatur« anvertraut – ganz konform mit der Ideologie des medizinisch-industriellen Komplexes.

Während das heutige Spezialistentum meist auf disziplinimmanente Entwicklungen zurückgeht und sich auf wissenschaftliche Fortschritte und Erkenntnisse beruft, kannte die mittelalterliche und frühneuzeitliche Gesellschaft eine andere Form von Expertentum, das nicht auf dem Nachweis einer formalen Ausbildung oder gar eines universitären Abschlusses beruhte. Es ging damals im Unterschied zu heute noch nicht darum, sich mit Hilfe des Allgemeinmediziners in der verzweigten medizinischen Hierarchie zurechtzufinden und von einem bestimmten kompetenten Facharzt behandelt zu werden, sondern es kam darauf an, selbständig oder mit Hilfe des Laiensystems den Spezialisten für eine bestimmte Krankheits*ursache* zu finden. Jenseits des Establishments der autorisierten Heiler (Medici, Wundärzte, Apotheker) gab es Dutzende von Lieferanten unkonventioneller, aber durchaus spezifizierter Gesundheitsleistungen: vom Scharfrichter und Kräuterweib bis hin zum Wunderheiler, der sich auf Segenssprüche oder Handauflegen spezialisiert hatte.

Von diesen vielfältigen Anforderungen und Aufgaben war das Berufsverständnis der Heiler geprägt, die außerhalb des offiziellen Medikalsystems haupt- oder nebenberuflich tätig waren. Als man um die Mitte des 17. Jahrhunderts in Köln einem »Juden Doctoris« von Deutz namens Levi Nathan beispielsweise zum Vorwurf machte, daß er keine Zeugnisse über seine Qualifikation zum Heilerberuf hätte, antwortete dieser mit einer erstaunlichen Selbstverständlichkeit: »so viehl besichtigung und erkennung der urin betrifft, verstehe er darauf sich beßer alß ein doctor in der weldt, sonsten verstehe er sich nit auff allerley accidenten, dan er kein doctorirter doctor seye.«[2] So dachten vermutlich auch seine zahlreichen Patienten, welche die Harnprognostik, die in der Schulmedizin zum damaligen Zeitpunkt bereits weitgehend aus der Mode gekommen war, immer noch schätzten und in Scharen zu solchen »Harnpropheten«, wie sie damals von ihren Kritikern genannt wurden, liefen.

Im Unterschied zu den in der traditionellen Medizin geschulten Experten interessierte die Patienten und die von ihnen frequentierten nichtprofessionellen Heiler wohl kaum eine »wissenschaftliche« Erklärung von Krankheit, sondern eine präzise Diagnose der Ursache, die dann mit den entsprechenden Mitteln bekämpft werden konnte. Bezeichnend für diese Einstellung ist die Antwort, die der bereits erwähnte Judendoktor Levi Nathan auf eine Fangfrage der ärztlichen Standesvertreter gab. Angesprochen darauf, »ob [er] auch wiße, was dan ein krankheyt seye«, antwortete er kühn: »wan [er] in Italien gewesen und doctorirt wehre, so wolle er solches wol wißen.«[3]

Was also für die Patienten solcher »Empiriker« offensichtlich zählte, war nicht irgendein theoretisches Wissen um körperliche Dysfunktionen, sondern die Kompetenz, das vielfältige Ursachenspektrum einer Krankheit aufgrund lebensweltlicher Erfahrung zu durchschauen und eventuell durch »magische« Methoden zur Bewältigung körperlicher Störungen beizutragen. Die Konfliktanalyse, welche die Zeichen der Körpersprache deutete, war somit vielfach ein wichtiger Teil des Heilrituals.[4]

Wenn der »gemeine Mann« krank wurde, konnte er auf ein beträchtliches Angebot an Heilkundigen zurückgreifen. Für bestimmte, mehr oder weniger klar umgrenzte Leiden gab es einen nichtapprobierten oder halboffiziellen Spezialisten: für Hernien den Bruchschneider, für Zahnweh den Zahnbrecher, für Luxationen den Knocheneinrenker (meist der Henker im Nebenberuf), für den Hexenschuß oder »Nachtgriff« den Besprecher oder eine »Weise Frau«. Daneben gab es die »Generalisten«. Der studierte Medicus beanspruchte die Kompetenz für die inneren Krankheiten. Der handwerklich ausgebildete Wundarzt hatte das Recht, alle äußeren Schäden und sichtbaren Verletzungen zu heilen.

Die damalige medikale Kultur, die in der Medizingeschichte meist als eine Hierarchie von Wissensformen interpretiert wird, basierte weitgehend auf einem medizinischen Pluralismus, und zwar sowohl in bezug auf die Krankheitskonzepte als auch hinsichtlich der Therapieformen. Doch ist der Ausdruck »medizinischer Pluralismus« mit der nötigen Einschränkung zu versehen.

Das Heilersystem im frühneuzeitlichen Köln war – wie auch anderswo – weder homogen noch harmonisch, sondern bereits von Konflikten zwischen offizieller Medizin und alternativem medikalen System gekennzeichnet. Doch sollte man sich davor hüten, unsere modernen Unterscheidungen zwischen rational und irrational bzw. natürlich und übernatürlich der Beschreibung dieser konkurrierenden Systeme zugrunde zu legen, schon gar nicht für die Zeit vor 1800, der ein solches Schubladendenken noch fremd ist.

Heute ist die Abgrenzung zwischen professionellen Heilern und anderen Heilkundigen nicht nur eindeutig vollzogen, ihre Einhaltung wird vom Gesetzgeber zum »Wohle« des Patienten streng kontrolliert. Auch zum Beruf des Heilpraktikers gehört inzwischen eine geregelte Ausbildung und eine Zulassung durch die zuständigen Behörden. Die traditionellen Heilrituale, die vom Gesundbeten bis zum Warzenbesprechen reichen, haben gleichwohl überlebt, sind aber an den Rand gedrängt worden. Doch bevor es soweit kam, erlebte das 16. und vor allem das 17. Jahrhundert den Aufstieg der »Scharlatane«. Insbesondere die großen europäischen Städte, darunter auch Köln, wurden zu beliebten Wegstationen für Schausteller, die ihre medizinischen Künste lauthals anpriesen. Ihnen kam es – im Unterschied zu den traditionellen Heilern in Stadt und Land – nicht mehr so sehr auf Heilung durch Magie und volksmedizinisches Wissen an, sondern sie betonten mit eindrucksvoller Sprache und Gebärde[5] die unfehlbare Wirkung ihrer Salben oder Wässerchen und leiteten damit einen Prozeß der Kommerzialisierung des Heilgewerbes ein. Daß solche »kommerzialisierte(n) Schamanen« (Peter Burke) auch heute noch ihre Klientel haben, beweisen nicht zuletzt die Methoden, mit denen selbsternannte »Experten« unheilbaren AIDS-Kranken angebliche Wundermittel gegen das tödliche Virus verkaufen.[6]

Der Professionalisierungsprozeß, von dem das Gesundheitssystem spätestens seit dem 18. Jahrhundert erfaßt wurde, hatte auch Konsequenzen für die medikale Alltagskultur. Mit Ausnahme der Pflege- und Versorgungsaufgaben werden seitdem alle anderen Leistungen dem Laiensystem abgesprochen. Gesundheitsaufklärer ermahnten die Untertanen, bei Krankheiten nichts ohne Anweisung eines Arztes zu unternehmen. Die Folge war, daß sich große Teile der Bevölkerung durchaus »professionskonform« verhielten und im Erkrankungsfall medizinische Experten – wenn auch nicht immer ausgebildete Ärzte, sondern oft halbprofessionelle Heiler – heranzogen. Die sozialen Gründe für dieses Verhalten liegen auf der Hand. Außerdem spielte der Medikalisierungsgrad oder (genauer gesprochen) die Arztdichte dabei eine wichtige Rolle. Diese Veränderung vollzog sich im zeitlichen und kausalen Zusammenhang mit dem gesamtgesellschaftlichen Modernisierungsprozeß.

Im 20. Jahrhundert haben sich die medikale Alltagskultur und das professionelle Gesundheitswesen sowohl einander angenähert als auch voneinander entfernt. Erweiterte Bildungsmöglichkeiten und Massenkommunikation haben mit dazu beigetragen, daß gesundheitsbezogenes Alltagswissen stark vom Expertenwissen durchsetzt wurde. Andererseits hat diese Orientierung des Laien an der professionellen Medizin zu bestimmten »Defiziten« in der Gesundheitsversorgung geführt, wie z. B. Überbetonung der naturwissenschaftlich-technischen Medizin, Vernachlässigung des Präventionsprinzips, Konzentration auf Krankheit statt auf Kranksein, unzulängliche Nachsorge, Kommunikationshindernisse in der medizinischen Praxis und starke Asymmetrie der Arzt-Patienten-Beziehung. Diese Mängel des medizinischen Versorgungssystems sind inzwischen bekannt und häufig kritisiert worden. Abhilfe ist kaum vom System selbst zu erwarten, sie kommt in diesem Falle von außen, nämlich von organisierten Patienten und Betroffenen. Die verschiedensten Selbsthilfegruppen[7] übernehmen inzwischen nicht nur neue, mit dem veränderten Krankheitsspektrum entstandene Aufgaben, sondern auch einige der in traditionellen Gesellschaften vom Laiensystem erbrachten Leistungen. Dazu zählen unter anderem: die Anwendung von erprobtem und bewährtem Laienwissen (Hausmittel), der Erfahrungs-, Informations- und Heilmittelaustausch, die Überweisung des Kranken an kompetente Helfer, die Kontrolle der Heiler sowie die Versorgung und Pflege des Patienten.

Auch heute wieder befindet sich das »System Medizin« im Wandel, sind Ärzte, Heiler und Patienten aufgefordert, ihre Rollen neu zu bestimmen. Wie die Geschichte des medizinischen Alltags in der frühen Neuzeit zeigt, ist ihr spannungsreiches Verhältnis zugleich ein Spiegel gesellschaftlicher Verhältnisse und einer Alltagskultur menschlicher Kommunikation, auf die wir uns heute neu besinnen.

Nachwort

Die Idee zu diesem Buch verdanke ich einem Zufall, genauer gesagt einem archivalischen Zufallsfund. Als ich im Rahmen einer geschichtswissenschaftlichen Doktorarbeit vor mehr als einem Jahrzehnt auf eine kleine, vergilbte Kladde mit der merkwürdigen Aufschrift »Beleidbuch« in der Zunft-Abteilung des Kölner Stadtarchivs stieß, konnte ich nicht ahnen, welcher medizinhistorische Schatz sich hinter dieser unscheinbaren Archivalie verbarg. Doch die Neugier war damals bereits geweckt. Erst sehr viel später faßte ich den Mut, die über 2000 Krankenprotokolle, die diese und eine weitere Kladde enthielten, näher in Augenschein zu nehmen und auszuwerten. Doch was als kleinere medizinhistorische Studie geplant war, entwickelte sich recht bald aufgrund der komplexen Fragestellung zu einer umfassenden Bearbeitung aller medizingeschichtlich relevanten Kölner Quellen dieser Zeit. Ein Forschungssemester, das die Universität Haifa gewährte, war viel zu kurz, um die reichhaltigen Bestände des Kölner Stadtarchivs zu erfassen. So sprang die Robert Bosch Stiftung in Stuttgart mit einem Forschungsstipendium ein. Der Geschäftsführung und insbesondere dem Leiter des Referats »Gesundheitswesen«, Herrn Hans-Jürgen Firnkorn, sowie dem damaligen Leiter des Instituts für Geschichte der Medizin der Robert Bosch Stiftung, Herrn Werner Friedrich Kümmel, möchte ich an dieser Stelle für die gewährte Unterstützung danken. Über die Robert Bosch Stiftung kam ich auch in Kontakt mit Kollegen verschiedener Disziplinen, die auf dem in der Bundesrepublik noch wenig erforschten Gebiet der Sozialgeschichte der Medizin arbeiten. Ihre Anregungen und Hinweise sind im Literaturverzeichnis dokumentiert. Besonders danken möchte ich Herrn Kollegen Gunter Mann (Mainz), der mir in einem frühen Stadium meiner Arbeit die Möglichkeit bot, meine Projektskizze einer größeren Fachöffentlichkeit vorzustellen.

Ein besonderer Dank gilt den Kölner Archivaren, die mir in jeder Phase meiner archivalischen Spurensuche mit Rat und Tat zur Seite standen. Auch die umfangreichen Literaturrecherchen wären ohne die Mithilfe der Bibliothekare der Zentralbibliothek für Medizin in Köln nicht möglich gewesen.

Ein ganz persönlicher Dank geht an die Kollegen der Fakultät für Geschichtswissenschaften in Bielefeld, die als Gutachter im Habilitationsverfahren wichtige Anregungen gegeben haben, und zwar den Herren N. Bulst, F. X. Kaufmann, W. Mager, J. Radkau und K. Schreiner. Für zahlreiche Anregungen habe ich nicht zuletzt dem Berliner Sozialhistoriker A. E. Imhof zu danken. Kritischer Gesprächspartner und aufmerksamer Leser in den verschiedenen Stadien dieses Buchprojekts war Martin Dinges (Stuttgart).

Damit dieses Buch nicht in seiner ursprünglichen Langfassung als Habilitationsschrift, sondern in einer lesbaren und hoffentlich breitere Leserkreise ansprechenden Form erscheinen konnte, waren häufig schmerzliche, wenn auch sicherlich vertretbare Kürzungen notwendig. Für eventuelle Fehler und Auslassungen trägt der Verfasser – wie nicht eigens betont werden muß – jedoch die alleinige Verantwortung.

Stuttgart, im Frühjahr 1991

Anhang

Tabellen

Tabelle 1: Die gebräuchlichsten Arzneiformen in 84 volkssprachlichen Rezepten für Hausmittel

	absolut	v. H.
INNERE MITTEL		
Mazerat	5	5,9
Abkochung	22	26,2
Sirup	7	8,3
Destillat	8	9,5
Pulver	21	25,0
»Küchlein« (Trochisci)	2	2,4
Pillen	-	-
Latwerge	2	2,4
ÄUSSERLICHE MITTEL		
Pflaster	4	4,8
Bad	1	1,2
Salbe	5	6,0
Umschläge	7	8,3
Summe	84	100

Quelle: HAStK Deutsche Medizinische Handschriften

Tabelle 2: Schröpfgewohnheiten der Familie Weinsberg 1553–1575

Jahr	Datum	Schröpfstellen			Σ	Quelle (HAStK CuD 49)
		Beine	Arme	Rücken		
1553	28. März	2	2	3	7	f. 276r (BW V, 11)
1554	18. April	?	?	?	7	f. 298v
1555	13. Mai	?	?	?	?	f. 327v
1558	3. Okt.	-	-	3	3	f. 379v
1560	21. Mai	2	2	3	7	f. 402r
1562	12. Mai	?	?	?	7	f. 429r
1563	29. April	?	?	?	7	f. 452r
1564	21. März	?	?	?	7	f. 466r
1566	28. März	?	?	?	7	f. 508r
1567	9. Sept.	?	?	?	9	f. 542v (BW V, 65)
1570	26. April	?	?	?	7	f. 582r
1571	2. Mai	?	?	?	7	f. 600r
1572	22. Mai	2/2	2	3	9	f. 617r (BW II, 233)
1573	30. Sept.	2	2	1	5	f. 653r (BW V, 92)
1575	28. Sept.	2/2	-	3	7	f. 707r (BW V, 10)

Tabelle 3: Aderlaßgewohnheiten der Familie Weinsberg 1550–1594

Jahr	Datum	Laßstellen(Venen)				Personen	Quelle (HAStK CuD)
		Hau	Med	Leb	Zun	Σ	
1550	25. Mai	-	1a	-	-	1 H	49,f. 235v (I,339)
1551	29. Mai	-	1a	-	-	1 H	49,f. 249v (I,359)
1551	21. Okt.	-	-	1a	-	1 H	49,f. 254r (I,365)
1552	10. Mai	-	-	1a	-	1 H + 5	49,f. 261v (V,10)
1553*	9. Mai	-	1b	-	-	1 H + 5	49,f. 277r (II,27)
1553	28. Sept.	-	-	1a	-	1 H	49,f. 290r
1554	21. Mai	-	1a	-	-	1 H + 1	49,f. 299r
1555	3. Mai	-	1b	-	-	1 H	49,f. 327v
1557	18. Mai	?	?	?	?	?	49,f. 363v (II,92)
1558	30. Mai	-	-	1a	-	1 H	49,f. 372v
1559	6. Juni	-	-	1b	-	1 H	49,f. 389v
1563	31. Mai	-	1b	-	-	1 H + 1	49,f. 456r
1564*	8. April	-	-	1a	-	1 H	49,f. 466v
1564	22. Mai	1b	-	-	-	1 H + ?	49,f. 469v
1564	5. Sept.	?	?	?	?	? H + >5	49,f. 478r
1566	13. Mai	-	-	-	1	1 H	49,f. 510r (V,61)
1567	11. Mai	-	-	1b	-	1 H	49,f. 537r
1568	27. Mai	-	-	1b	-	1 H + ?	49,f. 552v
1570	23. Mai	-	1a	-	-	1 H	49,f. 582v
1571	5. Mai	-	-	1b	-	1 H	49,f. 600r
1576	14. Mai	-	7	-	-	7 ohne H	49,f. 718r
1577	27. Mai	-	2a	1b	-	3 H + 2	49,f. 736r
1578	2. Juni	-	-	1a	-	1 H + >3	49,f. 72v
1579	28. Mai	-	-	7a	-	7 ohne H	50,f. 127r
1594	2. Mai	?	?	?	?	7 ohne H	51,f. 359r (V,388)

Bemerkungen: a = links b = rechts * = Pestjahr H = Hermann W.
Hau = Hauptader (vena cephalica) zwischen Daumen und Zeigefinger
Med = Herzader (vena mediana) am Arm
Leb = Leberader (vena basilica) am Arm
Zun = Ader unter der Zunge

Tabelle 4: Branchenspezifische Verteilung der Kölner Patienten im Vergleich zu den Steuerzahlern von St. Kolumba

Branche	Patienten 1558–1638		Steuerzahler St. Kolumba 1590
	abs.	v. H.	v. H.
Landwirtschaft, Fischerei	54	6,1	0,7
Textile Gewerbe	18	2,0	1,2
Leder- u. Papierindustrie	24	2,7	3,7
Holzverarbeitende Gewerbe	40	4,5	6,7
Metallgewerbe	47	5,3	29,2
Nahrungsmittelgewerbe	65	7,4	7,6
Bekleidungs- u. Reinigungsgewerbe	48	5,4	16,6
Baugewerbe	61	6,9	6,7
Handel und Verkehr	139	15,8	5,3
Musik und graphisches Gewerbe	14	1,6	4,0
Gelehrte, Beamte, Soldaten	176	20,0	10,8
Stadt- und Landadel	20	2,3	4,2
Verschiedene Stände	44	5,0	3,4
nicht näher spezifiziert (Knecht)	131	14,9	--
Σ	881	100	100

Quelle: HAStK Zunft-Akten 376, 377. Berufsstatistik der Pfarrei St. Kolumba nach Greving (1904), eigene Berechnung.

Tabelle 5: Sozialer Status der von Kölner Wundärzten behandelten Patienten
(1558–1638)

Anzahl	Berufe der Patienten	Durchschnittl. Mietzins (Taler)	Rang* (Nr.)
131	Knecht	-	-
101	Soldat	-	-
81	Schiffer	-	-
35	Bauer	-	-
30	Faßbinder	14,6	50
29	Kleriker	-	-
27	Student	-	-
24	Fuhrmann	10	85
23	Schneider	15,4	46
21	Leiendecker	10	79
20	Zimmermann	10,2	78
19	Brauer	26,7	12
16	Patrizier	30,5	9
15	Fleischhauer	12	61
14	Posamentenmacher	17,5	34
14	Bäcker	22,4	20
13	Steinmetz	9,4	88
10	Buntworter	25,4	16
9	Schuhmacher	21,2	24
9	Schmied	24,5	18
9	Müller	-	-
8	Krämer	14,7	49
8	Tuchscherer	25,5	15
7	Harnischmacher	11,3	71
6	Koch	9	89
6	Buchdrucker	14	51
6	Spielmann	16	40
6	Gerber	-	-
5	Schloßmacher	15	48
5	Färber	17,5	33
5	Lederhändler	18,3	29
5	Wirt	-	-
5	Schäfer	-	-
5	Salzmudder	-	-
5	Sackträger	-	-
4	Offermann	16	39
4	Büchsenmacher	16	38
4	diverse »Mudder«	-	-
4	Diener	-	-

Quelle: HAStK Zunft-Akten 376, 377. Greving (1904), S. 74 (Tabelle XIII)
N. B. Es wurden nur Berufe mit mehr als 3 Nennungen berücksichtigt
* Die Rangfolge beruht auf der Durchschnittsmiete, die ein Angehöriger der jeweiligen Berufsgruppe in der zweiten Hälfte des 16. Jahrhunderts im Kölner Kirchspiel St. Kolumba zahlte.

Tabelle 6: Die von Wundärzten im 16. und 17. Jahrhundert behandelten Krankheiten und Verletzungen

Krankheit/Verletzung	Köln 1558–1638 (Wundärzte insg.)					London 1633–1663 (Praxis Joseph Binns)				
	m	w	u	Σ	%	m	w	u	Σ	%
Eitrige Entzündungen	48	20	7	75	3,2	37	26	3	66	10,9
Wundsekrete (»Fluß«)	15	3	0	18	0,8	0	0	0	0	0
Gangrän	115	34	6	155	6,7	2	1	1	4	0,7
Geschwüre	87	41	12	140	6,1	9	12	2	23	3,8
Harter Schanker	64	45	6	115	5,0	74	29	2	105	17,4
Fisteln	7	3	0	10	0,4	19	6	0	25	4,1
Pestbubonen	9	3	2	14	0,6	0	0	1	1	0,2
Tumore	14	8	7	29	1,3	18	6	3	27	4,5
Krebs	21	33	1	55	2,4	2	6	0	8	1,3
Polypen	2	0	0	2	0,1	0	1	0	1	0,2
Skrofeln	3	0	0	3	0,1	1	4	0	5	0,8
Quetschungen	80	26	12	118	5,1	8	4	0	12	2,0
Luxationen/Zerrungen	11	3	2	16	0,7	10	7	1	18	3,0
Bißwunden	5	0	4	9	0,4	6	0	1	7	1,2
Stichwunden	434	15	4	453	19,6	12	1	0	13	2,2
Hiebwunden	182	11	2	195	8,4	0	0	0	0	0
Schußwunden	189	8	1	198	8,6	9	0	0	9	1,5
Verstümmelungen	19	1	0	20	0,9	0	0	0	0	0
Wunden (unspezifisch)	233	30	16	279	12,1	28	15	2	45	7,5
Frakturen	169	33	11	213	9,2	24	18	2	44	7,3
Verbrennungen	8	4	11	23	1,0	3	3	0	6	1,0
Wundrose	5	2	0	7	0,3	0	1	0	1	0,2
Hernie	3	1	0	4	0,2	18	0	0	18	3,0
Skorbut	1	0	11	12	0,5	1	2	0	3	0,5
diverse	31	11	14	56	2,4	83	74	5	162	26,9
unbekannt	73	16	6	95	4,1	0	0	0	0	0
	1828	351	135	2314	100,2	364	216	23	603	100,2

Quelle: HAStK Zunft-Akten 376, 377. Die Angaben für die Londoner Wundarztpraxis Joseph Binns beruhen auf eigenen Berechnungen nach McCray Beier (1987), S. 58–60.
m = männlich   w = weiblich   u = unbekannt oder Kind

Tabelle 7: Amputationsstatistik der Kölner Wundärzte 1550–1600

Jahr	m/w	Körperteil	Wundarzt	Diagnose
1550	m	?	?	?
1559	m	Bein	?	?
1562	m	Bein	?	?
1563	m	Bein	?	?
1565	w	Arm	?	?
1566	w	Finger	Stefan van Hamm	Entzündung?
1566	m	Bein	Laurenz v. Arweiler	Geschwür
1568	m	Finger	Heinrich Kohlhaas	?
1568	m	Zehen	Caspar v. Herl	Fäulnis
1571	m	Bein	Cornelis v. Dulcken	Geschwulst
1571	w	Brust	Johann Brüssel	Cancer
1571	w	Brust	Johann Brüssel	Cancer
1571	w	Brust	Johann Brüssel	Cancer
1574	m	Finger	Veit v. Gladbach	Wunde
1574	m	Bein	Veit v. Gladbach	Fraktur
1574	w	Bein	Jorgen Immenraitt	»Schaden«
1574	w	Finger	Heinrich Kohlhaas	»Schaden«
1575	w	Finger	Heinrich Kohlhaas	Fraktur
1575	w	Bein	Laurenz v. Arweiler	»Schaden«
1576	m	Finger	Veit v. Gladbach	Kontusion
1576	m	Bein	Laurenz v. Arweiler	?
1576	m	Bein	H. Kohlhaas/Veits Sohn	Fraktur
1576	m	Bein	Caspar v. H/Laurenz v. A	?
1576	m	Bein	Caspar v. H/Laurenz v. A	?
1577	m	Bein	Caspar v. H/Laurenz v. A	?
1577	m	Bein	Caspar v. H/Laurenz v. A	?
1578	w	Bein	Heinrich Ryswinck	Stichwunde
1578	m	Zehen	Heinrich Kohlhaas	Entzündung
1581	m	Bein	Bernd Orbach	Apostem
1582	m	Penis	Caspar v. Herl	Cancer
1582	m	Finger	Joist Witte	Kontusion
1582	m	Bein	Caspar v. H/Laurenz v. A	?
1583	m	Bein	Caspar v. H/Laurenz v. A	?
1585	m	Bein	Caspar v. H/Laurenz v. A	?
1586	m	Bein	Caspar van Herl	?
1588	m	Finger	Adrian Horn	Schußwunde
1588	m	Bein	Caspar van Herl	Gangrän
1588	m	Bein	Caspar van Herl	?
1589	m	Bein	Caspar van Herl	?
1590	w	Brust	Godert v. Bonn	Cancer
1590	w	Bein	?	?
1593	m	Arm	Matthias Mullengraben/ Laurenz v. Arweiler	?

Tabelle 7: Fortsetzung

Jahr	m/w	Körperteil	Wundarzt	Diagnose
1594	w	Bein	Matthias Mullengraben/ Gerhard Peltzer	»Schaden«
1595	m	Finger	Matthias Mullengraben	?
1595	w	Finger	Bernd Orbach	Gangrän
1596	w	Finger	Godert v. Bonn	Entzündung
1597	m	Finger	Eckard Schwelm	Kontusion
1598	m	Zehen	Ludwig Glanders	»Schaden«
1599	m	Bein	?	Fraktur

Quelle: HAStK Zunft-Akten 376, 377; A. V. Revilien Bücher 112–230 (Jahresrechnungen 1550–1649)

Tabelle 8: Kostentabelle medizinischer Leistungen in Köln im 16. und 17. Jahrhundert

Leistung	Jahr	Betrag	Wert in Eiern	Quelle
amtsärztl. Untersuchung	1574	3 m	43–74	Zunft 376
Urinprobe + Konsultation	1595	37 alb	84–103	CuD 60a
Urinprobe	1586	9 alb	17–25	CuD 52
Untersuchung Wundarzt	1595	22 alb	50–61	CuD 60a
Konsultation Arzt	1595	22 alb	50–61	CuD 60a
Konsultation Wundarzt	1595	12 alb	27–33	CuD 60a
Aderlaß (mit Wein)	1585	26 alb	54–92	CuD 60a
Aderlaß (ohne Wein)	1594	4 alb	9–22	CuD 60a
Schröpfen	1667	8 alb	15	Revilien 271
Geburtshilfe	1558	6 m 3 ß	155–450	Revilien 126
Beinbruch	1585	10 T	1377–2329	Suppliken
Beinbruch	1625	13 G	871–1040	Martin-Br. 43
»schlimmes Bein«	1567	1 G	93–192	Joh. Bapt. 13
Beinamputation	1570	9 m	196–381	Weite Tür 48a
Beinamputation	1649	2 Rt	277	Revilien 230
Lithotomie	1634	4 G 21 a	293	Revilien 204
Bruchschnitt	1577	6 G + Ex	449–720	CuD 49
Schußwunde	1633	11 Rt	2145	Zunft 378
Syphiliskur	1563	9 G 8 a	1034–2068	Revilien 133
Syphiliskur	1571	12 T	1741–4404	Revilien 148
Inzision einer Blatter	1585	12 alb	25–42	CuD 50
Tagessatz für Pflege	1625	6 alb	16–20	Joh. Bapt. 11
Krankenbegleitung	1665	4 alb	16–31	Joh. Bapt. 32
Krankentransport (Trage)	1665	8 alb	32–62	Joh. Bapt. 32

Eierpreise nach Lassotta (1983), Tab. XXXIII, zur Umrechnung wurde der Höchst- und Tiefstpreis des jeweiligen Jahres benutzt.

Anmerkungen

KAPITEL 2

1 Zitiert nach Heinemann (1900), S. 14.
2 Vgl. Goubert (1977), S. 225.
3 Vgl. HAStK Univ. Akten 367, 38.
4 Medizinalordnung vom 7. 2. 1628 (Art. 23), zitiert nach Schmidt (1918), S. 116.
5 Fabry, Anatomy (ND 1936), S. 188.
6 Vgl. z. B. Pelling (1986), S. 83, und neuerdings Sander (1989), S. 41, Brändli (1990), S. 50 und passim.
7 HAStK Zunft-Akten 381, S. 219 (Briefkopie vom 18. 2. 1658).
8 Vgl. Irsigler/Lassotta (1984), S. 103.
9 Vgl. HAStK Rpr. 28, f. 95v (16. 6. 1574). Vgl. dazu auch Irsirgler/Lassotta (1984), S. 115.
10 So steht es in Paragraph 5 der Kölner Medizinalordnung von 1628, zitiert nach Schmidt (1918), S. 113 f.
11 Zitiert nach Schmidt (1918), S. 117. [Oberflächlich und unergiebig für die Frühgeschichte des Kölner Hebammenwesens ist die Dissertation von Theile-Ochel (1972).]
12 Vgl. beispielsweise die Bemerkung über geburtshilfliche »Kunstfehler« Kölner Hebammen in Wilhelm Fabrys von Hilden »Observationes«, zitiert bei Remmen (1965), S. 62 ff.
13 HAStK VuV Häuser- und Steuerlisten 11, f. 45v.
14 Vgl. speziell dazu Böhme (1981), S. 457 ff.
15 Die Hebamme Maria Renot gibt einmal im Verhör an, sie habe ihrer Dienstmagd »der hebahmen function lhernen« wollen; vgl. HAStK VuV G 252, f. 208v (15. 3. 1631).
16 Von diesem »Klassiker« wissen wir, daß er im 16. Jahrhundert auf dem Kölner Buchmarkt erhältlich war; vgl. Juchhoff (1970), S. 210. Die Kölner Ausgabe wurde vermutlich um 1515 bei Arnt von Aych verlegt (ein Exemplar befindet sich heute in der British Library).
17 Vgl. dazu Jütte (1984), S. 238 ff. (mit weiterführender Literatur sowie mit Einzelnachweisen).
18 Fedro, Verantwortung (1566), Sig. Ci (v).
19 Kaiser Maximilian II. ließ sich kurz vor seinem Tod von einer heilkundigen Frau behandeln; vgl. Treue (1955), S. 329 f.
20 Horst, Vorwarnung (1574), f. 10.
21 Vgl. vor allem Wilbertz (1975).
22 Dazu trug nicht zuletzt die geschickte Rhetorik bei; vgl. zu diesem Aspekt

speziell Porter (1987), S. 73 ff. und Heinz Zimmermann (1968), S. 49 ff.
23 HAStK Zunft-Akten 379, S. 245 (17. 5. 1649).
24 HAStK Univ.-Akten 138, Dekanatsbuch III, f. 18v, Paragraph q (Text des
    im 17. Jahrhundert gültigen Doktoreides).
25 Vgl. die vielen Einzelbelege bei Kober (1929).
26 Ausreichendes Anschauungsmaterial bieten die zahlreichen medizini-
    schen Ortsbeschreibungen des 19. Jahrhunderts, vgl. dazu die Hinweise
    bei Brügelmann (1982).
27 Allgemein zu dieser Institution vgl. u. a. Alfons Fischer (1933, ND 1965),
    Bd. 1, S. 329 f.
28 Vgl. dazu ausführlich Sander (1989) und Brändli (1990).
29 Vgl. u. a. Donnison (1977).
30 Zur Historiographie des Kölner Apothekenwesens vgl. Schmitz (1958),
    S. 627 ff.

KAPITEL 3

1 HAStK CuD 49, f. 273r (= Buch Weinsberg II, S. 22).
2 Vgl. Tousignant (1979), S. 353.
3 HAStK CuD 49, f. 55r (= Buch Weinsberg II, S. 82).
4 HAStK CuD 50, f. 199v (22. 5. 1580).
5 Vgl. z. B. HAStK CuD 49, f. 390r/v (= Buch Weinsberg V, S. 25); ebd.,
   f. 541r (= Buch Weinsberg V, S. 64).
6 Zur These, daß es in jeder Epoche eine bestimmte »Leitkrankheit« gibt,
   welche Krankheitsverhalten und Wahrnehmung von Symptomen prägt,
   vgl. Herzlich/Pierret (1985), S. 146 f. Zur überproportional großen Angst
   vor Krebs in heutiger Zeit vgl. u. a. Darmon (1986), S. 591 ff., und Jork/
   Jork (1979), S. 31.
7 Vgl. Beutelspacher (1986), S. 82. Doch muß man hier die Realität von der
   literarischen Stilisierung unterscheiden, wie das Beispiel der frühneuzeitlichen Leichenpredigten zeigt, wo nur in seltenen Fällen die Qualen des
   Sterbenden geschildert werden, da sie nicht dem zeitgenössischen Bild
   vom »sanften« Tod entsprachen; vgl. dazu Kümmel (1984), S. 207.
8 Weyer, Artzney Buch (1588), Sig. Aii (r).
9 Töllner (1971), S. 37.
10 Treue (1955), S. 327.
11 Vgl. dazu Zedler, Universal-Lexikon (1732), Sp. 431. Zur Geschichte der
    Schmerzmittel vgl. jetzt Kuhlen (1981).
12 HAStK CuD 51, f. 318v (5. 7. 1593).
13 Für das Mittelalter vgl. Scherer (1908). Für die Neuzeit vgl. die material-
    reiche Studie von Vogt (1980).

14 Vgl. dazu Ridder (1979). Die historische Dimension behandeln Goltz (1969), S. 256 ff., und Duden (1987), S. 107 ff.

15 Zene Artzney (1536), Sig. Aiiii (r).

16 HAStK VuV G 252, f. 211v (18. 3. 1631).

17 HAStK CuD 49, f. 363r (= Buch Weinsberg II, S. 92).

18 HAStK Zunft-Akten 377, f. 149r (18. 12. 1604).

19 Fabry, Opera omnia (1646), IV/29, S. 310. Vgl. auch Remmen (1965), S. 169.

20 HAStK VuV G 182, f. 274r (2. 10. 1628).

21 Ebd., G 252, f. 168r (7. 1. 1631).

22 Ebd., G 261, f. 123v (19. 8. 1649).

23 Ebd., G 208, f. 9r (27. 1. 1560).

24 HAStK CuD 51, f. 195r.

25 Fabry, Opera omnia (1646), III/100, S. 283, abgedruckt in deutscher Übersetzung bei Remmen (1965), S. 157.

26 Vgl. Imhof (1978), S. 30.

27 Grimmelshausen, Simplicissimus (Ausgabe 1985), S. 479, Buch V, Kap. 24. Vgl. auch eine ähnliche Auflistung von Krankheitsursachen bei Hermann Weinsberg: HAStK CuD 50, f. 384v (3. 1. 1583).

28 Vgl. Herzlich/Pierret (1985), bes. S. 146 ff.

29 Vgl. die Berechnungen des Hrsg. in Buch Weinsberg, Bd. V, S. 511.

30 Diese liegen für einzelne Pestjahre vor. Für 1630 vgl. z. B. die monatlichen Aufzeichnungen des Rektors am Tricoronatum, in: HAStK Univ.-Akten 981, 1093. Danach starben beispielsweise im September 1630 in Köln zwischen 100 und 200 Menschen an der Pest.

31 Vgl. u. a. Theopold (1977, 1978), Angeletti (1980), S. 138 ff.

32 HAStK CuD 49, f. 244v (= Buch Weinsberg V, S. 6).

33 Vgl. HAStK CuD 49, f. 572r.

34 Vgl. z. B. aus der Vielzahl der einschlägigen Stellen HAStK CuD 49, f. 52v (= Buch Weinsberg I, S. 82); ibid., f. 57v (= Buch Weinsberg I, S. 68), f. 273r (= Buch Weinsberg II, S. 22), f. 332r (= Buch Weinsberg V, S. 15), f. 528v.

35 HAStK CuD 49, f. 27v (= Buch Weinsberg I, S. 50).

36 Vgl. HAStK CuD 49, f. 36v/37r (= Buch Weinsberg I, S. 61/62).

37 Vgl. z. B. HAStK CuD 51, f. 240r/v.

38 HAStK CuD 51, f. 190r.

39 HAStK VuV G 260, f. 32r (4. 3. 1645).

40 Vgl. u. a. HAStK CuD 49, f. 103v/104r (= Buch Weinsberg I, S. 150) (Epidemie); ebd., f. 738r (Magenverstimmung).

41 Vgl. u. a. HAStK CuD 49, f. 619v/620r (Fieber); ebd., 50, f. 66*r (Fieber); ebd., f. 138r (Übelkeit). Vgl. auch die Aussage einer Nachbarin der kurz nach der Geburt verstorbenen Frau des Johann Michels. Sie entlastete die

später wegen Hexerei hingerichtete Hebamme Ann Vollmers, indem sie berichtete, daß die Wöchnerin bereits am zweiten Tag nach der Geburt wieder auf den Beinen gewesen sei und barfüßig (!) im Garten Kappes geschnitten habe, wodurch diese »seer kaldt und kranck worden«; HAStK VuV G 187 (25. 5. 1630).

42 Die pauschale Aussage bei Duden (1987), S. 133 läßt sich nicht aufrechterhalten, vgl. dazu jetzt Jütte (1986) über Hermann Weinsbergs Anschauungen über das Alter.

43 HAStK CuD 51, f. 41v.

44 Vgl. Duden (1987), S. 164.

45 Vgl. Duden (1987), S. 163.

46 Vgl. u. a. Rothschuh (1975), S. 403.

47 HAStK CuD 49, f. 336r (= Buch Weinsberg II, S. 84).

48 Vgl. HAStK CuD 50, f. 206r (= Buch Weinsberg V, S. 164).

49 Vgl. z. B. HAStK CuD 50, f. 395r.

50 Hermann Weinsberg in: HAStK CuD 51, f. 687v (= Buch Weinsberg V, S. 289) über seinen angeblich aus Liebeskummer psychisch erkrankten Schwager Dr. Henrich Faber (30. 9. 1587).

51 Vgl. z. B. die Aussage einer Kölner Hebamme in einem Kindsmordprozeß. Angesprochen auf die blutigen Male auf dem Körper eines tot aufgefundenen Säuglings, erklärte sie: [...] »geschehe solches so woll bei den schwanger frawen, so mit lust gehen, als auch bei denen, die erschreckt werden«; HAStK VuV G 252, f. 183r (12. 2. 1631). Daß Menschen aus lauter Angst an Pest erkrankten, behauptet u. a. der Autor eines Predigtbüchleins aus dem Kölner Kreuzbrüderkloster (vgl. HAStK Handschriften GB 160, f. 72v).

52 Vgl. u. a. Siebenthal (1950). Eine quantitative Studie anhand mittelalterlicher Heiligenlegenden haben Kroll/Bachrach (1986) vorgelegt.

53 Weyer, Artzney Buch (1588), Sig. Aiii (v).

54 Vgl. Erasmus, Vertraute Gespräche (dt. 1947), S. 94. Weitere Beispiele aus der zeitgenössischen Literatur bei Delumeau (1985), Bd. I, S. 90 f.

55 So behauptete der Pastor von St. Jakob 1595, seine Schwerhörigkeit von »s. Quirins gnade« zu haben; vgl. HAStK CuD 51, f. 492r (= Buch Weinsberg IV, S. 248).

56 Zitiert nach Nahl (1983), S. 99.

57 Weyer, Artzney Buch (1588), Sig. A (vii)r.

58 Vgl. Macfarlane (1978), S. 237.

59 Vgl. dazu Binz (1896) und Nahl (1983).

60 HAStK CuD 51, f. 129r (= Buch Weinsberg IV, S. 69 f).

61 HAStK VuV G 182, f. 342r (31. 8. 1630).

62 Vgl. die zahlreichen Beispiele aus einer Arztpraxis des frühen 18. Jh.s bei Duden (1987), S. 160 ff.

63 HAStK VuV G 182, f. 283v (3. 1. 1629).
64 Vgl. dazu u. a. Imhof (1981), S. 117f.
65 Vgl. HAStK VuV G 187, f. 49v (23. 4. 1630).
66 HAStK VuV G 187, f. 50r (23. 4. 1630).
67 Vgl. HAStK VuV G 250, f. 134r (5. 1. 1629). Zu traditionellen Formen der Massage nach der Geburt vgl. Loux (1983), S. 110.
68 Für Köln vgl. Siebel (1959), S. 92 f. Weitere Belege bei Behringer (1987), S. 171 ff., und Dienst (1987), S. 100 ff.
69 Zur Bedeutung der »Gabe« in archaischen Gesellschaften vgl. Mauss (1988).
70 HAStK VuV G 251, f. 126v (29. 11. 1629).
71 HAStK VuV G 249, f. 131r (22. 3. 1628); HAStK VuV G 251, f. 24 f., 31 ff., 35 ff; HAStK VuV G 182, f. 229v (22. 1. 1628) sowie den Brief der Catherina Henot aus dem Grevengefängnis, als Kopie in HAStK Kriminalakten 138, abgedruckt bei Siebel (1959), S. 147 ff.
72 Vgl. HAStK VuV G 250, f. 77r (8. 9. 1628).
73 Vgl. HAStK VuV G 250, f. 95r (5. 10. 1628).
74 Vgl. HAStK VuV G 182, f. 215v (15. 9. 1627).
75 Vgl. HAStK VuV G 251, f. 81r (18. 8. 1629).
76 HAStK VuV G 250, f. 95r (5. 10. 1628).
77 Vgl. Delumeau (1985), Bd. 2, S. 511 ff.
78 Sprenger/Institoris, Hexenhammer (ND 1983), 1. Teil, S. 175.
79 HAStK VuV G 252, f. 205r (15. 3. 1631).
80 Vgl. Delumeau (1985), Bd. 1, S. 86.
81 Zum Methodenproblem vgl. Larsen/Imhof (1975), S. 175 ff.
82 Zedler, Universal-Lexikon (1735), Sp. 1306. Zur Geschichte dieses Begriffs vgl. u. a. Labisch (1989).
83 Zitiert nach Amstutz (1974), S. 105.
84 HAStK CuD 50, f. 32v.
85 Vgl. dazu ausführlich Coleman (1974).
86 Vgl. dazu u. a. Ferber (1979), S. 9.
87 HAStK Edikte 6, Bl. 266 (10. 9. 1597). Vgl. auch ebd., Bl. 265 (3. 11. 1568) und Bl. 268 (3. 8. 1657).
88 Vgl. dazu Irsigler/Lassotta (1984), S. 271 ff.
89 So wurde der neue Abort im Spital »Weite Tür« so gebaut, daß »man den stanck auß dem kranckenhauwse kan behalden«; HAStK A.V. Weite Tür Bücher 1, f. 428r. Bereits einige Jahre vorher hatte man separate Toiletten für Kranke und Personal angelegt (ebd., f. 427v).
90 HAStK CuD 51, f. 311r (30. 4. 1593). Vgl. auch ebd., f. 176v (30. 4. 1590).
91 Ebd., 50, f. 108r (20. 12. 1578).
92 HAStK CuD 51, f. 195v (25. 10. 1590). Vgl. auch ebd., f. 199v (12. 12. 1590). Die Heizungskosten machten bei Weinsberg nicht einmal 10 Pro-

zent der Gesamtausgaben aus. Das Krankenhaus »Revilien« hatte dagegen einen fast doppelt so hohen Anteil; vgl. Jütte (1986), S. 177, Tabelle 4.

93 HAStK CuD 50, f. 524r (= Buch Weinsberg V, S. 257).

94 Vgl. HAStK CuD 50, f. 630r (= Buch Weinsberg V, S. 282 f.), Eintrag vom 13. 1. 1587.

95 Vgl. HAStK A.V. Revilien Bücher 234, f. 44v.

96 Ebd., Revilien Bücher 232, f. 44v.

97 HAStK CuD 51, f. 234r (1. 10. 1591). Zur Kleidung der Bettler vgl. jetzt Jütte (1988d).

98 Vgl. Creutz (1933), S. 98. Zum Räuchern in Pestzeiten vgl. Corbin (1984), S. 92.

99 Einige Exemplare solcher Riechäpfel, aus Kupfer und Silber gefertigt, befinden sich heute im Kölner Kunstgewerbemuseum; sie sind abgebildet bei Reineking von Bock (1976), S. 39.

100 Vur die pestilentz (1514), f. 5r/v. Vgl. auch Bayer (1911), S. 3.

101 HAStK CuD 49, f. 478r (5. 9. 1564). Vgl. auch ebd., f. 289v (19. 9. 1553). Ähnliches wird auch aus Kölner Spitälern berichtet, vgl. z. B. HAStK A.V. Revilien Bücher 270, f. 27v, wo für das Jahr 1666 der Kauf von 1 Pfund Pulver, »umb das hauß zu räuchen«, erwähnt wird.

102 HAStK CuD 50, f. 34v (nur z. T. gedruckt in Buch Weinsberg V, S. 119).

103 HAStK CuD 56. Vgl. dazu Jütte (1986), S. 165 ff.

104 Vgl. dazu Jütte (1988a), S. 280, Tabelle 2.

105 Interessant ist in diesem Zusammenhang die errechnete Tageszufuhr an Eisen (14,3 mg), vor allem, wenn man an die von Ell (1982) aufgestellte These von der Bedeutung des Eisen-Stoffwechsels für die Resistenz gegen den Pesterreger denkt.

106 Vgl. Jütte (1987b, c).

107 HAStK Rpr. 97, f. 215r/v (2. 9. 1650).

108 Holtzemius, Descriptio (1620). Vgl. dazu Creutz (1931), S. 50 ff.

109 Vgl. dazu u. a. Klapisch-Zuber (1985) und Fildes (1988).

110 HAStK CuD 51, f. 593r (= Buch Weinsberg V, S. 271), Eintrag vom 30. 7. 1586. Wenn keine Muttermilch zur Verfügung stand, wurde ein Säugling auch schon einmal »mit kappes, rubben und fleisch zoppen« aufgezogen; vgl. HAStK K.A. 22, f. 52v (1. 10. 1633).

111 Vgl. das Haushaltungsbuch des Kölner Bürgermeisters Konstantin von Lyskirchen (= HAStK Rechnungen 1404a, f. 68, Eintrag vom 6. 3. 1606).

112 Vgl. z. B. Lindlar (1914).

113 Vgl. dazu ausführlich Jütte (1988a).

114 Vgl. dazu ausführlich Jütte (1985), S. 91 ff. Zu Feiern und Festen im frühneuzeitlichen Köln vgl. auch Herborn (1983/84).

115 Vgl. dazu die grundlegende Arbeit von Wiedemann (1979).

116 HAStK VuV, V 126b, f. 236v (Morgensprache von 1520). Vgl. dazu auch Jütte (1984), S. 320 ff.

117 Vgl. HAStK CuD 49, f. 666r/v (= Buch Weinsberg II, S. 266/67).

118 Vgl. dazu u. a. Imhof (1983a). Zu den unterschiedlichen Zeitrhythmen des Mittelalters vgl. u. a. Le Goff (1977) und Steiner/Treibert (1980). Zum Verhältnis von Arbeit und Muße in der frühen Neuzeit vgl. Thomas (1964).

119 Vgl. die Rezepte bei Backer (1983), Nr. 72, 73 HAStK Handschriften W 111*, f. 39v.

120 Vgl. dazu Dannenfeldt (1986). Vgl. aus soziologischer Sicht Gleichmann (1980), bes. S. 237 ff.

121 Vgl. HAStK CuD 50, f. 35v.

122 Vgl. dazu jetzt Duerr (1988), S. 177 ff.

123 HAStK CuD 50, f. 630r (= Buch Weinsberg V, S. 282 f.), Eintrag vom 13. 1. 1587.

124 Vgl. HAStK A.V. Revilien Bücher 129/130 und Revilien Urkunden 3/ 1780. Individuelle Betten zeigen auch die einschlägigen Abbildungen bei Duerr (1988), Nr. 121, 123, 124.

125 Vgl. dazu jetzt Duerr (1988), S. 227 ff., der völlig mit der von Elias (1939), II, S. 348, aufgestellten These vom Zivilisationsfortschritt in diesem Bereich bricht. Vgl. dagegen die stark an Elias orientierte Studie von Gleichmann (1979).

126 HAStK CuD 50, f. 35r (Januar 1578).

127 Zu den in frühneuzeitlichen Hausarzneibüchern vertretenen Meinungen vgl. B. Zimmermann (1975), S. 119.

128 Einen kurzen Abriß der Komplexionslehre gibt der rheinische Arzt Hubertus Holtzemius in seinem Vademecum aus dem Jahre 1578, vgl. HAStK Handschriften GB f. 89, f. 161v.

129 Vgl. den Bericht über den »liebestollen« Dr. Faber bei Weinsberg: HAStK CuD 50, f. 687v (= Buch Weinsberg V, S. 289), Eintrag vom 30. 11. 1587.

130 Vgl. HAStK Handschriften GB f. 89, 7r.

131 Vgl. HAStK VuV G 252, f. 168r (1. 7. 1631). Das Magistratsgericht sah darin keinesfalls einen gelungenen Potenznachweis, sondern verurteilte den Betreffenden zur üblichen Schandstrafe für Ehebrecher (Steine- und Kerzentragen). Zum »öffentlichen« Nachweis der Impotenz vgl. jetzt Duerr (1988), S. 324 ff.

132 Kurtzer Bericht (1608), S. 13. Vgl. allgemein zu dieser künstlichen Fröhlichkeit in Pestzeiten Delumeau (1985), Bd. 1, S. 165 ff.

133 Vgl. HAStK CuD 49, f. 478v (10. 9. 1564).

134 Vgl. HAStK CuD 50, f. 118v (Buch Weinsberg V, S. 140), Eintrag vom 19. März 1579.

135 Vgl. z. B. Kalender... zum teglichen gebrauch (1516), Sig. Cvii (r).
136 Vgl. z. B. den Kalender in einer aus der ersten Hälfte des 16. Jh.s stammenden Handschrift einer Kölner Frauenklosters: HAStK Handschriften GB 44, f. 1v, sowie HAStK Univ.-Akten 1093 (= Practica auff das Jahr... 1630), S. 25.
137 Vgl. HAStK CuD 51, f. 524v (28. 3. 1596). Zu Badestuben in Kölner Bürgerhäusern vgl. Vogts (1966), Bd. 1, S. 104.
138 Vgl. z. B. HAStK CuD 50, f. 118v (Buch Weinsberg V, S. 140), Eintrag vom 19. März 1579.
139 Vgl. HAStK Kriminalakten 7, f. 96v (nach 21. 8. 1563).
140 HAStK Kriminalakten 7, f. 106v (ohne Datum, 1563?). Zur Körperreinigung im frühen 17. Jh. vgl. auch Bücking (1968), S. 156 f. Dort sind die samstäglichen Bäder für Tirol nachgewiesen.
141 Vgl. Duerr (1988), S. 92 ff.
142 HAStK VuV G 210, f. 158r (2. 8. 1564).
143 Im Spital »Revilien« kostete 1593 die Reparatur des Ofens in der Badestube 3 Gulden, vgl. HAStK A.V. Revilien Bücher 180, f. 37v.
144 Zitiert nach Merlo (1885), S. 155.
145 Vgl. z. B. HAStK VuV G 249, f. 165r/v (6. 6. 1628), Kuppelei in der Badestube auf der St. Johannsstraße und auf dem Heumarkt betreffend. Zum spätmittelalterlichen und frühneuzeitlichen »Badepuff« vgl. Duerr (1988), S. 48 ff., 361 ff.
146 Vgl. HAStK CuD 49, f. 386v und 390v (Buch Weinsberg II, S. 104 u. S. 107), Eintrag vom 2. März bzw. 15. Juli 1559.
147 Vgl. z. B. HAStK A.V. Revilien Bücher 204, f. 232r (1635); ebd. 215, f. 116v (1640); ebd. 256, f. 40r (1662); ebd. 274, f. 42r (1670). In den 40er Jahren des 16. Jh.s wurden im Durchschnitt jährlich 8 solcher Zuschüsse vom Frankfurter Almosenkasten bewilligt; vgl. Jütte (1984), S. 131.
148 Vgl. Jaritz (1975), S. 73.
149 Vgl. HAStK CuD 49, f. 328r.
150 Aus den Kölner Gerichtsakten erfahren wir zum Beispiel, daß sich 1620 ein 12jähriges Mädchen vom Bader Henrich Keyll in der Marvirenstraße »etzliche kop setzen« ließ; HAStK VuV G 245, f. 27r (24. 7. 1620).
151 Vgl. z. B. HAStK A.V. Revilien Bücher 271, f. 44v (18. 10. 1667) und ebd. Bücher 272, f. 44r (1668).
152 HAStK Handschriften W 53, f. 5v/6r. Vgl. auch ähnliche Anweisungen in den folgenden frühneuzeitlichen Handschriften des Kölner Stadtarchivs: GB 17, f. 9r (aus dem Besitz von Gretchen Vorsbach, Herzogstraße) ebd., W 50, f. 13r (aus dem Kölner Kreuzbrüderkloster), ebd. W 144*, f. 71v/72r (Aderlaßstellen, »Laßmännchen«).
153 Vgl. z. B. Jaritz (1975), S. 73. Vgl. auch die entsprechende Barbierrech-

nung des Kölner Jesuitenklosters aus den Jahren 1742/43, mit den Schwerpunktmonaten September und Mai; HAStK Jesuiten 28b.

154 Ein Aderlaß-Gerät (Messer und Becken) gehörten damals offensichtlich zur Ausstattung eines gehobeneren Bürgerhaushalts; vgl. Cardauns (1884), S. 116. Zum Vorhandensein von Aderlaßgerät in süddeutschen Bürgerhäusern vgl. Meiners (1985), S. 214/15.

155 Ein zeitgenössischer Autor (Ratzenberg) empfahl, zwischen 14 und 18 Lot Blut (840–1080 ml) abzuzapfen; vgl. HAStK Hss. GB 45, f. 182v. Vgl. auch Bücking (1968), S. 138. In der Praxis war es manchmal sogar mehr, wie Weinsberg bezeugt: »hab ich in der medianen im rechten armen feur und nach eyn quart [ca. 1,5 l] bloitz gelaissen [...] als es aber min hausfraw sach, erschruck von der vilheit des bloitz«; HAStK CuD 49, f. 456r (31. 5. 1563). 1568 waren es immerhin »zwei beckelger (Aderlaßschüsseln) voll; vgl. ebd., f. 552v.

156 Vgl. Fabry, Brand (1603, ND 1965), S. 40. Der Tiroler Arzt Guarinonius schätzte 1610, daß in einer mittleren Kleinstadt allein 100 Todesfälle jährlich durch extensiven Aderlaß verursacht wurden; vgl. Bücking (1968), S. 140.

157 Vgl. HAStK A.V. Ipperwald Bücher 33, f. 22r (1668).

158 Zitiert nach Delumeau (1985), Bd. 1, S. 157.

159 Vgl. u. a. Lötscher, Platter (1987), S. 93.

160 Vgl. Hansen, Akten (1896), S. 500; HAStK Rpr. 17, f. 147r vom 11. 8. 1553; HAStK Briefbücher 83, f. 194r, 209r/v vom 6. 11. bzw. 20. 11. 1564; HAStK Rpr. 112, f. 288r vom 23. 11. 1665.

161 Vgl. z. B. die Bemerkung der Leute, als sich bei Weinsbergs Schwester 1553 pestähnliche Krankheitssymptome bemerkbar machten: »was hillf es, daß sei geflauwen [geflohen] sind?«. Kolportiert wird diese Äußerung in: HAStK CuD 49, f. 289v (19. 9. 1553).

162 Vgl. z. B. Pflanz et al. (1972), S. 293 f.

163 Vgl. Esser (1963), S. 49.

164 Vgl. ebd., S. 49.

165 Vgl. McCray Beier (1987), S. 198 f.

166 So der Auszug aus dem Titel eines populären Arzneibuchs aus dem Jahre 1529, zitiert nach B. Zimmermann (1975), S. 50, Anm. 4. Vgl. auch die einschlägigen Titel bei Telle (1982).

167 HAStK VuV G 215, f. 20r/v (20. 8. 1575).

168 HAStK Zunft-Akten 377, f. 233v (12. 9. 1622).

169 Ebd., Zunft-Akten 376, f. 112r (20. 11. 1568).

170 Zum Ausdruck vgl. Paullini, Dreck-Apotheke (1697).

171 Vgl. HAStK CuD 49, f. 451r (= Buch Weinsberg V, 42), 13. 3. 1563. Als »aufsteigende Lunge« bezeichnete man damals gemeinhin die Symptome von emphysema pulmonum; vgl. Höfler (1899), S. 681.

172 Vgl. Matouschek/Halder (1968), S. 259.

173 Vgl. zum Beispiel Weinsbergs Bericht über die Pesterkrankung seiner Schwester Feigin: HAStK CuD 49, f. 481r (vor 9. 11. 1564). Wer Thoriak einnahm, machte sich übrigens gleich verdächtig; vgl. HAStK K.A. 21, f. 61v (13. 9. 1622).

174 Vgl. z. B. die reichhaltige Auswahl solcher Rezepte für arm und reich in Vur die pestilentz (1514), Sig. Ciii (r) – Eiii (b) sowie die zahlreichen in der Handschriftenabteilung des HAStK überlieferten Pestrezepte.

175 HAStK Zunft-Akten 381, S. 89 (ausweislich der Handschrift aus dem 17. Jahrhundert stammend).

176 Vgl. Heinsohn/Steiger (1987). Zur Kritik an dieser These vgl. Leibrock (1988) und Jütte (1989b).

177 HAStK CuD 49, f. 697v (= Buch Weinsberg II, S. 299).

178 HAStK CuD 51, f. 167v (18. 2. 1590).

179 HAStK Handschriften GB 27, f. 30r/v.

180 So führt Hermann Weinsberg die Fortdauer einer fiebrigen Erkrankung auf die Einhaltung des Fastengebots (Verzehr von Fischspeisen und Muscheln) zurück; vgl. HAStK CuD 49, f. 57v (= Buch Weinsberg I, S. 88).

181 Vgl. z. B. HAStK CuD 51, f. 237r (14. 9. 1580).

182 Vgl. u. a. HAStK CuD 51, f. 195r/v (25. 10. 1595).

183 Vgl. u. a. HAStK CuD 51, f. 167v (18. 2. 1590).

184 Vgl. u. a. HAStK CuD 50, f. 564r (12. 3. 1586).

185 Vgl. HAStK Zunft-Akten 381, S. 93.

186 Vgl. u. a. HAStK CuD 49, f. 7v (= Buch Weinsberg I, S. 26).

187 Vgl. HAStK CuD 50, f. 605v (= Buch Weinsberg III, S. 352). Zu dieser, auch von angesehenen Ärzten seit der Antike empfohlenen Therapie vgl. vor allem Kümmel (1977).

188 HAStK CuD 50, f. 514r (25. 7. 1585).

189 Vgl. ebd., CuD 49, f. 473v (25. 8. 1564).

190 Vgl. dazu B. Zimmermann (1975), S. 137.

191 HAStK CuD 49, f. 370v (15. 3. 1558); ebd., f. 674v (7. 5. 1574); ebd. f. 697v (= Buch Weinsberg II, S. 299), 17. 5. 1575; ebd., 50, f. 624r (21. 12. 1586).

192 Vgl. HAStK CuD 49, f. 528v.

193 Vgl. dazu u. a. die Ausführungen bei B. Zimmermann (1975), S. 151 ff., über die betreffenden Komponenten in frühneuzeitlichen Hausarznei-büchern.

194 HAStK Zunft-Akten 377, f. 304r (17. 7. 1638).

195 Ebd., f. 95r (30. 8. 1595).

196 Fabry, Opera omnia (1646), IV/49, S. 322. Vgl. auch Remmen (1965), S. 175 f.

197 Vgl. u. a. Hovorka/Kronfeld (1908), Bd. I, S. 344 f.; Stemplinger (1919), S. 58; B. Zimmermann (1975), S. 152 f.

198 Daß diese Substanzen zum Teil auch Eingang in die älteren Pharmakopöen gefunden haben, zeigt Vandewiele (1964).

199 Vgl. dazu ausführlich Keil (1960).

200 HAStK Zunft-Akten 381, S. 117.

201 HAStK Handschriften W 111*, f. 38r.

202 HAStK Handschriften W 148*, f. 32r. Vgl. auch die lobenden Worte Fabrys von Hilden über diesen Stein; Opera omnia (1646), IV/24, S. 307, dt. Übersetzung bei Remmen (1965), S. 160 ff.

203 Vgl. das Rezept Nr. 65 bei Backer, receptenboek (1983), S. 83.

204 Zitiert nach Buch Weinsberg V, S. XV. Eine praktische Anwendung schildert uns ebenfalls der Kölner Chronist: Die Besucher des Hauses Weinsberg pflückten häufig Efeublätter von der Hauswand, um damit ein Bad zu bereiten oder »etlichen leibsgebrechen zu heilen«, HAStK CuD 51, f. 198r (= Buch Weinsberg V, S. 348).

205 HAStK CuD 51, f. 360v (teilweise gedruckt in: Buch Weinsberg IV, S. 197). Kräuterbücher werden häufig auch in norddt. Nachlaßverzeichnissen erwähnt, vgl. Mohrmann (1985), S. 96, Anm. 26.

206 So ließ die Hebamme Ann Vollmers für eine Wöchnerin »schnochs kreiwen, coral, kriebsaugen und andere sachen« aus der Apotheke holen; HAStK VuV G 187, f. 53v.

207 HAStK VuV G 249, f. 7v (19. 11. 1627).

208 Vgl. das Rezept für die »Fallende Sucht« (Epilepsie) in HAStK Handschriften GB f. 210, o. p.

209 Vgl. z. B. den Abkürzungsschlüssel für Apothekergewichte in HAStK Handschriften GB 156, f. 296r, und W 111*, f. 35r. Zum pragmatischen Aspekt solcher Rezeptsammlungen vgl. auch Gottfried (1978), S. 77.

210 Vgl. HAStK VuV G 250, f. 206r (20. 4. 1629).

211 Vgl. HAStK 51, 167v (18. 2. 1590). Daß man Arznei gegen die häufig auftretenden Magenbeschwerden nicht unbedingt selbst herstellen mußte, beweist der große Erfolg des in großen Mengen produzierten Birckmannschen Magenpulvers: »Is singulis annis parabat huius pulveris plusquam sexaginta aut octuaginta libras tanti cum faciebat ad medicinae usum«, J. Quercetanus, Pharmacopoea (1607), zitiert nach Strothmann (1953), S. 33.

212 Vgl. B. Zimmermann (1975), S. 261.

213 Vgl. HAStK CuD 49, f. 466v (7. 4. 1564).

214 HAStK VuV G 184, f. 32v (5. 4. 1647).

215 Vgl. z. B. HAStK Zunft-Akten 377, f. 226r (26. 5. 1621).

216 Dazu gehören u. a. Beckmann/Beckmann (1990).

KAPITEL 4

1 Begardi, Index sanitatis (1539), f. 30v.

2 Vgl. dazu vor allem Labisch (1989).

3 Vgl. Begardi, Index sanitatis (1539), f. 26v.

4 Vgl. z. B. HAStK CuD 49, f. 535v (= Buch Weinsberg II, S. 167), Eintrag vom 2. 5. 1567.

5 HAStK Zunft-Akten 378, S. 351. Zur Wahl des Heilers nach Gesichtspunkten der sozialen Nähe vgl. Pomata (1983) und Brändli (1990).

6 Vgl. z. B. den bei Fabry, Opera omnia (1646), IV/76, S. 347, geschilderten Fall; vgl. dazu auch Remmen (1965), S. 183.

7 Vgl. z. B. die Supplik Sibilla Pallandts, in der sie um Approbation für den »alhie ahnwesenden zimblich beruhmbten ärzten Zachariam Raymundt« bittet; HAStK Zunft-Akten 371, S. 109.

8 Vgl. z. B. die bei Brisch (1882), Bd. 2, S. 116 erwähnten Suppliken.

9 HAStK unverzeichnet (Schreiben vom 28. 8. 1618).

10 Fabry, Opera omnia (1646), VI/61, S. 208; vgl. Remmen (1965), S. 208.

11 HAStK CuD 51, f. 268r (14. 5. 1592).

12 HAStK VuV G 210, f. 97r (21. 8. 1563). Vgl. auch HAStK K.A 7, f. 92r/v.

13 Vgl. dazu auch Duden (1987), S. 100. Weitere Beispiele finden sich bei Milch (1933), S. 149 ff.

14 HAStK VuV G 182, f. 249v/250r (8. 7. 1628).

15 Vgl. z. B. HAStK Zunft-Akten 371, S. 107 (20. 3. 1651). Vgl. auch die Krankengeschichte der Frau des schlesischen Barockdichters Daniel Czepko (1605–1660) bei Milch (1933), S. 149.

16 Vgl. die diversen Ratsbeschlüsse, nach denen arme, auf der Straße liegende Kranke in das nächste Spital gebracht werden sollten, HAStK Rpr. 7, f. 321r (18. 3. 1530); ebd., Rpr. 82, f. 5v (29. 12. 1635).

17 Vgl. z. B. HAStK Zunft-Akten 376, f. 167r (18. 1. 1572) mit der Begründung, daß der behandelnde Wundarzt »noch nit wyß genoich«.

18 Vgl. z. B. HAStK Zunft-Akten 377, f. 170r (17. 1. 1608).

19 Vgl. HAStK Zunft-Akten 377, f. 116r (13. 9. 1599).

20 HAStK Kriminalakten 7, f. 5v.

21 Vgl. z. B. HAStK Zunft-Akten 376, f. 77r (6. 4. 1567).

22 Vgl. dazu Elkeles (1979), bes. S. 146.

23 Begardi, Index sanitatis (1539), f. 31v.

24 HAStK CuD 49, f. 282v/283r (= Buch Weinsberg II, S. 35/36), Eintrag vom 26. 7. 1553.

25 Vgl. den bei Kober (1929), S. 222 f., geschilderten Fall.

26 Vgl. HAStK VuV G 249, f. 109v (18. 4. 1628).

27 HAStK VuV G 182, f. 253v (8. 7. 1628).

28 Duden (1987), S. 100, Brändli (1990), S. 176.

29 Vgl. HAStK VuV G 182, f. 254v (8. 7. 1628).

30 HAStK VuV G 187, f. 90r (11. 8. 1650).

31 Vgl. HAStK CuD 49, f. 363r/v (= Buch Weinsberg II, S. 92/93).

32 Vgl. HAStK VuV G 252, f. 172r/v (3. 2. 1631).

33 HAStK VuV G 183, S. 32 f. (7. 2. 1631).

34 HAStK VuV G 182, f. 246v/247r (15. 6. 1628).

35 Vgl. u. a. Goubert (1980), S. 3.

36 Vgl. die leider nur kursorischen Angaben bei Assion/Telle (1972), S. 375 ff.

37 Diese liegen erst für das späte 18. Jh. vor; vgl. HAStK CuD 211b: Verzeichnis der täglich von einem Kölner Arzt besuchten Kranken 1770–1772.

38 Daß einkommensschwache Schichten in der Arztpraxis der frühen Neuzeit nicht fehlten, zeigt z. B. die Arbeit von Duden (1987), S. 98 und S. 236, Anm. 7. Ein ähnliches Bild ergibt sich für eine englische Landarztpraxis des 17. Jh.s. Von John Symcotts (ca. 1592–1662) namentlich bekannten Patienten (insgesamt 83) stammen 27 aus der Oberschicht, 41 aus der Mittelschicht und immerhin 13 aus der Unterschicht; vgl. McCray Beier (1987), S. 112 f.

39 Eigene Berechnung nach Remmen (1965).

40 Vgl. die Zusammensetzung der Patienten des 1633–1663 in London praktizierenden Wundarztes Joseph Binn bei McCray Beier (1987), S. 56. Der in der zweiten Hälfte des 17. Jh.s in Köln tätige Kollege Fabrys, Gerhard Eichhorn, behandelte ebenfalls weitaus mehr Männer als Frauen; vgl. Jütte (1989a), S. 188.

41 Vgl. z. B. McCray Beier (1987), S. 56. Anders liegen natürlich die Verhältnisse, wenn es sich um eine wundärztliche Praxis auf dem Lande handelt. Trotz des mehr oder weniger großen zeitlichen Abstandes dürften die einschlägigen Ergebnisse von Lemay (1977), S. 239, und Sander (1987), S. 115 f., auch die Situation im 16. und 17. Jh. ungefähr widerspiegeln.

42 Vgl. Imhof (1981).

43 HAStK Zunft-Akten 378, f. 297. Für einen auf dem Lande praktizierenden französischen Wundarzt sind für den Zeitraum 1776–1809 ca. 1000 Behandlungsfälle bekannt, was einem jährlichen Durchschnitt von 30 Patienten entsprechen würde; vgl. Lemay (1977), S. 231. Ausführlich zu Eichhorn und dessen Kölner Praxis jetzt Jütte (1989a). Zu Schüppach vgl. Wehren (1985), S. 153.

44 Vgl. z. B. den Hinweis von Imhof (1981) auf den leichten Frauenüberschuß in den mittleren Alterskohorten.

45 Vgl. dazu u. a. Forbes (1976) und Leguay (1981).

46 Vgl. Kommentar und Abbildungen bei Sudhoff (1907b). Vgl. auch die Studie von Hill (1965).

47 Gersdorff, Feldbuch (1517, ND 1967), Abb. gegenüber S. XIX.

48 Vgl. z. B. die ähnlich heterogene Zusammensetzung der Klientel eines medizinischen »Außenseiters«, der im 17. Jh. in England praktizierte, bei MacDonald (1981), S. 48 ff. Vgl. auch die Bemerkung über die Patienten der »Empiriker« bei Begardi (1539), f. 19v: »daß sie nit bald annemen in ire curam arme leut / sondern als gemeynlich grosse Hansen / Prelaten und die reich sein / und vil gelts haben.«

49 Ausweislich der in HAStK Zunft-Akten 376, 377 überlieferten Fälle aus den Jahren 1557–1638. Vgl. auch Wilbertz (1975), S. 71.

50 HAStK VuV G 252, f. 170r/v (31. 1. 1631).

51 Vgl. Begardi, Index sanitatis (1539), f. 31r.

52 Fabry, Opera omnia (1646), III/73, S. 256; vgl. auch Remmen (1965), S. 144.

53 Vgl. z. B. die Bemerkung in dem Vademecum des rheinischen Arztes Hubert Holtzemius aus dem Jahre 1578 (HAStK Handschriften GB f. 89, f. 13r).

54 Vgl. HAStK A.V. Revilien Bücher 183, f. 465r (1615/16); ebd. Bücher 215, f. 61v, 98v (1639, 1640).

55 Vgl. u. a. Urteil und Secret büchlin des harns (1538), Ryff, Practicierbüchlin (1583), f. 23r–33v. Vgl. auch die Anweisungen des Kölner Arztes Dr. Botter, die sich im Rezeptbuch des Kölner Kartäuserklosters erhalten haben; abgedruckt bei Backer, receptenboek (1983), Nr. 75.

56 Vgl. Keussen (1913), S. 110.

57 Ebd., S. 111: »Item barbetonsori 4 albos pro flebotomia«.

58 So heißt es in einem Bericht über eine solche Untersuchung durch die Beleidkommission der Kölner Wundärzte, daß nach eingehender körperlicher Inspektion auch das »bloidt uf vorgehendes aderlassen besichtiget« wurde; HAStK Zunft-Akten 378, S. 46 (29. 10. 1624).

59 Holtzemius, Prognosis (1605), S. 15f.

60 Vgl. zum Beispiel die Untersuchung bei Verdacht auf Syphilis, wie sie in HAStK Zunft-Akten 378, S. 352, belegt ist.

61 Vgl. z. B. den Krankenbericht bei Fabry, Bericht (1603, ND 1965), S. 44.

62 Vgl. Holtzemius, Prognosis (1605), S. 29f.

63 HAStK Zunft-Akten 377, f. 230r (26. 12. 1621).

64 Vgl. HAStK Zunft-Akten 377, f. 133r (7. 10. 1601).

65 HAStK Zunft-Akten 356, f. 23r (31. 12. 1634).

66 Vgl. HAStK Zunft-Akten 378, S. 297.

67 Vgl. die Schilderung des Vorfalls in HAStK Zunft-Akten 378, S. 191 (6. 3. 1634).

68 HAStK Zunft-Akten 376, f. 146r (29. 1. 1571). Vgl. auch einen ähnlichen Fall in Zunft-Akten 378, S. 41 (10. 1. 1625): »sich gentzlichen entbloest, entkleidt unnd gantz außgezogen«.

69 HAStK Zunft-Akten 378, S. 46 (29. 10. 1624).

70 Vgl. das bei Keussen (1913), S. 111, abgedruckte Schreiben vom 16. 7. 1574.

71 Vgl. HAStK Rpr. 106, f. 102r (7. 4. 1659). Vgl. auch einen weiteren Fall aus dem Jahre 1663, ebd. Rpr. 110, f. 105v (28. 5. 1663). Lepra-Untersuchungen mit Beteiligung der Medizinischen Fakultät fanden bis 1664 statt; vgl. Bremen (1899), S. 65 ff. Noch Anfang des 19. Jh.s wurde in Köln ein Fall von Aussatz diagnostiziert, vgl. dazu Horst, Casum (1812).

72 HAStK Zunft-Akten 378, S. 351.

73 Vgl. z. B. ebd., S. 27.

74 Vgl. zuletzt Meuthen (1988), S. 402, der sich vor allem auf die ältere medizinhistorische Arbeit von Pribilla (1940) stützt.

75 Vgl. dazu die Studie von Nauck (1959), S. 414 ff.

76 Vgl. HAStK Rpr. 105, f. 286v (23. 12. 1658). Das Schreiben ist abgedruckt bei Pribilla (1940), S. 15.

77 Vgl. HAStK Rpr. 136, f. 164r (25. 4. 1689); vgl. auch Pribilla (1940), S. 18.

78 Vgl. die Liste der Teilnehmer an dieser Obduktion sowie den ausführlichen Obduktionsbericht in HAStK VuV G 224, f. 6v–7r (30. 3. 1587).

79 HAStK CuD 50, f. 605v (= Buch Weinsberg III, S. 352), Eintrag vom 15. 9. 1586.

80 Das war nach Fabry, Anatomy (ND 1936), S. 6, damals die landläufige Meinung. Vgl. dazu jetzt Richardson (1988).

81 HAStK CuD 51, f. 209r (= Buch Weinsberg III, S. 352), Eintrag vom 11. März 1591.

82 Vgl. Ferrari (1987), S. 102.

83 Goltz (1969), S. 230.

84 Vgl. z. B. Höfler (1888).

85 Vgl. dazu Höfler (1899), S. 138 ff.

86 Vgl. Peter (1971), S. 15 ff.

87 Vgl. Brügelmann (1982), S. 242 ff.

88 Vgl. Weyer, Artzney Buch (1588), f. 31v–36r, über die vom Volk als »Nachtgriff« bezeichnete Krankheit, die er wie folgt zu beschreiben versucht: »greiffet an mit grossem Schmertzen / etwann im Rücken / etwann in der Hüfften / gleich ob es ein Sciatica were [...].«

89 Vgl. z. B. die diversen Krankheiten, die von dem niederrheinischen Arzt Dr. Johann Weyer in seinem ›Artzney-Buch‹ (1588) als »neu« bezeichnet werden.

90 Koehlhoffsche Chronik; in: Hegel, Chroniken (1875/77), Bd. 3, S. 900.

91 HAStK Zunft-Akten 376, f. 224r (3. 7. 1578).

92 HAStK CuD 51, f. 322v (24. 8. 1593).

93 HAStK Handschriften W 297, f. 28v. Diese medizinische Handschrift ist auf das Jahr 1579 zu datieren.

94 Paracelsus, Sämtliche Werke (1923 ff.), Bd. 11, S. 135.
95 HAStK Handschriften GB f. 89 (1578) sowie die Parallelhandschrift W 297 (1579).
96 Vgl. Goltz (1969), S. 237.
97 Ebd., S. 239.
98 Vgl. ebd., S. 253 f.
99 HAStK VuV G 182, f. 269r (16. 9. 1628). Zu Metaphern und Vergleichen in der heutigen Schmerzsprache vgl. Leiss (1983), S. 96 ff.
100 Vgl. HAStK CuD 49, f. 282v/283r (= Buch Weinsberg II, S. 35/36).
101 Vgl. HAStK CuD 49, f. 629r.
102 Vgl. HAStK CuD 50, f. 564r. Zu Verheimlichungsstrategien bei Leistenbrüchen vgl. Loux (1983), S. 57.
103 HAStK VuV G 251, f. 97r (27. 8. 1629).
104 HAStK Zunft-Akten 377, f. 73r (13. 3. 1591). Vgl. auch ebd. Akten 376, f. 207v (28. 4. 1576).
105 HAStK Kriminalakten 7, f. 194v (vor Juli 1563).
106 HAStK VuV G 252, f. 243r (9. 4. 1631).
107 Vgl. HAStK VuV G 242, f. 44v/45a (20. 4. 1613).
108 HAStK VuV G 210, f. 97r (21. 8. 1563).
109 Ebd., f. 97v. Zu solchen vielsagenden Umschreibungen vgl. auch Loux (1983), S. 31.
110 Vgl. dazu ausführlich Jütte (1989b).
111 Vgl. Duden (1987), S. 181 ff.
112 HAStK VuV G 260, f. 34r (6. 4. 1645).
113 HAStK Kriminalakten 54, f. 43v.
114 HAStK VuV G 182, f. 123v (29. 11. 1623).
115 Vgl. Lain Entralgo (1969), S. 183.

KAPITEL 5

1 Vgl. dazu ausführlich Lippe (1981).
2 Vgl. Duden (1987), S. 145.
3 Bei dieser Methode erfolgt ein Schnitt an bestimmten Körperstellen (Kopf, Nacken, Arme, Füße). In die Wunde wird häufig eine Erbse gelegt und mit einem Pflaster am Austreten gehindert. Die Folge ist ein eiteriges Geschwür, das in diesem Falle künstlich hervorgerufen wird, um »böse« Materie aus dem Leib zu bringen.
4 Diese offensichtlich nicht ganz schmerzlose Prozedur bedurfte der Einwilligung des Patienten, vgl. Fabry, Opera omnia (1646), IV/7, S. 291, Remmen (1965), S. 158.

5 Fedro, Verantwortung (1566), Sig. Bii (v).

6 HAStK VuV G 252, f. 172v (3. 2. 1631).

7 Vgl. HAStK CuD 49, f. 674v (7. 5. 1574), ebd., f. 697v (17. 5. 1575). Aufgrund der Klage eines seiner prominenten Patienten schrieb ein Kölner Arzt eine Abhandlung über den vernünftigen Gebrauch von Purgantien, vgl. Cronenburg, Purgantium (1573).

8 Reineke, Bericht (1599), Sig. Diii (r).

9 Vgl. HAStK CuD 51, f. 51r (1. 7. 1588); ebd. VuV G 184, f. 74r, ebd. G 257, f. 112r.

10 Fabry, Opera omnia (1646), VI/7, S. 502. Vgl. Remmen (1965), S. 197f.

11 Ebd., III/60, S. 244. Vgl. Remmen (1965), S. 134 f.

12 Zur komplizierten Begriffsgeschichte vgl. Höfler (1899), S. 259 f. Zur Operation von Hodenbrüchen vgl. Kümmel (1983), S. 20 ff.

13 Vgl. Wehrli (1927), S. 55.

14 Vgl. z. B. Hermann Weinsbergs schriftlich festgehaltenes Erstaunen über eine offensichtlich erfolgreich verlaufene Bruchoperation: »Anno 1594 den 12. septembris hat sich meister Herman von Olpe, zymerman, von wegen eines sweren, groissen bruchs laissen sneiden. War synes alters ungeferlich tuschn 50 und 60 jaren. Plach in der Butgassen zu wonen [...]. Uber etliche tage, 10 oder 12, hat man in widder uff der straissen sehen wandern«; HAStK CuD 51, f. 380r.

15 Vgl. z. B. den berühmten Holzschnitt in Gersdorff, Feldbuch (1517), Abbildung nach S. LXVIII.

16 Vgl. HAStK Zunft-Akten 357, f. 22.

17 Vgl. HAStK A.V. Revilien Bücher 156, f. 3r/v.

18 Vgl. z. B. den Fall der Schwester aus dem Kloster Sion, protokolliert in HAStK Zunft-Akten 376, f. 147r (9. 2. 1571).

19 Zur Technik vgl. die Abbildung bei Scultetus, Wund-Artzneyisches Zeug-Hauß (1666, ND 1974), Tabula XXXVI.

20 Vgl. z. B. Fabry, Opera omnia (1646), III/96, S. 281; Remmen (1965), S. 151 f.

21 HAStK VuV G 214, f. 249v.

22 Fabry, Opera omnia (1646), V/58.

23 HAStK Zunft-Akten 379, S. 320 (22. 10. 1682).

24 Begardi, Index sanitatis (1539), f. 42r.

25 HAStK CuD 49, f. 370v.

26 HAStK VuV G 252, f. 171v.

27 HAStK Zunft-Akten 371, S. 143.

28 Vgl. ebd., S. 89.

29 Vgl. ebd., S. 90.

30 HAStK Zunft-Akten 377, f. 115v (10. 8. 1599).

31 Vgl. z. B. Fabry, Opera omnia (1646), V/75, S. 467. Vgl. auch Remmen (1965), S. 195.

32 So heißt es in einer Protokollnotiz von 1595 über eine Frau, die sich vier Jahre vorher einer Syphilisbehandlung unterzogen hatte: »aber die frawe leptt noch und is freisch und gesaind worden«; HAStK Zunft-Akten 377, f. 76v (späterer Zusatz von anderer Hand neben dem Datum der ersten Behandlung: 11. 12. 1591).

33 Kurtzer Bericht (1608), S. 29.

34 HAStK Zunft-Akten 378, S. 21.

35 Vgl. dazu die Empfehlungen eines Büchleins über den »Englischen Schweiß«, das 1529 in Köln erschien: Neuenahr/Riquinus, Sudatoria febri (1529), S. 113.

36 HAStK CuD 49, f. 38r/v (= Buch Weinsberg I, S. 64).

37 Vgl. den Bericht bei Cronenburg, Medicinae veteris (1573), S. 153. Vgl. dazu auch Merzbach (1953), S. 20.

38 Vgl. Temkin (1977), S. 476.

39 Vgl. HAStK VuV G 232, f. 329v–336r. Vgl. dazu auch Irsigler/Lassotta (1984), S. 105 ff.

40 Zitiert nach Peschke (1985), S. 185.

41 Vgl. dazu u. a. Pelling (1986), S. 101.

42 HAStK VuV G 214, f. 241v (7. 7. 1574).

43 Ebd., f. 241v/242r.

44 HAStK Zunft-Akten 377, f. 202v (25. 1. 1616).

45 Ebd., Zunft-Akten 376, f. 112v (25. 11. 1568).

46 HAStK Zunft-Akten 377, f. 186r (16. 6. 1612).

47 HAStK VuV G 214, f. 242r.

48 Vgl. dazu Pelling (1985), S. 122 f. Zu Absprachen zwischen Wundarzt und Patient vgl. auch Wehrli (1927), S. 68 f.

49 HAStK Univ.-Akten 399, f. 2r. Vgl. auch ebd. Zunft-Akten 378, S. 297.

50 Vgl. Riley (1987), S. 538. Vgl. auch Brügelmann (1983), S. 177 ff.

51 Thomas (1971). Aus der umfangreichen Sekundärliteratur zu dieser These vgl. vor allem Barry (1985), S. 145 ff.

52 Vgl. dazu u. a. Rudolph (1977).

53 Levi (1986), S. 36.

54 HAStK VuV G 251, f. 108r (24. 9. 1629).

55 HAStK VuV G 250, f. 25r (30. 6. 1628).

56 HAStK VuV G 182, f. 275r (2. 10. 1628).

57 Ebd., f. 275v.

58 HAStK VuV G 252, f. 169v (31. 1. 1631).

59 HAStK VuV G 187, f. 85r (2. 9. 1648). Zum Wahrsagen als diagnostisches Mittel vgl. auch Loux (1983), S. 215.

60 Vgl. Höfler (1899), S. 86.

61 Vgl. Bartels (1903), S. 363 ff.
62 Vgl. auch die Hinweise auf zeitgenössische Quellen bei Höfler (1899), S. 200.
63 HAStK VuV G 250, f. 81v (20. 9. 1628).
64 Weyer, Artzney Buch (1588), f. 32r.
65 Weyer, Artzney Buch (1588), f. 32v/33r.
66 Vgl. die Aussage der wegen Hexerei hingerichteten Feyen Decker, in: HAStK VuV G 250, f. 81v (20. 9. 1628).
67 HAStK VuV G 227, f. 215r (13. 6. 1592).
68 Vgl. HAStK VuV G 227, f. 190v/191r (23. 5. 1592): »[...] sie geprauche auch deß sifftz und scheren, wan iemandt kranck sei und nicht wegen verlierens [...].« Vgl. auch Eckstein (1935/36), Sp. 1683/84.
69 Vgl. Hampp (1961), S. 138/39.
70 Vgl. u. a. Behringer (1987), S. 184 f.
71 HAStK VuV G 250, f. 81v (20. 9. 1628).
72 Vgl. HAStK VuV G 227, f. 213r/v (10. 6. 1592); ebd., f. 215v/216r (13. 6. 1592).
73 HAStK VuV G 250, f. 81v (20. 9. 1628); ebd., f. 138r (8. 1. 1629), Weyer, Artzney Buch (1588), f. 33r. Vgl. auch die Belege bei Wrede (1926), S. 106 ff., Bächtold-Stäubli (1930/31), Sp. 1159 f.
74 Vgl. HAStK VuV G 227, f. 214r/v (13. 6. 1592).
75 HAStK VuV G 187, f. 84r (7. 9. 1648). Vgl. auch die Anwendung von Quirin-Wasser mit entsprechenden Segensformeln bei einer Brandwunde, HAStK CuD 51, f. 292r/v (teilweise in Buch Weinsberg V, 374), Eintrag vom 30. 11. 1592.
76 HAStK VuV G 250, f. 98v (6. 10. 1628).
77 HAStK VuV G 250, f. 98v (6. 10. 1628).
78 Vgl. Hampp (1961), S. 191 ff.
79 Vgl. HAStK VuV G 227, f. 215v/216r (13. 6. 1592).
80 Zur Bedeutung der Zahl in der Zaubermedizin vgl. u. a. Hovorka/Kronfeld (1909), Bd. II, S. 881.
81 Vgl. HAStK VuV G 250, f. 133v (5. 1. 1629).
82 HAStK VuV G 249, f. 85r (18. 2. 1628).
83 HAStK VuV G 239, f. 16r (6. 7. 1610).
84 HAStK VuV G 250, f. 162r (19. 1. 1629).
85 HAStK Handschriften W 37*, f. 89r (»Si non potest coire«). Es handelt sich um eine medizinisch-alchimistische Handschrift des 17. Jahrhunderts.
86 Vgl. HAStK VuV G 250, f. 179v (16. 3. 1929).
87 HAStK Rpr. 77, f. 259v (6. 8. 1631). Vgl. auch Keller, Urkunden (1907), S. 350, Nr. 698.
88 HAStK VuV G 239, f. 124v (23. 4. 1611).
89 Vgl. dazu Nahl (1983), S. 125 f. Zur volksmedizinischen Verwendung der Alraunwurzel vgl. u. a. Hovorka/Kronfeld (1908), Bd. I, S. 14 ff.

90 Vgl. Beemelmans (1933), S. 140. Vgl. auch ebd., S. 148, für einen ähnlich gelagerten Fall aus dem Jahr 1590.
91 Vgl. Nahl (1983), S. 127 f.
92 HAStK VuV G 182, f. 279v (24. 11. 1628).
93 Vgl. ebd., f. 281v (24. 11. 1628).
94 HAStK VuV G 226, f. 8r (1. 8. 1589).
95 Zitiert nach der hochdeutschen Übersetzung bei Keussen (1907), S. 38.
96 Vgl. O'Neill (1984), S. 53 ff., und Levi (1986), S. 15 ff.
97 Eine Fülle von Beispielen liefert Franz (1909).
98 Vgl. HAStK Handschriften GB 44 (Anfang 16. Jh.), f. 304r.
99 Ebd., GB 22, f. 14r. Vgl. auch ebd., GB 11, f. 34r/v (Hs. des 16. Jh.s aus einem Kölner Frauenkloster).
100 HAStK Handschriften GB 160, f. 78r.
101 HAStK Rpr. 10, f. 202r (7. 7. 1540), vgl. auch das Regest bei Groten/ Huiskes, Ratsprotokolle (1988), Bd. 4, Nr. 229.
102 Vgl. Hansen, Akten (1896), S. 500 (3. 8. 1564), HAStK CuD 49, f. 472r (30. 7. 1564), HAStK Rpr. 112, f. 216v (29. 8. 1665), Mering (1857), S. 145 (23. 10. 1665) mit Hinweis auf HAStK Rpr. 112, f. 267r.
103 Vgl. HAStK Rpr. 113, f. 91r/v (26. 4. 1666).
104 Vgl. Gotzen (1912), S. 84 f.
105 HAStK CuD 50, f. 117v (= Buch Weinsberg V, S. 140).
106 HAStK VuV G 184, f. 92v/93r.
107 Zum Patrozinium vgl. Fabricius (1909), Bd. 5, 1. Heft, S. 50. Zur Heiligenlegende vgl. Torsy (1959), Sp. 530.
108 HAStK VuV G 249, f. 101r–102v (11. 3. 1628).
109 Vgl. Irsigler/Lassotta (1984), S. 94. Als weitere Patrone wurden bei Fallsucht verehrt: St. Apollinaris (Remagen), St. Vitus (St. Vith), St. Valentin (Kiedrich); vgl. Zender (1977b), S. 272 ff.
110 HAStK VuV G 260, f. 154v (26. 6. 1646). Seit den späten 40er Jahren des 17. Jh.s sind Wunderheilungen in Kevelaer bezeugt; vgl. Krickelberg (1858), S. 61 ff. Vgl. auch Neumann (1972).
111 HAStK CuD 50, f. 512r (= Buch Weinsberg III, S. 283). Vgl. auch Irsigler/Lassotta (1984), S. 93 f. Allgemein zur Heilung von Besessenheit im 16. Jh. vgl. Midelfort (1984), S. 135 ff.
112 HAStK VuV G 251, f. 17v.
113 Vgl. Hansen, Akten (1896), S. 509.
114 Vgl. HAStK CuD 50, f. 260r (= Buch Weinsberg V, S. 164). Zur Bedeutung der Messe in der Volksreligiosität vgl. Franz (1902).
115 Vgl. Palmer (1982), S. 94.
116 Scribner (1984), S. 17 ff.
117 Vgl. Alber/Dornheim (1983) und Lebrun (1983), bes. S. 184 f.

KAPITEL 6

1 Vgl. HAStK CuD 51, f. 150v.
2 HAStK VuV G 252, f. 167v (7. 1. 1631).
3 HAStK Rpr. 109, f. 93v (31. 3. 1662).
4 Fabry, Opera omnia (1646), I/39, S. 33; vgl. Remmen (1965), S. 58.
5 Fabry, Anatomy (ND 1936), S. 178/79.
6 HAStK CuD 49, f. 620r (16. 8. 1572).
7 Longolius, Galanter Patiente (1727), S. 24.
8 HAStK CuD 49, f. 58r (= Buch Weinsberg I, S. 88).
9 Vgl. dazu Berg (1954), S. 88 ff.
10 Vgl. Hermann Weinsbergs Schilderung eines solchen Besucherverhaltens: HAStK CuD 50, f. 518r (6. 8. 1585).
11 Begardi, Index sanitatis (1539), f. 30v.
12 Vgl. dazu vor allem Sigerist (1929), S. 11 ff.
13 Vgl. Pelling (1986), S. 131, Lieburg (1982), S. 161.
14 Vgl. dazu u. a. aus der Sicht eines Betroffenen Aron (1988).
15 Vgl. dazu Dornheim (1983), S. 24 passim.
16 Zur gesellschaftlichen Einstellung gegenüber Geisteskranken im Mittelalter und in der frühen Neuzeit vgl. u. a. Rosen (1964), S. 377 ff.
17 HAStK Zunft-Akten 378, S. 34 (20. 8. 1612).
18 Vgl. HAStK Zunft-Akten 378, S. 29 (9. 8. 1612).
19 HAStK Zunft-Akten 378, S. 361 (17. 9. 1638).
20 HAStK VuV G 249, f. 5r (19. 11. 1627). Vgl. einen ähnlichen Fall in der Chronik Zimmern (1973), Bd. 2, S. 59.
21 HAStK A.V. Revilien Bücher 191, f. 120v (9. 5. 1621); ebd., f. 199v (1. 7. 1623); ebd., f. 271v (18. 10. 1625).
22 HAStK Rpr. 113, f. 171v (23. 7. 1666).
23 Vgl. z. B. HAStK Suppliken ungeordnet (28. 9. 1622).
24 HAStK CuD 49, f. 409v (= Buch Weinsberg V, S. 31), Eintrag vom 27. 1. 1561.
25 Vgl. Bremen (1899), S. 70.
26 Vgl. Goffman (1975), S. 59.
27 Vgl. z. B. HAStK Zunft-Akten 378, S. 351.
28 Vgl. die Beispiele bei Pelling (1986), S. 102.
29 Zum Stigma aus der Sicht des Leprosen vgl. Gussow/Tracy (1977), S. 398 f.
30 Vgl. dazu u. a. Herzlich/Pierret (1991), S. 94 ff.
31 Vgl. z. B. HAStK Rpr. 113, f. 50r (10. 3. 1666). Vgl. auch Mering (1857), S. 143.
32 Liber Vagatorum (1510), zitiert nach der Ausgabe von Kluge (1901), S. 48. Vgl. dazu auch Jütte (1988c), S. 90.

33 Eine Fundgrube für die Kommerzialisierung solcher Horrorgeschichten ist die Sammlung Wickiana; vgl. dazu Senn, Wickiana (1975). Vgl. auch Holländer (1921).

34 HAStK Rpr. 49, f. 271r; vgl. auch Irsigler/Lassotta (1984), S. 128.

35 Ebd., Rpr. 111, f. 163r (1. 8. 1664). Ähnliches traf auch auf zwergwüchsige Menschen zu; vgl. Rpr. 98, f. 103r (3. 5. 1651).

36 Vgl. z. B. HAStK VuV G 230, f. 55r (18. 1. 1596). Vgl. dazu auch Jütte (1988c), S. 86.

37 Vgl. HAStK A.V. Kasten 50, Fasz. 11; HAStK A.V. Revilien Bücher 183, f. 15r.

38 Vgl. Goffman (1975), S. 96.

39 Vgl. Schmidt (1918), S. 113; Elkeles (1979), S. 185 ff.

40 HAStK Zunft-Akten 378, S. 50.

41 Vgl. Knefelkamp (1981), S. 129.

42 Vgl. HAStK VuV G 249, f. 5r (19. 11. 1627).

43 Vgl. HAStK CuD 49, f. 475r (25. 8. 1564).

44 HAStK CuD 49, f. 280r (= Buch Weinsberg II, S. 31), Eintrag vom 3. 7. 1553.

45 HAStK Edikte 25, f. 42v (9. 10. 1665).

46 HAStK CuD 50, f. 344r (14. 6. 1582).

47 Vgl. Sigerist (1929), S. 19.

48 Vgl. u. a. Hörger (1982).

49 Vgl. Lassotta (1983), S. 315.

50 Zitiert nach Keussen (1913), S. 112.

51 Zitiert nach ebd., S. 111.

52 Vgl. Bremen (1899), S. 72; Keussen (1934), S. 277.

53 Zitiert nach Rieder (1911), S. 385.

54 Vgl. dazu die Nachweise bei Proksch (1895), S. 152 f.

55 Vgl. Fleck (1980), S. 5. Vgl. jetzt auch Davenport-Hines (1990).

56 Allgemein zum Prinzip der Absonderung im frühneuzeitlichen Krankenhauswesen vgl. Jetter (1965).

57 Vgl. Proksch (1895), S. 181.

58 Vgl. z. B. die Eintragung über ein Almosen an Syphiliskranke im Rechnungsbuch des Spitals »Revilien«: HAStK A.V. Revilien Bücher 191, f. 120v.

59 Zum Ablauf einer solchen Syphiliskur vgl. das Verhör des Badstubers Diederich von Wylich in HAStK VuV G 232, f. 329v–336r. Vgl. dazu auch Irsigler/Lassotta (1984), S. 105 ff. Zur Reaktion der Familie auf eine solche Kur vgl. z. B. HAStK VuV G 249, f. 3v–5v (November 1627).

60 Vgl. u. a. Biraben (1976), S. 160.

61 Geistliche... Artzney (1665), S. 13.

62 HAStK Rpr. 113, f. 49r (8. 3. 1666).

63 HAStK Rpr. 113, f. 155v (7. 7. 1666).

64 HAStK Rpr. 113, f. 143r (22. 6. 1666). Vgl. bereits ebd., f. 95v (30. 4. 1666).

65 HAStK A.V. Revilien Bücher 204, f. 205r (31. 4. 1634).

66 Vgl. in diesem Zusammenhang bereits Alberti, Hauswesen (Ausgabe 1986), S. 156 f.

67 HAStK CuD 49, f. 742v (9. 7. 1577).

68 Vgl. Mering (1857), S. 148.

69 Vgl. z. B. HAStK Test. 3/B 280 (20. 8. 1630). Vgl. auch ebd. Test. 3/D 130 (7. 12. 1530).

70 Vgl. dazu Geistliche ... Artzney (1665), S. 14 ff.

71 Vgl. Paas (1934), S. 60. Die Totenliste ist abgedruckt ebd., im Anhang S. 214 ff.

72 Vgl. Blasius (1980) und Porter (1989). Vgl. auch die klassische Studie von Foucault (1969), die eine fruchtbare und bis heute andauernde Diskussion unter Psychiatriehistorikern ausgelöst hat.

73 Vgl. dazu u. a. Schär (1985), S. 104 ff.

74 HAStK Rpr. 98, f. 73v (27. 3. 1651).

75 Vgl. z. B. HAStK Rpr. 1530, f. 7r (9. 5. 1530); ebd. Rpr. 14, f. 63r (8. 2. 1549); Rpr. 24, f. 88r (14. 6. 1568).

76 Vgl. z. B. HAStK VuV G 228, f. 48r (3. 9. 1592). Für weitere Beispiele vgl. HAStK A.V. Revilien Bücher 204, f. 114r (20. 6. 1631); ebd. VuV G 239, f. 104v (22. 3. 1611).

77 Vgl. HAStK Test. 3/R 270 (5. 5. 1500). Vgl. dazu das Regest bei Schäfer (1903), Nr. 141, und Irsigler/Lassotta (1984), S. 90 f.

78 Vgl. ebd. Bücher 143, f. 42r. Vgl. auch ebd., Revilien Bücher 215, f. 357r (30. 6. 1646); Bücher 232, f. 41r (8. 9. 1650).

79 HAStK A.V. Revilien 191, f. 199v (7. 7. 1623).

80 Vgl. z. B. die Krankengeschichten, die uns Hermann Weinsberg berichtet: HAStK CuD 49, f. 534r (27. 4. 1567); CuD 51, f. 182v (20. 6. 1590); CuD 51, f. 273r (3. 7. 1592); ebd., f. 368r (30. 6. 1594, = Buch Weinsberg IV, S. 201); ebd., f. 403v (24. 12. 1594).

81 HAStK Jesuiten 26a (26. 6. 1574). Vgl. auch den Bericht Weinsbergs in CuD 49, f. 684r–684v (= Buch Weinsberg II, S. 285–287). Vgl. auch Hansen, Akten (1896), S. 696, Nr. 528.

82 Vgl. Hansen, Akten (1896), Nr. 367, 432.

83 HAStK Jesuiten 26a, S. 95.

84 Ebd., S. 96/97.

85 Ebd., S. 97.

86 Ebd., S. 78.

87 Vgl. u. a. Schmädel (1975), S. 47.

88 Vgl. Dornheim (1983), S. 79.

89 Zur Unterscheidung verschiedener Formen sozialer Kontrolle (»peer

control« und »control by authority«) im Bereich des Krankheitsverhaltens vgl. Whiting (1977), S. 210.

90 Vgl. HAStK CuD 49, f. 574r (= Buch Weinsberg V, S. 21/22), Eintrag vom 18. 7. 1558.

91 HAStK CuD 49, f. 385v (= Buch Weinsberg V, S. 24), Eintrag vom 5. Februar 1559.

92 Vgl. dazu die Liste bei Jütte (1988c), S. 67–69.

93 Der Typus des »falschen« Aussätzigen hat in der historischen Forschung bislang kaum Beachtung gefunden; vgl. Graus (1981), S. 397, Anm. 42.

94 HAStK VuV G 252, f. 262r (6. 5. 1631).

95 HAStK VuV G 252, f. 267r (5. 5. 1631).

96 HAStK VuV G 260, f. 155v (1. 6. 1646).

97 Vgl. dazu die ausführliche Zusammenfassung bei Binz (1896), S. 132 ff. Benutzt wurde die 1586 in Frankfurt/Main erschienene deutsche Übersetzung von H. P. Rebenstock.

98 Vgl. die bei Binz (1896), S. 137, und Holländer (1921), S. 209 ff., geschilderten Fälle.

99 Fabry, Opera omnia (1646), II/40, S. 116. Vgl. auch Remmen (1965), S. 88 ff.

100 Vgl. Remmen (1965), S. 32 f.

101 Vgl. u. a. Riley (1987), S. 537 ff., und Fröhlich (1976).

102 Vgl. Parsons (1951), S. 436 f.

KAPITEL 7

1 Begardi, Index sanitatis (1539), f. 43v.

2 Longolius, Galanter Patiente (1727), S. 23.

3 Vgl. Diepgen (1953), S. 174 f.

4 Vgl. die bei Schmidt (1918), S. 117 ff., abgedruckte Kölner Arzneimitteltaxe von 1628.

5 Vgl. z. B. Stürzbecher (1966), S. 149 ff.

6 Vgl. Otruba (1955), S. 664 f. Ihm folgt – wenn auch mit Bedenken – Stürzbecher (1957), S. 432 f.

7 Vgl. z. B. HAStK Zunft-Akten 378, S. 407, 409, 411. Vgl. auch Schmidt (1918), S. 125–127 (Arzneirechnung für 2 Ordensbrüder aus dem Jahre 1660). Zu Arzt- und Apothekenschulden vgl. noch Croix (1981), S. 771 f.

8 Für Beispiele aus Zürich vgl. Wehrli (1927), S. 68 ff.

9 Vgl. Green (1985), S. 195 f.

10 Vgl. HAStK VuV G 261, f. 144r (22. 10. 1649).

11 HAStK Zunft-Akten 379, S. 103 (14. 12. 1633).

12 HAStK Zunft-Akten 378, S. 401 f. (24. 7. 1685).

13 Vgl. z. B. HAStK Zunft-Akten 356, f. 1r (ca. 1515); und Zunft-Akten 355, f. 110r (18. 7. 1560).

14 Vgl. HAStK VuV G 245, f. 183v (8. 3. 1622).

15 Vgl. HAStK CuD 49, f. 675r (= Buch Weinsberg II, S. 280) und ebd., f. 535v (= Buch Weinsberg II, S. 167). Vgl. auch die diversen Naturaleinkünfte des Basler Stadtarztes Felix Platter: Lötscher, Platter (1976), S. 520.

16 Vgl. HAStK ungeordnet (Apotheken 1–3) vom 28. 3. 1557. Vgl. auch HAStK K.A. 18, f. 2r/v (15. 1. 1606), wo von einer »noch unbezahlte(n) barbirer belohnung« in Höhe von ca. 200 Goldgulden die Rede ist.

17 HAStK VuV G 214, f. 249r (1575).

18 HAStK VuV 245, f. 368r (12. 5. 1623).

19 Vgl. z. B. HAStK Zunft-Akten 378, S. 39 (10. 6. 1623); VuV G 249, f. 4r (19. 11. 1627).

20 HAStK Zunft-Akten 377, f. 18r (8. 6. 1581).

21 HAStK VuV G 252, f. 34v (26. 6. 1630).

22 Vgl. Irsigler/Lassotta (1984), S. 35.

23 Vgl. z. B. HAStK A.V. Revilien Bücher 204, f. 232r (1635). Vgl. auch ebd., Revilien Bücher 215, f. 116v (11. 4. 1640); Revilien Bücher 256, f. 40r (7. 6. 1662).

24 Vgl. z. B. HAStK Rpr. 113, f. 3r (20. 12. 1665). Vgl. auch ebd., f. 66r/v (29. 3. 1666) und f. 104v (12. 5. 1666).

25 HAStK Rpr. 112, f. 231r (16. 9. 1665).

26 Vgl. z. B. HAStK Rpr. 103, f. 344v/345r (27. 11. 1656); HAStK Suppliken ungeordnet (11. 3. 1585).

27 Vgl. z. B. HAStK Rpr. 113, f. 120r (28. 5. 1666).

28 Aus der Fülle der Belege vgl. HAStK A.V. Martin-Brigiden Bücher 41, f. 11r (1623), ebd., Bücher 42, f. 8r (1624), ebd. Bücher 43, f. 10v (1. 12. 1625); A.V. Waisenhaus Bücher 62, f. 22r (1668); A.V. Johann Baptist Bücher 13, f. 24v (1567/68); A.V. Revilien Bücher 204, f. 263r (31. 10. 1636).

29 Vgl. HAStK Rpr. 1548, f. 302r (5. 9. 1548).

30 Vgl. HAStK Rpr. 14, f. 81r (3. 4. 1549); ebd., Suppliken ungeordnet (21. 6. 1585).

31 HAStK K.A. 139 (28. 5. 1627).

32 Vgl. z. B. HAStK CuD 50, f. 541r (17. 12. 1585).

33 Vgl. z. B. HAStK A.V. Revilien Bücher 3, f. 107r (5. 11. 1613); vgl. ebd., f. 54v (1587); ebd., Revilien Akten Fasz. 1636 (19. 8. 1599).

34 Vgl. HAStK A.V. Martin-Brigiden Bücher 22, f. 12r (1573). Vgl. auch HAStK Test. 3/D 224 (24. 6. 1547) und Test. 2/B 848 (12. 3. 1530).

35 Zu den sogenannten »Not- und Nächstnachbarn« im Rheinland vgl. aus volkskundlicher Sicht: Zender (1977b).

36 HAStK A.V. Revilien Bücher 3, f. 57r (16. 2. 1596).
37 HAStK VuV G 241, f. 182r (28. 2. 1614).
38 HAStK CuD 49, f. 274r (– Buch Weinsberg II, S. 24), Eintrag vom 4. 3. 1553.
39 Vgl. dazu z. B. Zaretsky (1912), S. 72.
40 Vgl. z. B. HAStK Test. S/ B 1066 (29. 3. 1531).
41 So bezahlte der Kölner Bürgermeister Konstantin von Lyskirchen (gest. 1632) für sein Kindermädchen Engen von Collen »einen dranck [...] damit sey den haltz gegurgelt«. Konstantins Diener dagegen mußte, als er 1605 krank wurde, den Haushalt verlassen und sich zu einem Landsmann auf dem Perlengraben in Pflege begeben; vgl. HAStK Rechnungen 1404a, S. 27 (28. 10. 1603) bzw. S. 51 (Mai 1605).
42 Vgl. HAStK A.V. Revilien Bücher 215, f. 76r (12. 7. 1639). Für weitere Fälle aus dem Gesinde vgl. ebd., Revilien Bücher 181a, f. 24r (20. 2. 1597); f. 56v (13. 8. 1597).
43 HAStK CuD 49, f. 58r (= Buch Weinsberg I, S. 89). Allgemein zur Notlage der Kölner Studenten im Krankheitsfall vgl. Keussen (1934), S. 327.
44 Vgl. HAStK CuD 49, f. 55r/v (= Buch Weinsberg I, S. 85).
45 HAStK CuD 49, f. 110r (= Buch Weinsberg V, S. 2).
46 Vgl. HAStK CuD 49, f. 276r (= Buch Weinsberg II, S. 26).
47 Vgl. z. B. HAStK CuD 49, f. 418r.
48 Vgl. HAStK CuD 49, f. 465r.
49 Vgl. HAStK CuD 50, f. 555r.
50 Vgl. z. B. HAStK CuD 51, f. 380r.
51 Zitiert nach Delumeau (1985), Bd. I, S. 176.
52 Vgl. die Ausgabe von Heine, Adel (1984), S. 242.
53 Vgl. HAStK CuD 49, f. 473r.
54 Vgl. HAStK CuD 50, f. 395r.
55 Vgl. HAStK CuD 50, f. 642r.
56 HAStK CuD 49, f. 58r.
57 Vgl. dazu Herzlich/Pierret (1991), S. 159 ff.
58 HAStK CuD 49, f. 280v (= Buch Weinsberg II, S. 31).
59 Vgl. Kümmel (1984), S. 204 ff., Geyer-Kordesch (1985), S. 189.
60 So der Untertitel einer Kölner Handschrift aus der 2. Hälfte des 17. Jh.s (HAStK Handschriften GB 180, f. 115r).
61 Vgl. u. a. HAStK CuD 49, f. 226r (= Buch Weinsberg I, S. 322); ebd., f. 273r/v (= Buch Weinsberg II, S. 23).
62 HAStK CuD 49, f. 632v (1. 5. 1573).
63 Vgl. z. B. das Sterben des jungen Conrad Weinsberg: HAStK CuD 49, f. 573v (2. 8. 1569).
64 Vgl. HAStK CuD 51, f. 318r/v.

65 Der These von Beutelspacher (1986), S. 181, daß damals (im 18. Jh.) Mitleid im Falle einer Verletzung oder Verwundung die Ausnahme war, widersprechen die zahlreichen Belege für die Teilnahme an fremdem Leid in den Kölner Quellen der frühen Neuzeit.

66 Vgl. z. B. die Reaktion der todkranken Tringin Wolf, die Hermann Weinsberg schildert: HAStK CuD 49, f. 283r (= Buch Weinsberg II, S. 36).

67 Vgl. Weinsbergs Bericht über Krankheit und Sterben seines Vaters Christian: HAStK CuD, f. 226a (= Buch Weinsberg I, S. 322).

68 Göckenjan (1985), S. 193.

69 Longolius, Galanter Patiente (1727), S. 55 f.

70 Vgl. Foucault (1973).

71 Vgl. z. B. Brügelmann (1982) und Lepenies (1978).

72 Vgl. Freidson (1961), S. 192 ff.

73 Vgl. dazu Fabrega (1974), S. 252 f.

74 Vgl. dazu Alber/Dornheim (1982).

75 Vgl. die Abbildungen Nr. 89, 90 bei Jurina (1985).

76 Begardi, Index sanitatis (1539), f. 36r–38r.

77 Horst, Vorwarnung (1574), f. 19v.

78 Vgl. Schmädel (1979), S. 143.

79 Vgl. Röhlig (1983).

80 Vgl. Fabry, Opera omnia (1646), III/23, S. 202; vgl. Remmen (1965), S. 125.

81 Vgl. ebd., III/96, S. 281; Remmen (1965), S. 149.

82 Vgl. ebd., V/75, S. 467; Remmen (1965), S. 195.

83 HAStK Zunft-Akten 371, S. 59 (2. 5. 1646).

84 Vgl. u. a. Palmer (1982), S. 93.

85 Longolius, Galanter Patiente (1727), S. 50.

86 Vgl. HAStK CuD 51, f. 41v (= Buch Weinsberg V, S. 302).

87 Longolius, Galanter Patiente (1727), S. 51.

88 Ebd., S. 54.

89 HAStK Zunft-Akten 377, f. 153v (25. 9. 1605).

90 HAStK Zunft-Akten 376, f. 114r (27. 1. 1569).

91 HAStK Zunft-Akten 377, f. 43r (31. 10. 1585). Vgl. auch einen ähnlichen Fall ebd., f. 39r (1. 8. 1585).

92 HAStK Zunft-Akten 376, f. 38v (3. 7. 1562).

93 HAStK Zunft-Akten 377, f. 26v (28. 10. 1583).

94 Vgl. Fabry, Opera omnia (1646), IV/26, S. 310, Remmen (1965), S. 167.

95 Vgl. HAStK VuV G 214, f. 248v/249r (1575).

96 Vgl. HAStK Zunft-Akten 377, f. 248r (17. 2. 1626). Vgl. einen ähnlichen Fall von nonkonformem Patientenverhalten in HAStK Zunft-Akten 376, f. 9r (24. 7. 1558).

97 Longolius, Galanter Patiente (1727), S. 54 f.
98 Vgl. Fabry, Opera omnia (1646), VI/7, S. 502, dt. bei Remmen (1965), S. 197 f.
99 HAStK Zunft-Akten 377, f. 148r (10. 9. 1604).
100 Vgl. HAStK Zunft-Akten 377, f. 17r (30. 3. 1581).
101 HAStK Zunft-Akten 376, f. 209v (25. 5. 1576).
102 Longolius, Galanter Patiente (1727), S. 56 f. Vgl. auch bereits Begardi, Index sanitatis (1539), f. 37r.
103 HAStK Zunft-Akten 376, f. 131v (14. 2. 1570).
104 HAStK Zunft-Akten 371, S. 192 (18. 1. 1652).
105 HAStK Zunft-Akten 377, f. 126v (11. 3. 1601).
106 HAStK Zunft-Akten 376, f. 222v (15. 8. 1577).
107 Fabry, Opera omnia (1646), VI/34, S. 540, zitiert nach der deutschen Übersetzung bei Remmen (1965), S. 202. Wie so oft, trog Fabry auch hier die Erinnerung. Gerhard Pilgrum starb erst 1593, und zwar am 22. Juli, im Alter von 66 Jahren; vgl. HAStK CuD 51, f. 319v (= Buch Weinsberg IV, S. 172).

KAPITEL 8

1 Duden (1987), S. 40.
2 Zitiert nach Kober (1929), S. 222.
3 Zitiert nach ebd., S. 225.
4 Vgl. z. B. Hauschild (1983), S. 103 ff.
5 Vgl. Porter (1987), S. 73 ff.
6 Vgl. Albrecht (1988), S. 65.
7 Vgl. Kickbusch/Trojan (1981), Badura/Ferber (1981).

Quellen- und Literaturverzeichnis

Das folgende Verzeichnis enthält nur die Titel, auf die in den Anmerkungen ausdrücklich verwiesen wird. Eine Forschungsbibliographie enthält das Typoskript der Habilitationsschrift, von der jeweils ein Exemplar in der Universitätsbibliothek Bielefeld und in der Forschungsbibliothek des Instituts für Geschichte der Medizin der Robert Bosch Stiftung (Stuttgart) vorhanden ist.

ARCHIVALIEN

Historisches Archiv des Erzbistums Köln (HAEK)
Pfarrarchiv St. Kunibert
Pfarrarchiv St. Kolumba

Historisches Archiv der Stadt Köln (HAStK)
Armenverwaltung (A.V.)
Briefbücher
Chroniken und Darstellungen (CuD)
Edikte
Geistliche Abteilung
Handschriften (Hss.)
Jesuiten
Kriminalakten (K.A.)
Kriminalaktenregister 1417–1784 (Bearbeiter: W. Beemelmans)
Ratsmemorial
Ratsprotokolle 1513–1665 (Rpr.)
Rechnungen
Universität (Univ.)
Testamente (Test.)
Testamentsregister (Bearbeiter: A. Lassotta)
Unverzeichnet: Apotheken, Polizei, Suppliken
Verfassung und Verwaltung (VuV)
Zivilprozesse
Zunft (Akten)

GEDRUCKTE QUELLEN

Alberti, Leon Battista: Vom Hauswesen (Della Famiglia), übersetzt von Walter Kraus, eingeleitet von Fritz Schalk, München 1986 (dtv-Ausgabe).
Geistliche und leibliche Artzney wider die einreissende Sucht der Pestilentz..., Köln 1665.

Backer, Ch. de (Hrsg.): Het receptenboek van de Keulse kartuizer Joannes Trevirensis eind 16de eeuw (= Scripta, 9), Brüssel 1983.

Begardi, Philippus: Index sanitatis..., Worms 1539.

Kurtzer Bericht, wie sich jeder Mensch in jetzt schwebenden sterbsleufften gegen die gifftige Pestilentz verwahren / und / so er damit angegriffen / widerumb curieren solle..., Köln 1608.

Das Buch Weinsberg. Kölner Denkwürdigkeiten aus dem 16. Jahrhundert, Bd. I/II, bearb. von Konstantin Höhlbaum (= Publikationen der Gesellschaft für Rhein. Geschichtskunde, III, IV), Leipzig 1886/87; Bd. III/IV, bearb. von Friedrich Lau (= Publikationen..., XVI), Bonn 1897/98; Bd. V, bearb. von Josef Stein (Publikationen..., XVI), Bonn 1926.

Chronik der Grafen von Zimmern, hg. von Hans-Martin Decker-Hauff, 3 Bde., Darmstadt 1973.

Cronenburg, Bernhard Dessen von: Medicinae veteris et rationalis adversus oberronis cuisdam mendacissimi atque impudentissimi Georgii Fedronis, ac universae Sectae Paracelsicae imposturas Defensio, Köln 1573.

Cronenburg, Bernhard Dessen von: Purgantium medicamentorum et pilularum in minori pondere particularis divisio, Köln 1573.

Erasmus, Desiderius: Colloquia familiaria. Vertraute Gespräche, dt. von H. Schiele, Köln 1947.

Fabry, Wilhelm von Hilden: Opera quae extant omnia..., Frankfurt/M. 1646.

Fabry, Wilhelm von Hilden: Von der Fürtrefflichkeit und Nutz der Anatomy (= Veröffentlichungen der Schweizer Gesellschaft für Geschichte der Medizin und der Naturwissenschaft, 10), 2., erweiterte Aufl., hg. von F. de Quervain u. Hans Bloesch, Aarau-Leipzig 1936.

Fabry, Wilhelm von Hilden: Gründtlicher Bericht vom heißen und kalten Brand, welcher Gangraena et Sphacelus oder S. Antonii und Martialis Feuer genannt wird. Nach der 1603 publizierten zweiten deutschen Ausgabe bearbeitet und hg. von Prof. Erich Hintzsche (= Hubers Klassiker der Medizin und der Naturwissenschaften, 4), Bern 1965.

Fedro, Georg von Rhodach: Verantwortung Ge. Fedronis von Rhodach / auf etlich unglimpff der Sophistischen Artzten und seiner Missgünner / darundten viel gewaltige geheimnuß / zu gemeinem nutz der warhafftigem Medicin offenbart werden, o. O. 1566.

Gersdorff, Hans von: Feldbuch der Wundarznei, Nachdruck der Ausgabe Straßburg 1517, mit einem Vorwort von Johannes Steudel, Darmstadt 1967.

Grimmelshausen, Hans Jakob Christoffel von: Der abenteuerliche Simplicissimus, hg. von Alfred Kellctat. München ²1985.

Groten, Manfred/Huiskes, Manfred (Bearb.): Beschlüsse des Rates der Stadt

Köln 1320–1550 (= Publikationen der Gesellschaft für Rhein. Geschichtskunde, 45), 6 Bde., Düsseldorf 1988ff.

Hansen, Josef (Hrsg.), Rheinische Akten zur Geschichte des Jesuitenordens 1542–1582 (= Publikationen der Gesellschaft für Rhein. Geschichte, 14), Bonn 1896.

Hegel, Carl (Hrsg.), Die Chroniken der deutschen Städte vom 14. bis ins 16. Jahrhundert, Bde. XII–XIV: Die Chroniken der niederrheinischen Städte, Cöln I–III, Leipzig 1875–1877.

Heine, Alexander (Hrsg.): Deutsches Bürgertum und deutscher Adel im 16. Jahrhundert, Essen 1984.

Holtzemius, Peter: Prognosis vitae et mortis..., Köln 1605.

Holtzemius, Peter: Descriptio Fontis medicati St. Antonii vulgo Tillerborn dicti, prope Andernacum, Köln 1620.

Horst, Jakob: Ein Vorwarnung der Krancken vor ihrem selbseigenen Schaden und vorseumnuß..., Görlitz 1574.

Horst, Joannes Jacobus Georgius: Sistens casum singularem morbi leprosi ubiorum coloniae observati, adnexamque Epicrisin, Med. Diss. Paris 1812.

Kalender Den Barbirern / und Gemeinen volck / zu teglichem geprauch dynlich, Oppenheim 1516.

Keller, Kaspar (Hrsg.): Urkunden zur Geschichte der Familie Bachoven von Echt, Bonn 1907.

Kluge, Friedrich: Rotwelsch. Quellen und Wortschatz der Gaunersprache und der verwandten Geheimsprachen, Bd. 1 (mehr nicht erschienen): Rotwelsches Quellenbuch, Straßburg 1901.

Longolius, Johann Daniel: Galanter Patiente oder philosophischer Unterricht wie sich ein Kranker so wohl gegen sich selbst als gegen andere nett und galant aufführen soll, Bautzen 1727.

Lötscher, Valentin (Hrsg.): Felix Platter. Tagebuch (Lebensbeschreibung 1536–1567), Basel-Stuttgart 1967.

Lötscher, Valentin (Hrsg.): Felix Platter. Beschreibung der Stadt Basel 1610 und Pestbericht 1610/11. Synoptische Edition mit Ausschnitten aus dem Vogelschauplan von Matthäus Merian d. Ä. (1615) und dem Stadtplan von Ludwig Löffel (1862), (= Basler Chroniken, 11), Basel-Stuttgart 1987.

Neuenahr, Hermann von/Riquinus, Simon: De novo hactenusque inaudito morbo... hoc est sudatoria febri..., Köln 1529, wiederabgedruckt in: Scriptores de sudore anglico, hg. von Heinrich Haeser, Jena 1847, S. 105–116.

Paracelsus, Theophrast von Hohenheim: Sämtliche Werke, Abt. 1: Medizinische, naturwissenschaftliche und philosophische Schriften, hg. von Karl Sudhoff, 14 Bde., München 1923–1933.

Paullini, K. F.: Neu-vermehrte heilsame Dreck-Apotheke, Frankfurt/M. 1697.

Vur die Pestilentz. Vil schoner recept und lere..., Köln 1514.

Reineke, Joachim: In der Medicin wolgegründeter bericht, was die Rote Ruhr und der Hoffgank sey, Magdeburg 1599.

Ryff, Walter Hermann: Practicierbüchlin bewerter Leibartzeney / in allen Kranckheiten / und Leibs gebrächen, Frankfurt/M. 1583.

Schäfer, Heinrich (Bearb.): Inventare und Regesten aus den Kölner Pfarrarchiven, in: Annalen des Historischen Vereins für den Niederrhein 71 (1901), S. 1–215; 76 (1903), S. 1–263; 83 (1907), S. 1–219.

Scultetus, Johannes: Wundartzneyisches Zeughaus. Armamentarium chirurgicum (1666), (= Forschungen zur Geschichte der Stadt Ulm, 14), Stuttgart 1974.

Senn, Matthias (Hrsg.): Die Wickiana. Johann Jakob Wicks Nachrichtensammlung aus dem 16. Jahrhundert, Küsnacht-Zürich 1975.

Sprenger, J./Institoris, H.: Malleus Maleficarum (dt. Der Hexenhammer), übersetzt von J. W. R. Schmidt, Berlin 1906, ND München 1983.

Eyn kunstreichs warhafftigs vnd wolgegründtes urteil vnd secret büchlin des harns..., Straßburg 1538.

Weyer, Johann: »De commentitiis jejuniis« und »De lamiis«, deutsch von H. P. Rebenstock, Frankfurt/M. 1586.

Weyer, Johann: Artzney Buch. Von etlichen biß anher unbekannten und unbeschriebenen Kranckheyten..., Frankfurt/M. 1588.

Zedler, Johann Heinrich, Großes vollständiges Universal Lexikon, 68 Bde., Halle-Leipzig 1732–1754.

Zene Artzney. Die gut unnd gesundt zu behalten / unnd alle gebrechen unnd wehetagen derselbigen on schaden unnd schmertzen zu benemen, Frankfurt/M. 1536.

BENUTZTE LITERATUR

Alber, Wolfgang/Dornheim, Jutta: Ärztliche Fallberichte des 18. Jahrhunderts als volkskundliche Quelle, in: Zeitschrift für Volkskunde 78 (1982), S. 28–43.

Alber, Wolfgang/Dornheim, Jutta: »Die Fackel der Natur vortragen mit Hintansetzung allen Aberglaubens«. Zum Entstehungsprozeß neuzeitlicher Normensysteme im Bereich medikaler Kultur, in: Kultur zwischen Bürgertum und Volk (= Argument-Sonderband AS 103), Berlin 1983, S. 163–181.

Albrecht, Jörg: Todsicher geheilt – Die Scharlatane haben Aids entdeckt, in: Die Zeit Nr. 8 vom 19. 2. 1988, S. 65.

Amstutz, Jakob: Montaignes Begriff der Gesundheit, in: Heidelberger Jahrbücher 18 (1974), S. 101–122.

Angeletti, Charlotte: Geformtes Wachs. Kerzen, Votive, Wachsfiguren, München 1980.

Aron, Jean-Paul: Mein Aids, in: Die Zeit vom 8. 1. 1988, S. 52.

Assion, Peter/Telle, Joachim: Der Nürnberger Stadtarzt Johannes Magenbuch. Zu Leben und Werk eines Mediziners der Reformationszeit, in: Sudhoffs Archiv 56 (1972), S. 353–421.

Bächtold-Stäubli, Hanns: Artikel »Griff, Angriff oder Nachtgriff«, in: Handwörterbuch des deutschen Aberglaubens, Bd. 3, Berlin-Leipzig 1930/31, Sp. 1159–1160.

Badura, Bernhard/Ferber, Christian von (Hrsg.): Selbsthilfe und Selbstorganisation im Gesundheitswesen, München-Wien 1981.

Barry, Jonathan: Piety and the patient. Medicine and religion in eighteenth-century Bristol, in: Patients and practitioners. Lay perceptions of medicine in pre-industrial society, hg. von R. Porter, Cambridge 1985, S. 145–175.

Bartels, Max: Volksanthropometrie, in: Zeitschrift des Vereins für Volkskunde 13 (1903), S. 353–368.

Bayer, Josef: »Vur die pestilentz«. Ein Kölner Pest-Büchlein aus dem Jahre 1514, Separatdruck aus der ärztlichen Vierteljahres-Rundschau Nr. 2 vom 1. April 1911, S. 1–4.

Becker, Marshall H.: The role of the patient. Social and psychological factors in non-compliance, in: Patient compliance (Principles and techniques of human research and therapeutics, 10), hg. von Louis Lasagna, New York 1976, S. 97–121.

Beckmann, Dieter/Beckmann, Barbara: Alraun, Beifuß und andere Hexenkräuter. Alltagswissen vergangener Zeiten, Frankfurt/M. 1990.

Beemelmans, Wilhelm: Bilder aus dem Kölner Volksleben im XVI. Jahrhundert, in: Jahrbuch des Kölnischen Geschichtsvereins 15 (1933), S. 135–152.

Behringer, Wolfgang: Hexenverfolgung in Bayern. Volksmagie, Glaubenseifer und Staatsräson in der Frühen Neuzeit, München 1987.

Berg, J. H. van den: Garder le lit. Essay d'une psychologie du malade, in: Situation 1 (1954), S. 68–106.

Beutelspacher, Martin: Kultivierung bei lebendigem Leib. Alltägliche Körpererfahrung in der Aufklärung, Weingarten 1986.

Binz, Carl: Doctor Johann Weyer, ein rheinischer Arzt, der erste Bekämpfer des Hexenwahns. Ein Beitrag zur Kulturgeschichte des 16. Jahrhunderts, Bonn 1896.

Biraben, Jean-Noel: Les hommes et la peste en France et dans les pays européens et méditerranéens (= Civilisations et Sociétés, 35/36), 2 Bde., Paris-Den Haag 1975/76.

Blasius, Dirk: Der verwaltete Wahnsinn. Eine Sozialgeschichte des Irrenhauses, Frankfurt/M. 1980.

Böhme, Gernot: Wissenschaftliches und lebensweltliches Wissen am Beispiel der Verwissenschaftlichung der Geburtshilfe, in: Wissenssoziologie, hg. von N. Stehr u. V. Meja, Opladen 1981, S. 445–463.

Brändli, Sebastian: »Die Retter der leidenden Menschheit«. Sozialgeschichte der Chirurgen und Ärzte auf der Zürcher Landschaft (1700–1850), Zürich 1990.

Bremen, Otto von: Die Lepra-Untersuchungen der Kölner medizinischen Fakultät von 1491–1664, in: Westdeutsche Zeitschrift für Geschichte und Kunst 18 (1899), S. 65–77.

Brisch, Carl: Geschichte der Juden in Cöln und Umgebung aus ältester Zeit bis auf die Gegenwart, 2 Bde., Mühlheim am Rhein 1879/1882 (ND Walluf 1973).

Brügelmann, Jan: Der Blick des Arztes auf die Krankheit im Alltag 1779–1850. Medizinische Topographien als Quelle für die Sozialgeschichte des Gesundheitswesens, Phil. Diss. FU Berlin 1982.

Brügelmann, Jan: Medikalisierung von Säuglings- und Erwachsenenalter in Deutschland zu Beginn des 19. Jahrhunderts aufgrund von medizinischen Topographien, in: Leib und Leben in der Geschichte der Neuzeit (= Berliner Historische Studien, 9), hg. von A. E. Imhof, Berlin 1983, S. 177–192.

Bücking, Jürgen: Kultur und Gesellschaft in Tirol um 1600. Des Hippolytus Guarinonius »Grewel der Verwüstung Menschlichen Geschlechts« (1610) als kulturgeschichtliche Quelle des frühen 17. Jahrhunderts (= Historische Studien, 401), Lübeck-Hamburg 1968.

Bulst, Neithard/Delort, Robert (Hrsg.): Maladies et société 12e–18e siècles, Paris 1989.

Burke, Peter: Städtische Kultur in Italien zwischen Hochrenaissance und Barock. Eine historische Anthropologie, Berlin 1986.

Cardauns, H.: Ein Kölner Bürgerhaus im 16. Jahrhundert, in: Annalen des Historischen Vereins für den Niederrhein 41 (1884), S. 109–141.

Coleman, William: The people's health. Medical themes in 18th-century French popular literature, in: Bulletin of the History of Medicine 51 (1977), S. 55–74.

Corbin, Alain: Pesthauch und Blütenduft. Eine Geschichte des Geruchs, Berlin 1984.

Creutz, Rudolf: Dr. Petrus Holtzemius (1570–1651), Professor Primarius der Medizinischen Fakultät in Cöln und Comes Palatinus Caesarus, in: Jahrbuch des Kölnischen Geschichtsvereins 13 (1931), S. 29–58.

Creutz, Rudolf: Pest und Pestabwehr im alten Köln, in: Jahrbuch des Kölnischen Geschichtsvereins 15 (1933), S. 79–119.

Croix, Alain: La Bretagne aux 16e et 17e siècles. La vie, la mort, la foi, 2 Bde., Paris 1981.

Dannenfeldt, Karl H.: Sleep. Theory and practice in the late Renaissance, in: Journal of the History of Medicine and Allied Sciences 41 (1986), S. 415–441.

Darmon, Pierre: Le cancer: prise de conscience collective et genèse d'une grande peur, in: Histoire, économie et société 5 (1986), S. 591–609.

Davenport-Hines, Richard: Sex, Death and Punishment, London 1990.

Delumeau, Jean: Angst im Abendland. Die Geschichte kollektiver Ängste im Europa des 14. bis 18. Jahrhunderts, 2 Bde., Reinbek 1985.

Dienst, Heide: Lebensbewältigung durch Magie. Alltägliche Zauberei in Innsbruck gegen Ende des 15. Jahrhunderts, in: Alltag im 16. Jahrhundert. Studien zu Lebensformen in mitteleuropäischen Städten (= Wiener Beiträge zur Geschichte der Neuzeit, 14), hg. von Alfred Kohler u. Heinrich Lutz, Wien 1987, S. 80–116.

Diepgen, Paul: Zur Frage der unentgeltlichen Behandlung des armen Kranken durch den mittelalterlichen Arzt, in: Historisches Jahrbuch 72 (1953), S. 171–175.

Dinges, Martin: Stadtarmut in Bordeaux 1525–1675. Alltag, Politik, Mentalitäten (= Pariser Historische Studien, 26), Bonn 1988.

Donnison, Jean: Midwives and medical men. A history of interprofessional rivalries and women's rights, London 1977.

Dornheim, Jutta: Kranksein im dörflichen Alltag. Soziokulturelle Aspekte des Umgangs mit Krebs, Tübingen 1983.

Duden, Barbara: Geschichte unter der Haut. Ein Eisenacher Arzt und seine Patientinnen um 1730, Stuttgart 1987.

Duerr, Hans Peter: Nacktheit und Scham. Der Mythos vom Zivilisationsprozeß, Frankfurt/M. 1988.

Duerr, Hans Peter: Intimität., Frankfurt/M. 1990.

Eckstein, Philipp: Artikel »Sieb«, in: Handwörterbuch des deutschen Aberglaubens, Bd. 7, Berlin-Leipzig 1935/36, Sp. 1662–1686.

Elias, Norbert: Über den Prozeß der Zivilisation, 2 Bde., Basel 1939 (ND Frankfurt/M. 1976).

Elkeles, Barbara: Aussagen zu ärztlichen Leitwerten, Pflichten und Verhaltensweisen in berufsvorbereitender Literatur der frühen Neuzeit, Med. Diss. Hannover 1979.

Ell, Stephen R.: Plague and leprosy. Medieval accounts in the light of modern medical knowledge, in: Fifteenth Century Studies 5 (1982), S. 17–22.

Esser, Ottilie: Der praktische Arzt im Rheinland um 1750–1850, Med. Diss. Bonn 1963.

Fabrega, Horacio jr.: Disease and social behavior. An interdisciplinary perspective, Cambridge/Mass. 1974.

Fabricius, Wilhelm: Erläuterungen zum Geschichtlichen Atlas der Rheinprovinz (= Publikationen der Gesellschaft für Rhein. Geschichtskunde, 12.5), Bd. 5, Bonn 1909.

Ferber, Christian von: Gesundheitsverhalten, in: Wege zum Arzt. Ergebnisse medizinsoziologischer Untersuchungen zur Arzt-Patient-Beziehung (Medizin und Sozialwissenschaften, 4), hg. von J. Siegrist u. A. Hendel-Kramer, München-Wien-Baltimore 1979, S. 7–23.

Ferrari, Giovanna: Public anatomy lessons and the carnival. The anatomy theatre of Bologna, in: Past & Present 117 (1987), S. 50–106.

Fildes, Valery: The English wet nurse and her role in infant care 1538–1800, in: Medical History 32 (1988), S. 142–173.

Fischer, Alfons: Geschichte des deutschen Gesundheitswesens, 2 Bde., Berlin 1933.

Fleck, Ludwik: Entstehung und Entwicklung einer wissenschaftlichen Tatsache. Einführung in die Lehre vom Denkstil und Denkkollektiv, mit einer Einleitung, hg. von Lothar Schäfer u. Thomas Schnelle, Frankfurt/M. 1980.

Forbes, Thomas R.: By what disease or casualty. The changing face of death in London, in: Journal of the History of Medicine and Allied Sciences 31 (1976), S. 395–420.

Foucault, Michel: Wahnsinn und Gesellschaft. Eine Geschichte des Wahns im Zeitalter der Vernunft, Frankfurt/M. 1969.

Foucault, Michel: Die Geburt der Klinik. Eine Archäologie des ärztlichen Blicks, München 1973.

Franz, Adolf: Die Messe im deutschen Mittelalter. Beiträge zur Geschichte der Liturgie und des religiösen Volkslebens, Freiburg/Brsg. 1902.

Franz, Adolf: Die kirchlichen Benediktionen im deutschen Mittelalter, 2 Bde., Freiburg/Brsg. 1909.

Freidson, Eliot: Patients' views of medical practice. A study of subscribers to a prepaid medical plan in the Bronx, Chicago–London 1961.

Fröhlich, Sigrid: Die soziale Sicherung bei Zünften und Gesellenverbänden. Darstellung, Analyse, Vergleich (= Sozialpolitische Schriften, 38), Berlin 1976.

Geyer-Kordesch, Johanna: Cultural habits of illness: The enlightened and the pious in eighteenth century Germany, in: Patients and practitioners. Lay perceptions of medicine in pre-industrial society, hg. von Roy Porter, Cambridge 1985, S. 177–204.

Gleichmann, Peter Reinhart: Die Verhäuslichung von Harn- und Kotentleerungen, in: Medizin-Mensch-Gesellschaft 4 (1979), S. 46–52.

Gleichmann, Peter Reinhart: Einige soziale Wandlungen des Schlafens, in: Zeitschrift für Soziologie 9 (1980), S. 236–250.

Göckenjan, Gerd: Kurieren und Staat machen. Gesundheit und Medizin in der bürgerlichen Welt, Frankfurt/M. 1985.

Goffman, Erving: Stigma. Über Techniken der Bewältigung beschädigter Identität, Frankfurt/M. 1975.

Goltz, Dietlinde: Krankheit und Sprache, in: Sudhoffs Archiv 53 (1969), S. 225–269.

Gottfried, Robert S.: Epidemic disease in fifteenth-century England. The medical response and the demographic consequences, New Brunswick-New Jersey 1978.

Gotzen, Josef: Ein kirchliches Bittlied aus der Zeit der Fieberepidemie in Köln 1529, in: Jahrbuch des Kölnischen Geschichtsvereins 1 (1912), S. 79–88.

Goubert, Jean-Pierre: The Art of healing. Learned medicine and popular medicine in the France of 1790 (1977), wiederabgedruckt in: Medicine and Society in France, hg. von R. Forster/O. Ranum, Baltimore-London 1980, S. 1–23.

Graus, František: Randgruppen der städtischen Gesellschaft im Spätmittelalter, in: Zeitschrift für historische Forschung 4 (1981), S. 385–437.

Green, David G.: Working-class patients and the medical establishment. Self-help in Britain from the mid-nineteenth century to 1948, Aldershot 1985.

Greving, Joseph: Wohnungs- und Besitzverhältnisse der einzelnen Bevölkerungsklassen im Kölner Kirchspiel St. Kolumba vom 13. bis 16. Jahrhundert, in: Annalen des Historischen Vereins für den Niederrhein 78 (1904), S. 1–79.

Gussow, Zachary/Tracy, George S.: Status, ideology, and adaptation to stigmatized illness. A study of leprosy, in: Culture, disease and healing. Studies in medical anthropology, hg. von David Landy, New York-London 1977, S. 394–402.

Hampp, Irmgard: Beschwörung, Segen, Gebet. Untersuchungen zum Zauberspruch aus dem Bereich der Volksheilkunde (= Veröffentlichungen des staatl. Amts für Denkmalpflege Stuttgart C, 1), Stuttgart 1961.

Hauschild, Thomas: Körpersprache, Magie und medizinische Heilserwartung, in: Der Mensch und sein Körper. Von der Antike bis heute, hg. von A. E. Imhof, München 1983, S. 103–117.

Heinemann, Franz: Die Henker und Scharfrichter als Volks- und Viehärzte seit Ausgang des Mittelalters, in: Schweizerisches Archiv für Volkskunde 4 (1900), S. 1–16.

Heinsohn, Gunnar/Steiger, Otto: Die Vernichtung der weisen Frauen. Hexenverfolgung, Kinderwelten, Menschenproduktion, Bevölkerungswissenschaft, München 1987.

Herborn, Wolfgang: Fast-, Fest- und Feiertage in Köln des 16. Jahrhunderts, in: Rheinisches Jahrbuch für Volkskunde 25 (1983/84), S. 27–61.

Herzlich, Claudine/Pierret, Janine: Maladies d'hier, maladies d'aujourd'hui:

de la mort collective au devoir de guérison, Paris 1984. (dt.: Kranke gestern, Kranke heute. Die Gesellschaft und das Leiden, München 1991).

Herzlich, Claudine/Pierret, Janine: The social construction of the patient. patients and illnesses in other ages, in: Social Science and Medicine 20 (1985), S. 145–151.

Hill, Boyd H.: A medieval German wound man. Wellcome Ms. 49, in: Journal of the History of Medicine and Allied Sciences 20 (1965), S. 334–357.

Höfler, Max: Volksmedizin und Aberglaube in Oberbayerns Gegenwart und Vergangenheit, München 1888.

Höfler, Max: Deutsches Krankheitsnamen-Buch, München 1899.

Hörger, Hermann: Krankheit und Tabu. Die Lepra in der mittelalterlichen und frühneuzeitlichen Gesellschaft Europas, in: Gesnerus 39 (1982), S. 53–70.

Holländer, Eugen: Wunder, Wundergeburt und Wundergestalt in Einblattdrucken des fünfzehnten bis achtzehnten Jahrhunderts, Stuttgart 1921.

Hovorka, Oskar von/Kronfeld, Adolf: Vergleichende Volksmedizin. Eine Darstellung volksmedizinischer Sitten und Gebräuche, Anschauungen und Heilfaktoren, des Aberglaubens und der Zaubermedizin, 2 Bde., Stuttgart 1908/09.

Illich, Ivan: Die Nemesis der Medizin. Von den Grenzen des Gesundheitswesens, Reinbek 1981.

Imhof, Arthur E. (Hrsg.): Biologie des Menschen in der Geschichte, Stuttgart 1978.

Imhof, Arthur E.: Die gewonnenen Jahre, München 1981.

Imhof, Arthur E. (Hrsg.): Leib und Leben in der Geschichte der Neuzeit (= Berliner Historische Studien, 9), Berlin 1983. [= Imhof 1983a]

Imhof, Arthur E. (Hrsg.): Der Mensch und sein Körper. Von der Antike bis heute, München 1983. [= Imhof 1983b]

Imhof, Arthur E./Larsen, Øivind (Hrsg.): Sozialgeschichte und Medizin. Probleme einer quantifizierenden Quellenbearbeitung in der Sozial- und Medizingeschichte, Oslo-Stuttgart 1976.

Irsigler, Franz/Lassotta, Arnold: Bettler und Gaukler, Dirnen und Henker. Randgruppen und Außenseiter in Köln 1300–1600, Köln 1984.

Jaritz, Gerhard: Aderlaß und Schröpfen im Chorfrauenstift Klosterneuburg (1445–1533), in: Jahrbuch des Stiftes Klosterneuburg N. F. 9 (1975), S. 67–108.

Jetter, Dieter: Gemeinschaft und Absonderung der Kranken als antagonistische Faktoren historischer Hospitäler 1500–1900, in: Medizinhistorisches Journal 4 (1969), S. 121–138.

Jork, Klaus/Jork, Gudrun: Angst in der ärztlichen Praxis, in: Medizin-Mensch-Gesellschaft 4 (1979), S. 28–33.

Juchhoff, Rudolf: Was lasen die Kölner um die Wende vom 15. bis zum 16.

Jahrhundert zu ihrer Unterhaltung und Belehrung?, in: Essays in honour of Victor Scholderer, hg. von Dennis E. Rhodes, Mainz 1970, S. 201–212.

Jurina, Kitti: Vom Quacksalber zum Doctor medicinae. Die Heilkunde in der deutschen Graphik des 16. Jahrhunderts, Köln-Wien 1985.

Jütte, Robert: Obrigkeitliche Armenfürsorge in deutschen Reichsstädten der frühen Neuzeit. Städtisches Armenwesen in Frankfurt am Main und Köln (= Kölner Historische Abhandlungen, 31), Köln-Wien 1984.

Jütte, Robert: Feier- und Arbeitstage im alten Köln – ein Beitrag zur Bestimmung des Einkommens aus Tagelöhnen im Spätmittelalter und der Frühen Neuzeit, in: Jahrbuch des Kölnischen Geschichtsvereins 56 (1985), S. 83–102.

Jütte, Robert: Household and family life in late sixteenth-century Cologne. The Weinsberg family, in: Sixteenth Century Journal 17 (1986), S. 165–182.

Jütte, Robert: Die medizinische Versorgung einer Stadtbevölkerung im 16. und 17. Jahrhundert am Beispiel der Reichsstadt Köln, in: Medizinhistorisches Journal 22 (1987), S. 173–184. [= Jütte 1987a]

Jütte, Robert: Diets in welfare institutions and in outdoor poor relief in early modern Western Europe, in: Ethnologia Europaea 16 (1987), S. 117–136. [= Jütte 1987b]

Jütte, Robert: Die »Küche der Armen« in der Frühen Neuzeit am Beispiel von Armenspeisungen in deutschen und westeuropäischen Städten, in: Tel Aviver Jahrbuch für deutsche Geschichte 16 (1987), S. 24–47. [= Jütte 1987c]

Jütte, Robert: »Und quamen die herinck und bucking in ein groisse verachtung«, in: Frankfurter Allgemeine Zeitung vom 27. 10. 1988, S. 10. [= Jütte 1988a]

Jütte, Robert: Aging and the body image in the sixteenth-century. Hermann Weinsberg's (1518–97) perception of the aging body, in: European History Quarterly 18 (1988), S. 259–290. [= Jütte 1988b]

Jütte, Robert: Abbild und soziale Wirklichkeit des Bettler- und Gaunertums zu Beginn der Neuzeit. Sozial-, mentalitäts- und sprachgeschichtliche Studien zum Liber Vagatorum (1510), (= Beihefte zum Archiv für Kulturgeschichte, 27), Köln-Wien 1988. [= Jütte 1988c]

Jütte, Robert: Windfang und Wetterhahn – Die Kleidung des Bettlers und Vaganten im Spiegel der älteren Gaunersprache, in: Terminologie und Typologie mittelalterlicher Sachgüter. Das Beispiel Kleidung (= Veröffentlichungen des Instituts für mittelalterliche Realienkunde, 10), Wien 1988, S. 107–204. [= Jütte 1988d]

Jütte, Robert: A 17th-century barber-surgeon and his patients, in: Medical History 33 (1989), 184–198. [= Jütte 1989a]

Jütte, Robert: Die Persistenz des Verhütungswissens in der Volkskultur.

Sozial- und medizinhistorische Anmerkungen zur These von der »Vernichtung der weisen Frauen«, in: Medizinhistorisches Journal 24 (1989), S. 214–251. [= Jütte 1989b]

Keil, Gundolf: Die Bekämpfung des Ohrwurmes nach Anweisungen spätmittelalterlicher und frühneuzeitlicher Arzneibücher, in: Zeitschrift für deutsche Philologie 79 (1960), S. 176–200.

Keussen, Hermann: Beiträge zur Geschichte der Kölner Lepra-Untersuchungen, in: Lepra Bibliotheca Internationalis 14 (1913), S. 80–112.

Keussen, Hermann: Die alte Universität Köln. Grundzüge ihrer Verfassung und Geschichte, Köln 1934.

Kickbusch, Ilona/Trojan, Alf (Hrsg.): Gemeinsam sind wir stärker. Selbsthilfegruppen und Gesundheit. Selbstdarstellungen, Analysen, Forschungsergebnisse, Frankfurt/M. 1981.

Klapisch-Zuber, Christiane: Blood parents and milk parents. Wet nursing in Florence 1300–1350, in: dies., Women, family and ritual in Renaissance Florence, Chicago 1985, S. 132–163.

Kleinman, Arthur: Patient and healers in the context of culture. An exploration of the borderland between anthropology, medicine and psychiatry, Berkeley-London 1980.

Knefelkamp, Ulrich: Das Gesundheits- und Fürsorgewesen der Stadt Freiburg im Brsg. im Mittelalter (= Veröffentlichungen aus dem Archiv der Stadt Freiburg im Breisgau, 17), Freiburg 1981.

Kober, Adolf: Rheinische Judendoktoren, vornehmlich des 17. und 18. Jahrhunderts, in: Festschrift zum 75jährigen Bestehen des Jüdisch-Theologischen Seminars, Bd. 1, Breslau 1929, S. 173–236.

Krickelberg, J. H.: Die Wallfahrt zu Kevelaer von ihrem Anfange bis zur zweihundertjährigen Jubelfeier im Jahre 1842, Kevelaer 1858.

Kroll, Jerome/Bachrach, Bernard: Sin and the etiology of disease in pre-crusade Europe, in: Journal of the History of Medicine and Allied Sciences 41 (1986), S. 395–414.

Kuhlen, Franz Josef: Zur Geschichte der Schmerz-, Schlaf- und Betäubungsmittel im Mittelalter und frühen Neuzeit, Math. naturw. Diss. Marburg 1981.

Kümmel, Werner Friedrich: Musik und Medizin: Ihre Wechselbeziehung in Theorie und Praxis von 800 bis 1800, Freiburg-München 1977.

Kümmel, Werner Friedrich: Caspar Stromayr und sein Werk. Herniologie, Ophthalmologie und medizinische Abbildung im 16. Jahrhundert, Sonderdruck aus: Caspar Stromayr, Practica copiosa von dem Rechten Grundt deß Bruch Schnidts, Kommentarband zum Faksimile der Handschrift, hg. von W. F. Kümmel, G. Keil u. P. Proff, München 1983.

Kümmel, Werner Friedrich: Der sanfte und selige Tod. Verklärung und Wirklichkeit des Sterbens im Spiegel lutherischer Leichenpredigten des

16. bis 18. Jahrhunderts, in: Leichenpredigten als Quelle historischer Wissenschaften, Bd. 3, hg. von Rudolf Lenz, Marburg 1984, S. 199–225.

Labisch, Alfons: Gesundheitskonzepte und Medizin im Prozeß der Zivilisation, in: Medizinische Deutungsmacht im sozialen Wandel, hg. von A. Labisch und R. Spree, Bonn 1989, S. 15–36.

Laín Entralgo, Pedro: Arzt und Patient. Zwischenmenschliche Beziehungen in der Geschichte der Medizin, München 1969.

Lassotta, Arnold: Formen der Armut im späten Mittelalter und zu Beginn der Neuzeit. Untersuchungen vornehmlich an Kölner Quellen des 14. bis 17. Jahrhunderts, Phil. Diss. Freiburg/Brsg. 1983.

Lebrun, François: Se soigner autrefois. Médecins, saints et sorciers aux XVIIe et XVIIIe siècles, Paris 1983.

Le Goff, Jacques: Zeit der Kirche und Zeit des Händlers im Mittelalter (frz. 1960), in: Schrift und Materie in der Geschichte, hg. von Claudia Honegger, Frankfurt/M. 1977, S. 393–414.

Leguay, Jean-Pierre: Accidents du travail et maladies professionelles au Moyen Age, in: L'information historique 43 (1981), S. 223–233.

Leibrock, Larissa: Abortiva in der frühen Neuzeit, in: Pharmazeutische Zeitung 133 (1988), Nr. 31, S. 25–26.

Leiss, Johannes: Sprache und Schmerz – Eine medizin-soziologische Studie, Med. Diss. München 1983.

Lemay, Edna Hindie: Thomas Hérier. A country surgeon outside Angouléme at the end of the XVIIIth century, in: Journal of Social History 10 (1976/77), S. 524–537, wiederabgedruckt in: The medicine show, hg. von Patricia Branca, New York 1977, S. 229–242.

Lepenies, Wolf: Das Ende der Naturgeschichte und der Beginn der Moderne. Wandel kultureller Selbstverständlichkeiten in den Wissenschaften des 18. und 19. Jahrhunderts, Frankfurt/M. 1978.

Levi, Giovanni: Das immaterielle Erbe. Eine bäuerliche Welt an der Schwelle zur Moderne (ital. 1985), Berlin/W. 1986.

Lieburg, Meris J. van: De syfilitische patiënt in de geschiedenis van het Nederlandse ziekenhuiswezen vóór 1900, in: Tijdschrift voor sociale geschiedenis 8 (1982), S. 156–179.

Lindlar, Jakob: Die Lebensmittelpolitik der Stadt Köln im Mittelalter, Köln 1914.

Lippe, Rudolf zur: Naturbeherrschung am Menschen, 2 Bde., Frankfurt/M. 1974.

Loux, Françoise: Das Kind und sein Körper in der Volksmedizin. Eine historisch-ethnographische Studie, mit einem Nachwort von Kurt Lüscher, Berlin-München 1983.

MacDonald, Michael: Mystical Bedlam. Madness, anxiety, and healing in seventeenth-century England, Cambridge 1981.

Macfarlane, Alan D. J.: Anthropologische Interpretationen des Hexenwesens, in: Die Hexen der Neuzeit. Studien zur Sozialgeschichte eines kulturellen Deutungsmusters, hg. von Claudia Honegger, Frankfurt/M. 1978, S. 235–255.

Matouschek, E./Halder, A.: Über das Harnsteinleiden Martin Luthers, in: Sudhoffs Archiv 52 (1968), S. 257–263.

Mauss, Marcel: Die Gabe. Über Formen und Funktionen in archaischen Gesellschaften, Frankfurt/M. 1988.

McCray Beier, Lucinda: In sickness and health. A seventeenth-century family's experience, in: Patients and healers, hg. von Roy Porter, Cambridge 1985, S. 101–128.

McCray Beier, Lucinda: Sufferers and healers. The experience of illness in seventeenth-century England, London 1987.

Meiners, Uwe: Wohnkultur in süddeutschen Kleinstädten vom 17. bis zum 19. Jahrhundert. Soziale Unterschiede und Wertestrukturen, in: Nord-Süd-Unterschiede in der städtischen und ländlichen Kultur Mitteleuropas, hg. von G. Wiegelmann, Münster 1985, S. 157–221.

Mering, Friedrich E. von: Die Pest in Cöln im Jahre 1665–1666, in: Annalen des Historischen Vereins für den Niederrhein 5 (1857), S. 137–157.

Merlo, Johann Jakob: Johann Haselberg und sein Lobgedicht auf die Stadt Köln, in: Annalen des Historischen Vereins für den Niederrhein 44 (1885), S. 139–170.

Merzbach, Anton: Die Persönlichkeit des Paracelsisten Fedro von Rhodach im Lichte des Dessenius von Cronenburg, Med. Diss. Köln 1953.

Meuthen, Erich: Die alte Universität (= Kölner Universitätsgeschichte, Bd. 1), Köln-Wien 1988.

Midelfort, H. C. Eric: Sin, melancholy, obsession: insanity and culture in 16th-century Germany, in: Understanding popular culture. Europe from the Middle Ages to the Nineteenth Century, hg. von Steven L. Kaplan, Berlin-New York-Amsterdam 1984, S. 113–145.

Milch, Werner: Daniel Czepkos Bericht über die Krankheit seiner Frau 1656, in: Archiv für die Geschichte der Medizin 26 (1933), S. 146–165.

Mohrmann, Ruth-E.: Städtische Wohnkultur in Nordwestdeutschland vom 17. bis zum 19. Jahrhundert (aufgrund von Inventaren), in: Nord-Süd-Unterschiede in der städtischen und ländlichen Kultur Mitteleuropas, hg. von G. Wiegelmann, Münster 1985, S. 89–155.

Nahl, Rudolf von: Zauberglaube und Hexenwahn im Gebiet von Rhein und Maas. Spätmittelalterlicher Volksglaube im Werk Johann Weyers (1515–1588), (= Rheinisches Archiv, 116), Bonn 1983.

Nauck, Ernst Theodor: Zur Chronologie und Topographie der Lehranatomie in Mitteleuropa bis zum Jahr 1700, in: Anatomischer Anzeiger 106 (1959), S. 409–429.

Neumann, Hans: 300 Jahre Kölner Wallfahrt nach Kevelaer, Siegburg 1972.

O'Neill, Mary R.: Sacerdote ovvero strione: Ecclesiastical and superstitious remedies in 16th-century Italy, in: Understanding Popular Culture, hg. von Steven L. Kaplan, Berlin-New York-Amsterdam 1984, S. 53–83.

Otruba, Gustav: Zur Geschichte des Arzthonorars in Österreich, in: Wiener Medizinische Wochenschrift 195 (1955), S. 664–65.

Paas, Theodor: Das Alexianerkloster in Köln-Lindenthal in seiner geschichtlichen Entwicklung, hg. von Bernhard Giergen, Köln 1934.

Palmer, Richard: The church, leprosy and plague in medieval and early modern Europe, in: The church and healing (Studies in Church History, 19), hg. von W. J. Sheils, Oxford 1982, S. 79–100.

Parsons, Talcott: The social system, London 1951.

Pelling, Margaret: Healing the sick poor. Social policy and disability in Norwich 1550–1640, in: Medical History 29 (1985), S. 115–137.

Pelling, Margaret: Appearance and reality. Barber-surgeons, the body and disease, in: London 1500–1700. The making of a metropolis, hg. von A. L. Beier u. Roger Finlay, London-New York 1986, S. 82–112.

Peschke, Michael: Ulrich Hutten (1488–1523) als Kranker und als medizinischer Schriftsteller (= Kölner Medizinhistorische Beiträge, 33), Köln 1985.

Peter, Jean-Pierre: Les mots et les objets de la maladie. Remarques sur les épidémies et la médecine dans la société française de la fin du XVIIIe siècle, in: Revue historique 246 (1971), S. 13–38.

Pflanz, Manfred et al.: Medizinsoziologische Untersuchungen über Gesundheitsverhalten, in: Der Kranke in der modernen Gesellschaft, hg. von A. Mitscherlich u. a., 4. Aufl. Köln 1972, S. 290–303.

Pomata, Gianna: Un tribunale dei malati. Il protomedicato bolognese 1570–1770, Bologna 1983.

Porter, Roy: The language of quackery in England, 1660–1800, in: The Social History of Language, hg. von Peter Burke u. Roy Porter, Cambridge 1987, S. 73–103.

Porter, Roy: A social history of madness. Stories of the insane, London 1989.

Pribilla, Walter: Die Geschichte der Anatomie an der Universität Köln von 1478–1798, Med. Diss. Köln 1940.

Proksch, J. K.: Die Geschichte der venerischen Krankheiten, 2. Teil: Neuzeit, Bonn 1895.

Reineking von Bock, Gisela (Hrsg.): Bäder, Duft und Seife. Kulturgeschichte der Hygiene. Katalog zur Ausstellung des Kunstgewerbemuseums der Stadt Köln im Overstolzenhaus, Köln 1976.

Remmen, Hans: Die Beziehungen des Fabricius Hildanus zu Köln an Hand seiner Observationes et Curationes (= Fabry-Studien, 3), Hilden 1965.

Richardson, Ruth: Death, Dissection and the Destitute, London 1988.

Ridder, Paul: Die Sprache des Schmerzes, Konstanz 1979.

Rieder, O.: Die Begutachtung Aussatzverdächtiger durch das Nürnberger Medizinalkollegium zu Ende des 16. Jahrhunderts, in: Archiv für Geschichte der Medizin 4 (1911), S. 384–385

Riley, James L.: Disease without death. New sources for a history of sickness, in: Journal of Interdisciplinary History 18 (1987), S. 537–563.

Röhlig, B.: Compliance, in: Zeitschrift für Allgemeinmedizin 59 (1983), S. 335–341.

Rosen, George: The mentally ill and the community in Western and Central Europe during the late Middle Ages and the Renaissance 19 (1964), S. 377–388.

Rothschuh, Karl E. (Hrsg.): Was ist Krankheit? Erscheinung, Erklärung, Sinngebung (= Wege der Forschung, CCCLXII), Darmstadt 1975.

Rudolph, Ebermut: Die geheimnisvollen Ärzte. Von Gesundbetern und Spruchheilern, Olten 1977.

Sander, Sabine: Handwerkliche Wundarznei in der Zeit der Auflösung des traditionellen Gesundheitswesens. Das Beispiel Johannes Villingers (1793–1847) in Waiblingen, in: Jahrbuch des Instituts für Geschichte der Medizin der Robert Bosch Stiftung 5 (1987), S. 87–128.

Sander, Sabine: Handwerkschirurgen. Sozialgeschichte einer verdrängten Berufsgruppe (= Kritische Studien zur Geschichtswissenschaft, 83), Göttingen 1989.

Schär, Markus: Seelennöte der Untertanen. Selbstmord, Melancholie und Religion im Alten Zürich 1500–1800, Zürich 1985.

Scherer, Wilhelm: Der Ausdruck des Schmerzes und der Freude in der mittelhochdeutschen Dichtung der Blütezeit, Straßburg 1908.

Schmädel, Dieter: Der Arztbesuch als Teilaspekt des Krankheitsverhaltens. Ansatz zu einer theoretischen Klärung, in: Der Arzt, sein Patient und die Gesellschaft, hg. von D. Ritter-Röhr, Frankfurt/M. 1975, S. 124–166.

Schmädel, Dieter: Nichtbefolgung ärztlicher Verordnungen. Ausmaß und Ursachen, in: Wege zum Arzt. Ergebnisse medizinsoziologischer Untersuchungen zur Arzt-Patient-Beziehung (Medizin und Sozialwissenschaften, 4), hg. von J. Siegrist u. A. Hendel-Kramer, München-Wien-Baltimore 1979, S. 139–171.

Schmidt, Alfred: Die Kölner Apotheken von der ältesten Zeit bis zum Ende der reichsstädtischen Verfassung, Bonn 1918.

Scribner, Robert W.: Cosmic order and daily life: sacred and secular in pre-industrial German society, in: Religion and society in early modern Europe 1500–1800, hg. von Kaspar von Greyerz, London 1984, S. 17–32.

Siebel, Friedrich Wilhelm: Die Hexenverfolgung in Köln, Jur. Diss. Bonn 1959.

Siebenthal, Wolf von: Krankheiten als Folge der Sünde. Eine medizinhistorische Untersuchung, Hannover 1950.

Sigerist, Henry E.: Die Sonderstellung des Kranken, in: Kyklos 2 (1929), S. 11–20.

Steiner, Heinz/Treibert, Hubert: Die Fabrikation des zuverlässigen Menschen. Über die »Wahlverwandtschaft« von Kloster- und Fabrikdisziplin, München 1980.

Stemplinger, Eduard: Sympathieglaube und Sympathiekuren in Altertum und Neuzeit, München 1919.

Strothmann, Walter: Die Geschichte des Birckmannschen Magenpulvers als Beitrag zur Geschichte der Behandlung von Magenleiden, Med. Diss. Köln 1953 (Ms.).

Stürzbecher, Manfred: Beitrag zur Geschichte des Arzthonorars. Die Arztrechnungen für den Hoflieferanten Lippold, in: Berliner Medizin 8 (1957), S. 432–433.

Stürzbecher, Manfred: Über die medizinische Versorgung der Berliner Bevölkerung im 18. Jahrhundert, in: Beiträge zur Berliner Medizingeschichte. Quellen und Studien zur Geschichte des Gesundheitswesens vom 17. bis zum 19. Jahrhundert, hg. von M. Stürzbecher, Berlin 1966, S. 67–155.

Sudhoff, Karl: Philipp Begardi und sein Index sanitatis. Ein Beitrag zur Geschichte des Ärztestandes und des Kurpfuschertums in der ersten Hälfte des 16. Jahrhunderts, in: Archiv für Geschichte der Medizin 1 (1907), S. 102–121. [=Sudhoff 1907a]

Telle, Joachim (Hrsg.): Pharmazie und der gemeine Mann (= Ausstellungskatalog der Herzog August Bibliothek Wolfenbüttel, 36), Wolfenbüttel 1982.

Temkin, Oswei: Therapeutic trends and treatment of syphilis before 1900, in: Bulletin of the History of Medicine 29 (1955), S. 309–316, wiederabgedruckt in: ders., The double face of Janus and other essays in the history of medicine, Baltimore-London 1977, S. 518–524.

Temkin, Oswei: Zur Geschichte von Moral und Syphilis, in: Archiv für Geschichte der Medizin 19 (1927), S. 331–48, wiederabgedruckt in englischer Übersetzung in: ders., The double face of Janus, Baltimore-London 1977, S. 472–484.

Theile-Ochel, Franz-Günter: Zur Geschichte des Hebammenwesens in Köln, Med. Diss. Köln 1972.

Theopold, Wilhelm: Hab ein kostbar Gut erfleht. Ein Essay über Votivmalerei, München 1977.

Theopold, Wilhelm: Votivmalerei und Medizin. Kulturgeschichte und Heilkunst im Spiegel der Votivmalerei, München 1978.

Thomas, Keith: Work and leisure in pre-industrial society, in: Past & Present 29 (1964), S. 50–66

Thomas, Keith: Religion and the decline of magic. Studies in popular beliefs in sixteenth- and seventeenth-century England (zuerst 1971), Harmondsworth 1988.

Toellner, Richard: Die Umbewertung des Schmerzes im 17. Jahrhundert in ihren Voraussetzungen und Folgen, in: Medizinhistorisches Journal 6 (1971), S. 36−44.

Torsy, Jakob: Lexikon der deutschen Heiligen, Seligen, Ehrwürdigen und Gottseligen, Köln 1959.

Toussignant, Michel: A dialogue with the gods, in: Culture, Medicine, and Psychiatry 3 (1979), S. 347−361.

Treue, Wilhelm: Mit den Augen ihrer Leibärzte, Düsseldorf 1955.

Vandewiele, L. J.: Les animaux, leurs parties et leurs excréments dans les pharmacopées communales des Pays-Bas meridionaux, in: Journal de Pharmacie de Belgique 46 (1964), S. 351−370.

Vogt, Helmut: Das Bild des Kranken. Die Darstellung äußerer Veränderungen durch innere Leiden und ihre Heilmaßnahmen von der Renaissance bis in unsere Zeit, 2. Aufl. München 1980.

Vogts, Hans: Das Kölner Wohnhaus bis zur Mitte des 19. Jahrhunderts, Bd. 1, Neuss 1966.

Wehren, Eugen: Das medizinische Werk des Wundarztes Michel Schüppach (1707−1781) an Hand seiner Rezept- und Ordinationsbücher, in: Berner Zs. f. Geschichte und Heimatkunde 47 (1985), S. 85−166.

Wehrli, G. A.: Die Bader, Barbiere und Wundärzte im alten Zürich (= Mitteilungen der Antiquarischen Gesellschaft in Zürich, XXX,3), Zürich 1927.

Whiting, Beatrice Blyth: Paiute sorcery. Sickness and social control, in: Culture, disease and healing. Studies in medical anthropology, hg. von David Landy, New York-London 1977, S. 210−218.

Wiedemann, Conrad: Arbeit und Bürgertum. Die Entwicklung des Arbeitsbegriffs in der Literatur Deutschlands an der Wende zur Neuzeit (= Beiträge zur neueren Literaturgeschichte, Folge 3, 46), Heidelberg 1979.

Wilbertz, Gisela: Das Notizbuch des Scharfrichters Johann Christian Zippel in Stade (1766−1782), in: Stader Jahrbuch N. F. 65 (1975), S. 59−78.

Wrede, Adam: Der Nachtgriff, in: Zeitschrift des Vereins für rheinisch-westfälische Volkskunde 23 (1926), S. 106−111.

Zaretzky, Otto: Ein Quentelsches Rechenbuch aus der zweiten Hälfte des 16. Jahrhunderts, in: Annalen des Historischen Vereins für den Niederrhein 93 (1912), S. 55−102.

Zender, Matthias: Gestalt und Wandel der Nachbarschaft im Rheinland, in: Aus Geschichte und Landeskunde. Festschrift Franz Steinbach, Bonn 1960, S. 502−534, wiederabgedruckt in: Gestalt und Wandel, hg. von H. L. Cox u. G. Wiegelmann, Bonn 1977, S. 211−237. [Zender 1977a]

Zender, Matthias: Wallfahrten bei Fallsucht und Krämpfen, in: ders., Gestalt

und Wandel, hg. von H. L. Cox u. G. Wiegelmann, Bonn 1977, S. 270–274.
[Zender 1977b]

Zimmermann, Birgit: Das Hausarzneibuch. Ein Beitrag zur Untersuchung laienmedizinischer Fachliteratur des 16. Jahrhunderts unter besonderer Berücksichtigung ihres humanmedizinischen-pharmazeutischen Inhalts, Math.-naturwiss. Diss. Marburg/Lahn 1975.

Zimmermann, Heinz: Arzneimittelwerbung in Deutschland vom Beginn des 16. Jahrhunderts bis zum Ende des 18. Jahrhunderts. Dargestellt vorzugsweise an Hand von Archivalien der Freien Reichs-, Handels- und Messestadt Frankfurt am Main, Math.-naturw. Diss. Marburg 1968.

Bildnachweis

Bildarchiv Preußischer Kulturbesitz, Berlin: S. 21, 24, 28, 95, 110, 132, 135, 184, 205, 217

Archiv für Kunst und Geschichte, Berlin: S. 67

Rheinisches Bildarchiv, Köln: S. 181

Bildarchiv des Instituts für Geschichte der Medizin der Robert Bosch Stiftung, Stuttgart: S. 70, 74 F., 103, 107, 114, 137, 138, 143, 145, 164, 175, 215

Sachregister

N.B. Nicht aufgenommen wurden häufig wiederkehrende allgemeine Stichworte wie »Arzt«, »Wundarzt«, »Krankheit«, »Gesundheit«, »Patient« u.ä., die den Umfang des Registers unnötig belastet hätten.

292